チベット医学の瞑想ヨーガ

クムニェ

リラックスとバランスの
自然治癒力心身養生法

著：タルタン・トゥルク
訳：林久義

精神の道を歩み続ける全ての修行者に捧げる

目次

チベット医学の瞑想ヨーガ　クムニェ
リラックスとバランスの自然治癒力心身養生法

序文

クムニェはやさしい自然治癒力養生法であり、チベット密教とチベット医学に伝わる瞑想ヨーガです。心と身体の緊張を解きほぐし、悪い生活習慣を良い方向に転換し、健康で落ち着きのある状態へと導きます。そして、人生に対する幸福感と感謝の気持ちがより深いものになります。現代の様に日常生活が混沌と混乱に満ちている時代では、私たちは生活を楽しもうとするあまり、つい緊張したり無理をしてしまいます。クムニェは、感覚と心を解放するので、私たちは満足感と充実感を感じ、人生に対しより一層感謝の気持ちが感じられる様になります。短い期間の実習でも経験の質は豊かなものになり、人生がより調和のあるものに発展します。

クムニェの特徴は、心と身体の両面の働きを統合し、バランスをとることです。クムニェは心と身体を癒し、相互のエネルギーを穏やかで滑らかな作用へともたらしてくれます。日常生活の中で、心と身体が統合されるので、肉体的運動の様な実習で体験する健康感よりも、生き生きとした変わらぬ質の幸福感が得られます。感覚を解放し、五感に直接触れることができる様になると、心と身体が完全に一つに溶け合い、全ての経験はより豊かで、健康で、美しいものになります。自分自身に深くなじみ、自己を理解できる様になれば、私たちはまた他の人々とより十分に幸福感を分かち合うことができます。

クムニェの歴史的文献は、チベット医学書の中や仏教の律蔵の中などに見られます。チベットの医学書は身体と宇宙の法則に従って生きることを主題にしており、広範な治癒法の解説をも含んでいます。この様にクムニェは、インド医学や中国医学に連なるチベット医学において、精神と医学の理論と実践の系譜に属するものです。この系譜はヨーガや気功、針灸などを含む数多くの養生法として発展してきました。更に、現在の心身修行法のルーツでもあります。

ここで語られる瞑想ヨーガ、クムニェのシステムは私自身の体験を通して、特に現代のニーズに合う様に改良されたものです。チベットで過ごした少年時代に、内科医であり在俗ラマであった父が、私にクムニェを教えてくれました。残念ながら、クムニェはチベットでは独立した形として広まってはおらず、ほとんどの教えが他の修行の中にその一部として組み込まれています。私の師たちは、ニンマ派のゾクチェンの法脈に伝わる身体の微細なエネルギーシステム、ニンティク・ツァルンという伝統的なヨーガ行法を口承する時に、クムニェの基本理論と実践を一つの準備段階として教えてくれました。しかし、クムニェは今日まで体系的に活字化されていませんでしたので、私のクムニェの実践を一冊の本にまとめることは、冒険的で実験的な特徴あるものになりました。

私はクムニェの形に捉われない点を、さらに順応できる様に発展させました。過去十年間に、西洋の生徒達に特に効果があると思われる数百種の練習を開発してきました。本書ではその中でも最も単純な動きでありながら効果のあるものを選び、若者から老人まで、誰にでも指導者なしでもできる安全なものを紹介しています。さらに、呼吸法、マッサージ、また異なった種類の養生法も含まれています。クムニェの未だ知られざる側面を更に発見していくことによって、多くの人々の人生がより豊かなものになることを願うと共に、現代的な形で体系化されることを期待しています。

本書クムニェがあらゆるバック・グラウンドや関心を持つ人々にとって良き導きの書となり、内なる安らぎを深め、更に道を歩み続けられる様に願っています。私は本書が健康でバランスのとれた生活の深い味わいと、美しさや喜びをもたらす実践書となる様に努めました。ひいてはこの困難な時代にあっても、全ての生きとし生けるものを調和へと導いてくれるものと信じています。

最後に、この体系化に貢献してくれたクムニェ実践者の方々に感謝を述べ、本書を現在の形へと実らせてくれたカリフォルニア・バークレイのニンマ・インスティチュートに捧げます。

一九七八年九月
タルタン・トゥルク

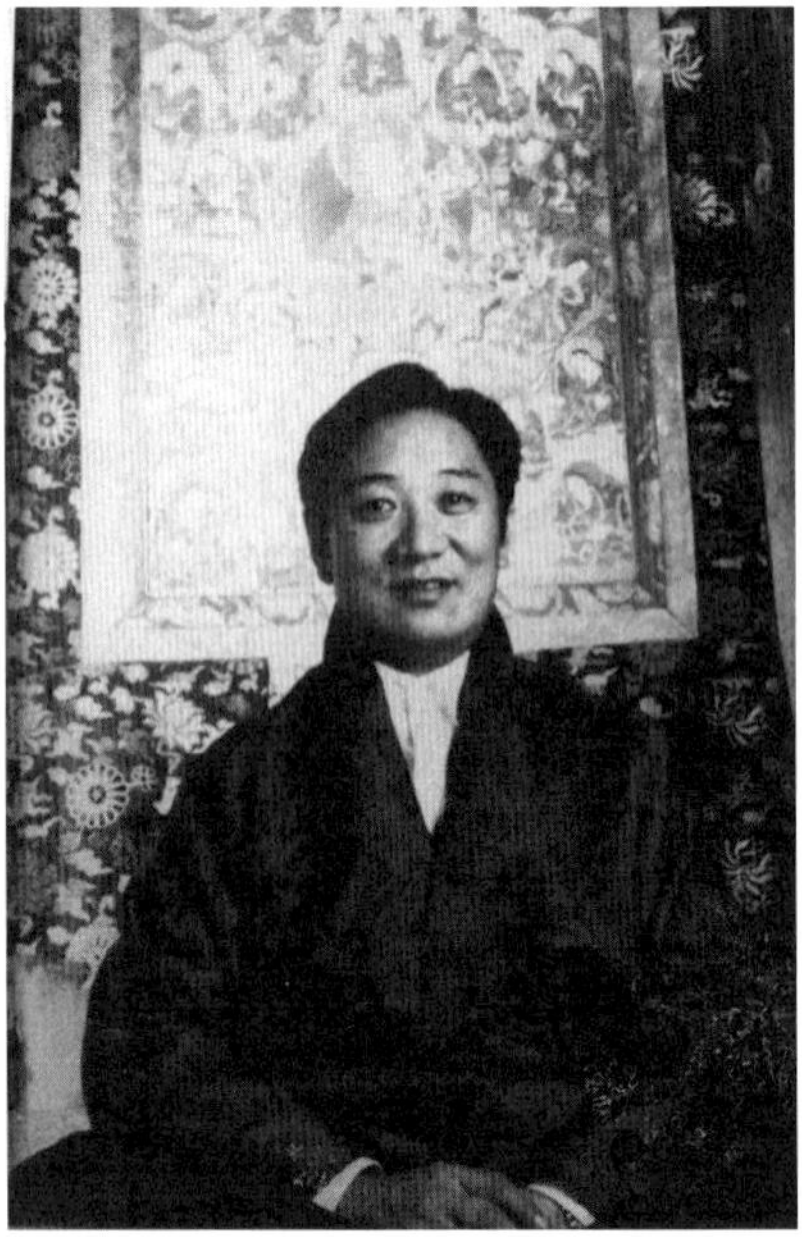

第一章
クムニェの理論

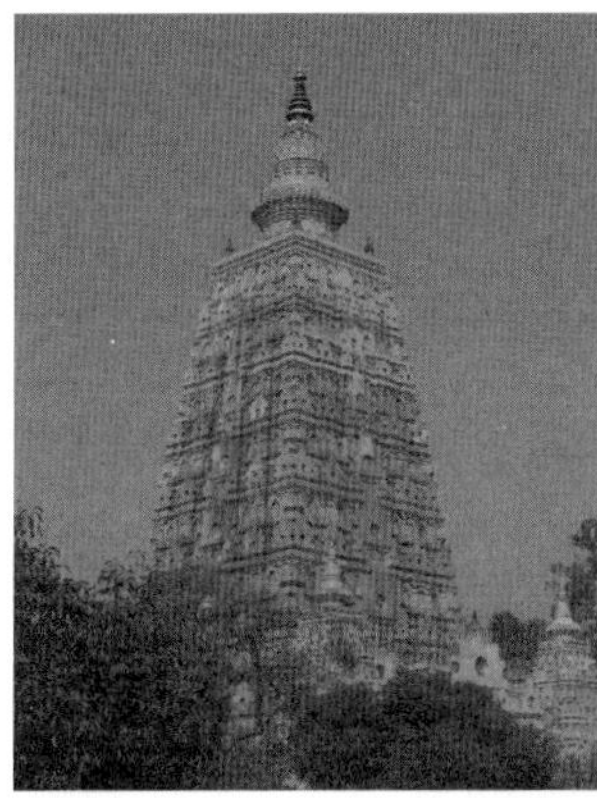

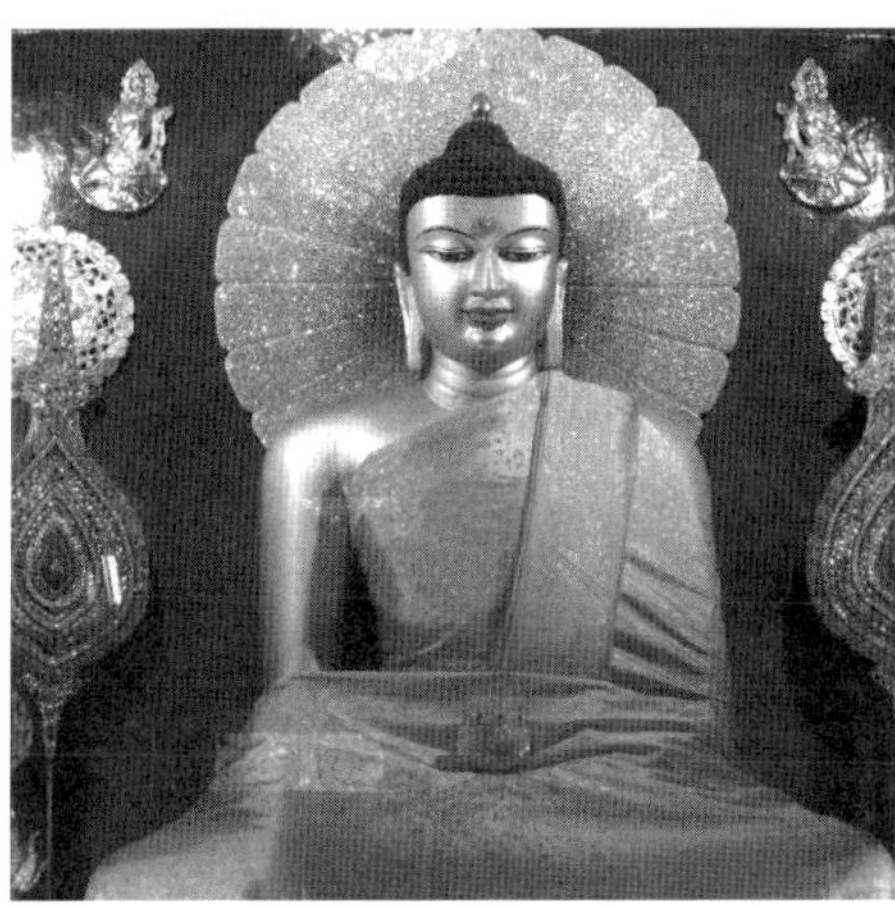

釈迦成道の地インドブッダガヤ
釈迦牟尼仏陀は六年苦行の末、菩提樹の下で四十九日間瞑想し解脱を得た。仏陀は常見と断見を離れた中道と縁起を説いた。その教えはアジア全土に伝わった。

1　仏教とチベット医学とクムニェ

クムニェは、チベット仏教文化千二百年の歴史に根ざし、自然治癒力を高める養生法、瞑想ヨーガとして伝えられてきました。この教えは、紀元前六世紀から五世紀の古代インド、ブッダの時代にまで遡ることができ、仏教と自然治癒法の深い関係を知ることができます。釈迦牟尼仏陀は、インドのブッダガヤにある菩提樹の元で瞑想し、完全な解脱を得たことで知られています。ブッダとは「目覚めた者」を意味します。ブッダは成道後四十五年間インド各地を遊行し、教えを説きました。以来二千五百年以上、ブッダの教えはアジア全土に広まり、その真髄は様々な仏教の法脈の師により守り伝えられてきました。

仏教の本質は、全ての衆生が苦しみを離れ、真の自由を得ることとです。自我による誤った認識は、他者と分離し孤独感を味わい、存在の無常に直面し、常に苦しみが生じます。それに対しブッダの解脱とは、存在の本質を認識し、物質的領域を超えて知識を拡大し、全存在の次元との相互関係を理解することです。この確信により、身体的、感情的、精神的側面を統合しバランスをとることで、存在を癒すことができるのです。宇宙的な意味において、人類の意識がより深く癒され、全体性を回復することが解脱であり、普遍的なこの重要なステップが必要だと理解することもできます。

アーユルヴェーダからチベット医学へ

古代インド伝統医療システムであるアーユルヴェーダ（Ayurveda）は、仏教に関わる主要な医療治癒システムです。アーユルヴェーダ医学は、古代ヒンズー教のヴェーダ聖典に説かれています。当初古代では薬草療法と呪術に基づいていましたが、その後紀元前六世紀から紀元八世紀の間に、アーユルヴェーダは医療知識が体系化され、発展してゆきました。これは主に、この時期に洗練され発展した瞑想技法の結実と言えます。この瞑想とは、自己観察の鋭い洞察力や、身体の微細なエネルギーレベルの働きを明らかにするものです。

七世紀、仏教とアーユルヴェーダが共に、ソンツェン・ガンポという偉大なチベットの王によってチベットに移入されました。ソンツェン王はチベットを統一し、ペルシャ、インド、中国、ネパールを含むチベット周辺の偉大な文明の智慧と伝統を招聘し、チベット文化を発展させることに専念しました。当時、チベットには文字がなかったので、王はサンスクリットを学び、文書体系を開発するために、臣下の一人であるトンミ・サンボータ（Thon-mi Sambhota）をインドに送りました。トンミは王の使命を果たし、チベット語の言語体系を確立しました。

八世紀にはソンツェン王の子、第二代チソン・デッツェン王が仏教を国教と定め、インド最高の大学匠シャンタラクシタをチベットに招き、チベット人をインドに仏教修行に送りました。そして、数世代にわたり約千のサンスクリット語経典がチベット語に翻訳されました。それらには仏教経典や仏教哲学者の解説や論文などがあり、哲学、論理学、文法、政治学、儀式、芸術、科学、そしてアーユルヴェーダ医学システムなどが含まれています。

以来、チベットではこれら貴重な教えが徐々に、チベット文化に融合してゆきました。アーユルヴェーダ医学の根本理論は、他のシステムの影響も受けながら、今日伝えられている独特なチベット医学体系に発展形成し、四部医典（rGud-bzhi）として編纂されました。

チベット医学の理論・四部医典

アーユルヴェーダを基にするチベット医学書の四部医典は、健康とは生命力の繊細なバランスに依存しているという考え方に基づいています。チベット医学では、アーユルヴェーダ理論のドーシャに相当する三つの体質を理解することが重要とされています。それらの体質「ヴァータ、風（vata）」「ピッタ、火、胆液（pitta）」「カパ、土、粘液（kappha）」は、身体の生理学、精神および感情など全てを支配する生命エネルギーの原理を示しています。それら三つの体質は身体の構成要素と微細な身体エネルギー網を包括しています。例えば、「ルン（風素）は、運動、明るさ、乾燥の性質を持ち、腹部や下半身で優位を占めます。チーパ（火素）は、消化と代謝、動的、熱の性質を持ち、身体中央部で優位を占めます。ベーケン（土素）は、結合、静的、粘性、冷の性質、身体上部で優位を占めます。これらのドーシャ（ニェパ）は、運動、呼吸、消化、再生および思考を支配し、活力、精神性、明晰さ、また性機能に影響を及ぼします。

微細な身体には、七万二千本以上のエネルギー経路のネットワークが構成されています。最も重要な経路は、頭頂（サハスラーラチャクラ、百会）から脊柱の内側を通り、底部（ムーラダーラチャクラ、会陰）まで伸びるドゥマ（正中線）です。ドゥマの両側左右には、ロマ（ro-ma）とキャンマ（rkyang-ma）がありま す。これらの三つの経路は、それぞれアーユルヴェーダ医学におけるスシュムナー（susyumna）、イダー（ida）、ピンガラ（pinggala）ナディ（nadis）に対応しています。左右の経路には、ドゥマの周りを渦巻く様にチャクラと呼ばれる六つの重要なエネルギーポイントで交差しています。これらは身体の主要なエネルギーセンター、チャクラであり、微細な霊的身体構造のエネルギーを担う役割を担っています。これらチャクラは頭頂の王冠、眉の中心、喉の根元、心臓の近くの胸の中心、臍の丹田、性器に位置します。これらチャクラの位置は、脊髄に沿った重要な神経叢（ネットワーク）と一致しています。

クムニェとチベット医学

三つ全ての体質（ニェパ）がバランスよく機能しているとき、エネルギーはチャクラと微細な身体の経路網を自由に流れ、肉体は強く健康で、心は静寂で明晰です。そして感情は穏やかで安定しています。しかし、

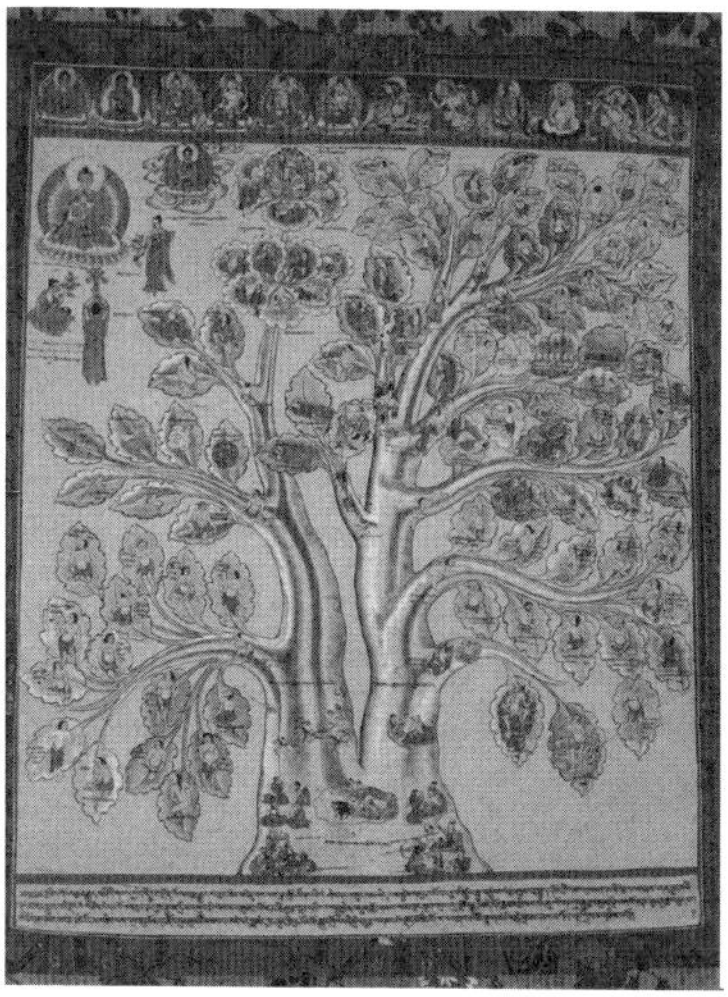

四部医典 (rGud-bzhi)
第二人体生理和病理図

四部医典は８世紀末医聖ユトク・ユンテン・グンポによって編纂され、「根本タントラ」(全６章)「論説タントラ」(全31章)「秘訣タントラ」(92章)「結尾タントラ」(27章)の四編構成からなるチベット医学書。

薬学、人体解剖構造、生理機能、病因・症状、脈診や尿診などの診断法、鍼灸やクムニェなどの治療法、薬物種類や用法、飲食など生活知識、倫理道徳などが記されている。

人体は三要素(ニェパ)と七構造要素(栄養素、血液、筋肉、脂肪、骨、骨髄、精液)と三排泄物(大便、尿、汗)からなり、互いにバランスを保持している。

・ルン (rlung) 風素　精神(心)
乾性、軽性、冷性、動性、荒性、清涼性
貧欲、執着、霊性
痩型、身体下部、腹部
・チーパ (mkhris-pa) 火素　エネルギー
熱性、激性、滑性、液状性、流動性
瞋恚、嫌悪、興奮
中肉中背型、身体中央部
・ベーケン (bad-kan) 土素　物質
冷性、重性、停滞性、柔性、固形性
無知、怠惰、迷妄
肥満型、身体上部

負の思考、有害で不適切な行動、誤った食事などにより、体質が不均衡になりエネルギーが詰まりだすと、身体的な病気や精神的、感情的な問題を引き起こすと考えられています。

チベットでは、呼吸法、弛緩法、特定の姿勢、運動練習など瞑想ヨーガを行うことで、体質のバランスを再び取り戻す心身を癒す養生法として様々な医療行為と合わせて発展してきました。クムニェは、身体を楽にまた軽くし、心と感情を落ち着かせる力があるので、瞑想や高次のヨーガ行の準備として仏道修行者に実践されてきました。

私は東チベットに生まれ、チベット仏教ニンマ派に伝わる顕教と密教を多くの師より学び修行を続けてきました。中でも少年期には、ラマであり医者でもあった父、ソグポ・トゥルクからクムニェの実習を指導されました。その後もチベット各地の寺院で多くの師より瞑想を学ぶ上で、準備行としてクムニェを教えていただきました。しかし、チベットではクムニェが一般的に独立した教えとしてあるものではなく、仏道修行の高次の瞑想の準備行として伝えられてきたので、今までクムニェの教え自体が体系づけられず、また文字による指導書も残されておらず、半ば口伝の様に伝えられてきたのでした。

伝統的チベット瞑想から現代社会のクムニェへ

一九六九年、私は米国カリフォルニアにチベットラマ僧として渡って以来、チベット仏教を西洋に伝えることに生涯を捧げています。特に初期においてニンマインスティテュートで行ったヒューマンデベロップメント・プログラムで初めて西洋にクムニェを紹介して以来、画期的な成果を得ています。それは、様々な心理的問題を抱えながらストレスの多い現代社会の中で生きる人々にとって、その根本的解決の方法が、クムニェの実習を通して自分自身の身体と心の内的バランスにあると気付いたからです。

内なる心を見つめ生きる力を取り戻し、再び社会の中で自分の道を切り開いてゆく身体技法として、このクムニェ、瞑想ヨーガがとても有効で効果のあるものだったのです。今までに、数多くの生徒達に数百の効果ある練習を指導して来ました。中でも、特定の練習群が一定の効果があり、それらをクラス別で討論し有効性を確認し合うという作業を行ってきました。この様に指導者なしでも独学で行える安全な練習を選び、本書としてまとめ上げることができたのです。

現在では、ニンマインスティテュートやオディヤン寺院、ラトナリンリトリートセンター、ダルマカレッジで、世界中の人々がクムニェを学びに訪れ、そこで体験を深め、また自国で分かち合うという世界的な動きとなっています。現代社会が様々な問題を抱える時代であるが故に、心理的、感情的、社会的緊張を解きほぐし、調和がもたらされ、全ての人々が喜びの感覚に包まれるこの身体技法、養生法のクムニェが広まってゆくことに深い喜びを感じています。

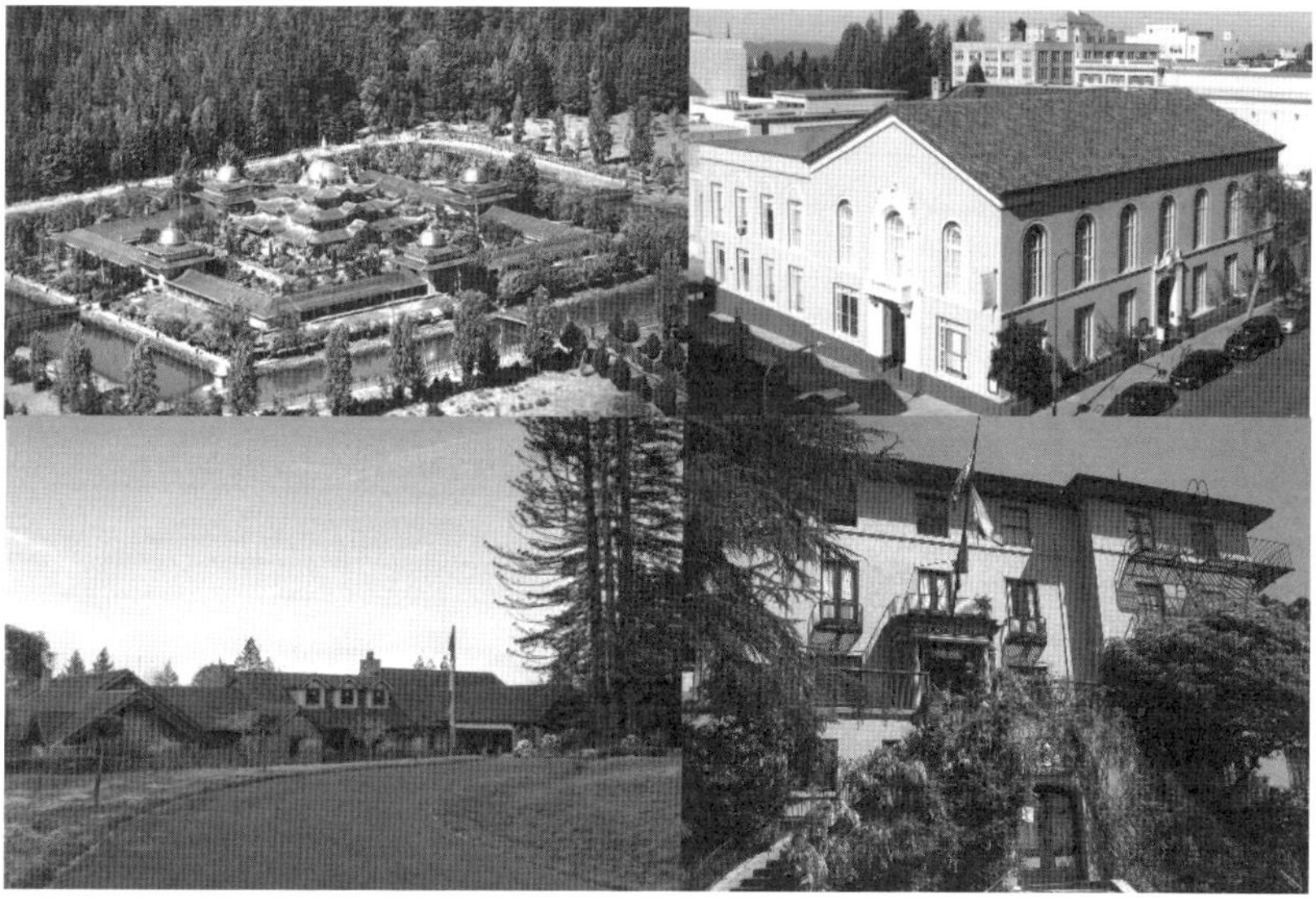

左上：オディヤン寺院　右上：ダルマカレッジ
左下：ラトナリンリトリートセンター　右下：ニンマインスティチュート

2　リラックスとバランス 内的感覚を癒す

世界が新鮮で希望に溢れるものに見える時、また生き生きと感じる時、私たちはまるで早春に芽吹く新緑の輝きに包まれている様な気持ちになります。このような瞬間の体験は、全ての要因が完璧な調和と知識を得られ、生命力溢れる感覚を感じられます。空気は生命と共に躍動感溢れ、身体は健康で精力的に感じられ、心は明晰で信頼できるものとなります。知覚には、光り輝く性質があります。あらゆる環境の特質は、私たちの五感を喜ばせてくれるものです。眼にする色は鮮やかに輝き、全ての音が心地よいメロディを奏で、匂いは良い薫りがします。五感全ての世界が完璧な一つの味わいとなり、これらの感覚は共振する性質を持っています。内と外の空間の境界は流動的で、固定されたものは何もなく、開放的な感覚としてより広げ、更に深め、それを味わう体験ができます。私たちはこの完璧な経験に寛ぎながら、常に理性を持って行動することができます。

この経験の本質とは、バランスです。そしてその派生的な結果として、一般に「幸福」と呼ぶ感覚を越え、深い慈悲心と新鮮な満足感を味わうことができます。クムニェは、このバランス感覚を開発することができる身体技法です。私たちはリラックスをすることで、身体、五感、心、環境など、全てが統合された喜びへと導く開かれた視点、新たな存在を発見します。人生のあらゆる場面で、健全な本質に心から感謝できる様になります。まるで清浄な春の雨を浴びた様に全身が新鮮になります。肉体が元気になるだけではなく、心や感覚、印象や考え方など、全ての感覚が生活の中に顕現してゆきます。リラックス感の特質は、例えば散歩や食事といった、あらゆる生活の中にも現れてきます。人生は順調に機能し、健康でバランスのとれたものとなります。

外界とバランスのとれた関係だけでなく、内的な統合も五感と刺激に鍵があります。この様な外と内との統合は、それ自体が宇宙の生命力と関わっているので、私たちが深い感覚に触れその流れるようなリズムを広げることで、身体と心を養い、癒やしてゆくことができます。リラックスすることで、身体とそれを越えたエネルギーの場（フィールド）に遍満している次元を自覚できる様になるまで、五感が広がり深まってゆく感覚を目覚めさせてゆくのです。このエネルギーは、日常生活の中で身体内を維持し育む力を促し、豊かで力強く、敏感な感覚を巡らせてゆくことができます。私たちの心はより明晰になり、バランスがとれている存在の意味に気付きます。

私たちの五感と思考は統合され、関係性や行動、思考、動作などの全てが、自然と流れ出し調和してゆきます。自覚は、強固で支配的なものではなく、いかなる経験にも責任を持ち、信頼でき、自由をもたらしてくれます。そして、私たちは世間に対し適切で有益な考え方や行動を行い、肯定的に自然と働きかけられる様になります。自分自身の安定と幸福の思考や行動が、結果的には外界の調和に貢献していることに気付くのです。

現代社会とストレス

世界が美しいと感じられる時、私たちは宇宙の調和の中で自然と共に生き、親子の様な互いに満たされた関係を楽しんでいます。しかしどういう訳か、現代社会に生きる私たちはこの自然な存在とは掛け離れた生活をしています。母性について語りながらも、それを曖昧にしか覚えていない母の温もりや優しささえも失った代償は、自分のアイデンティティに苦悩している未熟な子供の様です。

幼少時代、私たちの感覚がもっと開かれていた時は、宇宙との素晴らしい一体感を経験していました。しかし、成長するにつれ、私たちが求める心の暖かさや安心感というよりはむしろ、余りに深く強烈な孤独感を感じさせる自我を持つことを学んできたと言えるでしょう。現代社会の重圧と複雑さは、ビジネスや友人関係、遊びでさえも成功することを求められますが、実際はこれを成し遂げることはとても困難です。私たちは、疎外感や不安感といった感情に煽り立てられ、競争心やストレスの多い状況に無理矢理追いやられます。家族を養うこと、仕事で成功すること、また進学や就職などの人生設計は、私たちが現代社会で避けることのできない複雑さと限界を含んでいます。

自分の人生を切り開こうとする時でさえ、それを広げるよりはむしろ、経験を活かす事なく終らせてしまうかもしれません。私たちは精神と身体の二つを統合することが滅多にないため、精神的身体的活動の両方が本当に満足ゆく成功を得ることは稀なのです。私たちは感覚を犠牲にして精神的な達成感を得るか、または豊かな感覚を犠牲にして身体感覚を得るか、どちらかを強調しがちなのですが、人生において精神と身体を統合する重要性を認識することが最も大切なのです。

五感と刺激を制限してしまうと、健康で幸福になるための必要な養分の流れを妨げてしまいます。感覚はこの圧迫感に反抗し、自分を解放しようと少しは駆り立てるかもしれません。しかし「合理的な」心は、新鮮な感覚を抑制し、解放への思いさえも封じ込めてしまいます。達成感を渇望して、ある快楽から他の快楽へと休みなく追い求め、まるでわずかな蓄えしかないかの様に、自分自身の外側ばかりを探し始めます。もしも私たちがただ単に見たり、働いたり、遊んでいるだけなら、満足とは「外側に」あるという考えに支配されてしまいます。心と感覚を刺激するワクワクするような行為に魅せられますが、それによって更なる欲望が湧いてきます。より速く走れば走るほど、感覚の扉を開けて真の満足を得る目的から、遠ざかってしまうのです。

そして、この感覚の扉を開く代わりに、私たちはアルコールや精神安定剤のような薬に頼ってしまうかもしれません。最後には、本当は精神的成長を成し遂げたいと望み、それを得るために精神の道に入るかもしれません。しかし、それでもまだ満足はできません。私たちは経験から経験へと、ある考えから考えへと飛び回り、エネルギーを浪費し続けます。妄想に明け暮れ、過去にしがみつき、次々と妄想を描きます。白昼夢に耽る時は一瞬の喜びや至福感を得るかもしれませんが、その充分な味わいや感触を経験することはできません。むしろ、それは逃避です。

私たちは、家族や財産を「所有する」ことで、また自然や生活を「支配する」ことで、全体性の感覚を取り戻そうと試みてきました。しかし、この様な支配は余りにも作為的で、外界も同様に身体と心を統合する自然の法則と循環の本質を全く理解していません。私たちは自身の中に閉ざされ、満たされない感覚を感じ始めます。バランスの欠如が原因であることを知ることなしに、どうしてこうなってしまったのかと不思議に思い、その状況が不健全であることにやっと気付きます。

最後には、物事を本質的に知覚したり、より深い経験のレベルを得ることは不可能だと信じるようになってしまいます。この様な無知によって、十分な感覚能力を引き出せずに諦めて厳しい状況に追いやってしまいます。五感と刺激から湧き起こる自然なエネルギーを解放することで、この「厳しさ」を優しく和らげる以外に、私たちの経験の領域を十分に開いてゆく方法はありません。

自然とバランス・ミクロとマクロの相互関係

この問題の本質を本当に理解できると、全宇宙の自然な流れに踏み出す一歩となります。なぜなら、私たちは自然の中に暮らし、全宇宙という自然性も実は私たちに依存しているからです。私たちが内なるバランスを得る時に、世界はバランスを保ちます。私たちは本質的に宇宙と一体なのです。宇宙を構成する要素が、私たち各々の内にあるのです。私たちの命は太古から受け継いだ宝を自らの身体の中に秘めています。そして、それは家族や社会、全惑星に反映されています。小さなさざ波も海岸の地形に影響を及ぼす様に、どんなに小さな行為も全宇宙に影響を及ぼしているのです。

原子から宇宙までの全存在の次元において、私たちは無限で複雑に相互依存している関係性の中に存在しています。宇宙の様々なシステムは、私たち自身の内部でも完全に一体の相似なのです。またミクロとマクロの全てが相互関係にあり、多くの小さな単体の相互性よって全体が成り立っています。骨格、筋肉、神経組織など物質的身体を構成する多数のシステムに加え、微細なエネルギーシステムと心理的感覚的なシステムも複雑に存在します。私たちが「生命」と呼ぶ全個体の存在が、それらを取り巻く環境条件と密接に関係がある限り、これら各々のシステムの中でスムーズに機能する作用は、身体の全宇宙的システムと互いに深く機能し合っています。

私たちの直接的な環境もまた、地球の他の全ての環境にも関わりがあります。また、地球は宇宙の遠く離れた出来事にさえも影響を受けています。私たちはほとんど認識し理解することのできない何か多くの力によって影響されています。そして、私たちの行為と思考が身体の微細な世界を含む様々なシステムに影響を及ぼしているのです。
この様な相互関係性に気付くと、自分自身の内なる調和を生み出すことが重要だと理解できます。バランスが取れ幸福をもたらす源は、自身の内にあることに気付きます。なぜなら身体と心が、全て学習と成長のための乗り物であるからです

ゆっくりと、リラックスして、穏やかに感覚を開くことで、これらの源を開いてゆくことを学びます。その時、物質的身体を流れる五感は、身体と心を癒やしてゆくことができると気付きます。筋肉と心の慢性的なコリをほぐしてゆくと、感覚の微妙な性質に敏感になり、若芽の力強い成長を刺激し、活発で新鮮な経験へと導いてくれます。

精神的物質的エネルギーが活性化され統合されてゆくと、これらの感覚は普通の感覚よりも、より一層豊かで自らを育んでゆきます。この様な滋養は、慌ただしい思考にかき乱された混乱や手の届かないものを切望する心を解放してくれます。私たちは自然と敏感になり、身体と心にエネルギーが流れる様な状態を発見します。自分自身の内に満ち足りた感覚を見つけることもできます。身体と心が親密になってゆくと、筋肉も一緒に働きだし、必要のない筋肉の緊張やコリを解放してくれます。充実した経験が更なる集中力と気付きへと深まってゆくでしょう。そして自分だけでなく、他人とより敏感に関わることができるために、関係性はより豊かで深いものとなり、競争よりはむしろ調和のとれた関係を築いてゆくことができます。

クムニェの実習・呼吸とクムニェマッサージ

クムニェの実習には、静止と動作の両方があり、身体と心を統合し感覚とエネルギーの流れを刺激する様々な方法があります。まず身体と呼吸と心の静寂を深めることから始めます。ただ静かに座りリラックスすることは、私たちが普段気付かない感覚を知る機会

を与えてくれます。そしてこのリラックスの微妙なコツは、息を吸う時と吐く時の意識がほとんどなくなる位、優しくバランスよく口と鼻の両方で呼吸することです。これは喉のセンター、チャクラの肯定的な活力に触れることができる呼吸法です。

呼吸が穏やかで静かになるにつれ、心の中の散漫な思考や概念はほとんどなくなります。そして、全身が元気になります。精神と身体のエネルギーは、澄み切った湖の様に新鮮で落ち着いたものとなります。私たちは内側から自分自身をマッサージし、自らを和らげる静かで晴れ渡った深い性質、身体と呼吸と心に親しむ感覚の本質を発見することができます。より深くリラックスできると、この感覚の微妙なレベルはレンズの様により多くの「光明」やエネルギーを取り込み、経験の総合的な「全体像」を造り出します。

このリラックスの本質を更に探究するために、弛緩法、座法、呼吸法と共に行うクムニェマッサージを加えます。普通、私たちは自分のために何かを行うことがマッサージと考えます。しかし、身体が身体自身を揉みほぐすことができるのです。クムニェマッサージは肉体構造だけでなく、感覚や感情、そして内的なエネルギー構造をも含み実習を行います。クムニェマッサージを深めてゆくと、心身の精神的物質的な相互感覚が統合され、微細な感覚のトーンやエネルギーが全身に浸み渡り、真のリラックス感を得ることができます。このエネルギーは振動しており外界に向けて放射し、また私たちを包む様に霊気を放っています。内的なヒーリングとしてこのエネルギーを学ぶことで、存在の全ての次元に対して調和をもたらすため、更に外界へと流れ出してゆきます。私たちは自分自身を暖める内なる太陽の輝きを生み出し、周り全て環境にそのパワーを浸透させてゆくことができます。

最初は、正しい方法でゆっくりと実習を行い、緊張を作り出したり緩めたりしながら、呼吸法と共に揉みほぐすことで身体を刺激してゆきます。その後は感覚のトーンだけでクムニェマッサージを行うことができる様になります。リラックス感が深まってゆくと、呼吸や感覚、身体と精神の相互関係を直接感じ取ります。五感が新しい知覚の経路と深い次元を次々と開いてゆくので、私たちがこの存在以外には何もないと気付くまで、その刺激を広げ深めてゆく喜びの感覚を解放してゆきます。全細胞は、全体性と完全な肯定感に満ち溢れます。筋肉と神経の間にさえも、素晴らしい感覚の刺激として酔いしれるのです

感覚に直接触れることができると、身体のあらゆる部分が振動し始め、生き生きと元気になります。そして、健康、精神、感情などが完全に目覚めます。まるでいつも美しい音楽を聞いている様に、また素晴らしい芸術の技を見る様に、あらゆる瞬間がうっとりとするほどの美の体験としての発見をします。更に自分自身をも癒やす力を持っていることに気付きます。なぜならリラックスをすることが内在するエネルギーや活力を高める方法であり、自らを更に深め育むことができる存在のシステムなのです。これが、クムニェマッサージです。

クムニェの微細なエネルギー・ルン

クムニェマッサージの経験がより深くより豊かになってゆくと、日常生活のあらゆる感覚、知覚、行動に生命を吹き込むことができ、クムニェの感覚がただ自然と湧き起こってくる様になります。チベットではルン（風）と呼ばれる微細なエネルギーや感覚のトーンが身体の外側はもちろん内側にさえも時間と空間の中に広がり、周りの環境と調和し相互に和らげながら活性化してゆきます。歓喜や慈愛の感覚は、静かに雪が降る様に溶け始め、身体を越えて緩やかに広がってゆきます。五感の全てが喜びを高める微細な感覚として知覚を広げてゆくことができます。

何かを見るとき軽く対象に集中し、その形態から気持ちを感じとる様にします。この様に眼を開くことで、「内」と「外」の間にある喜びに満ち溢れた微細なエネルギーの相互作用へと開いてゆきます。その時、見る行為とは、生命の完全性が絶え間ない顕現のビジョン

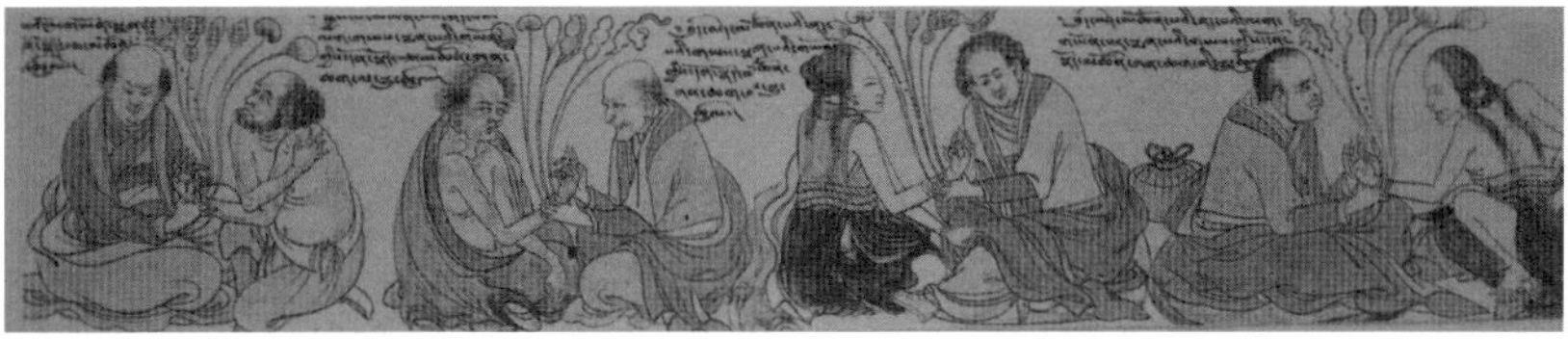

生命エネルギー、ルン (srog-rlung)

微細な生命エネルギー、ルンのバランスを整えコントロールすることで、精神の安定を得ることができる。凡夫はカルマのルン (las-kyi rlung) に支配され煩悩に迷妄するが、瞑想ヨーガを行いルンを制御することで、智慧のルン (ye-shes-kyi rlung) へと転換し、高次の意識を得ることができる。

チベット医学では脈診を重んじ、ルンの働きから症状を診る。クムニェは様々な身体技法や呼吸法によって、この生命エネルギー、ルンを活性化することを目的としている。

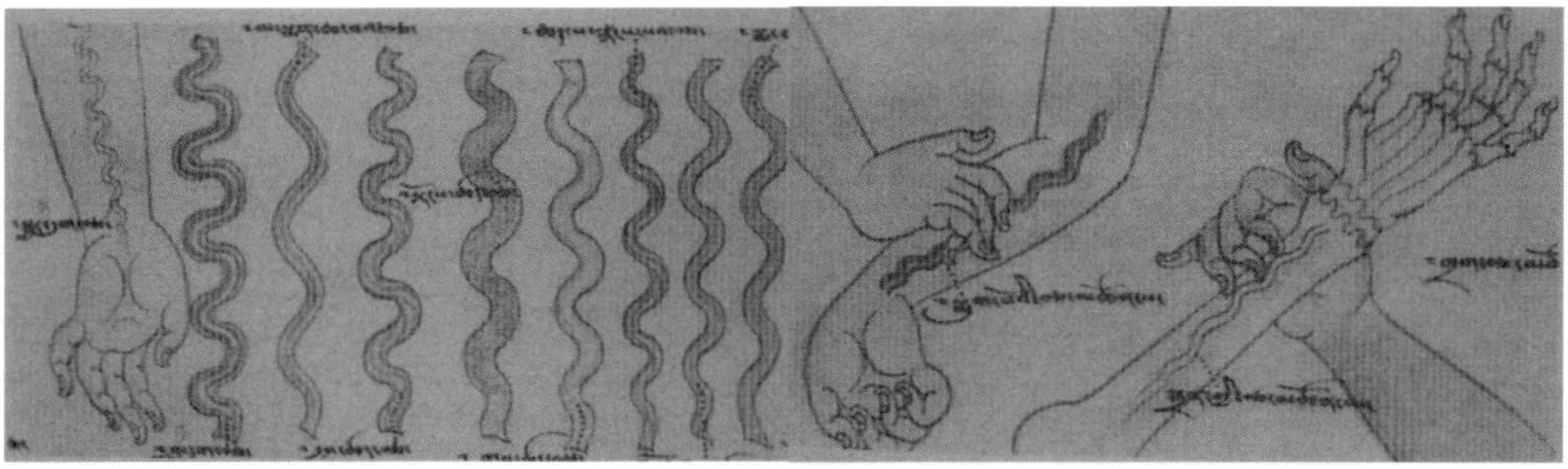

であると気付きます。

例えば、食べ物は味覚に対する捧げものと理解することができます。味覚に対する楽しみ方を学ぶと、身体の隅々までに、また身体を超えて感覚のトーンを広げることができます。食事をすることは、食べ物と味覚を含む感覚との真の出会いであり、感謝の儀式なのです。

音も同様に、私たちは身体で十分に感じ取り、宇宙と自分の間の調和のとれた音の相互性を感じながら、音の世界に触れること認識することを学んでゆきます。疲れた時に優しい音楽を聞きリラックスする様に、自分自身を癒やしてゆく五感を活性化することができます。会話をする時には、そのコミュニケーションが破壊的でショッキングなものでもなく、相互の声が優しく響き合いう様にします。

五感を研ぎ澄ますことで生まれる甘美は、日々の生活の中で、更に広げてゆくことができます。それを所有しようとすることなく、固執することもなく、ただ喜びの気持ちが生じる様、その穏やかな響きの中に身体を解放してみましょう。その性質は蜂蜜ミルクの様に甘く滑らかで、自分自身の深い内部に触れ、敏感で新鮮な喜びの達成感に満ち溢れてゆくまで、増々深まってゆきます。

より微細な呼吸をすることで、柔らかな性質が温もりと一体となり、私たちの身体は軽く静かな状態となります。微細なエネルギーのルンは、身体内に、また身体を越えて満足と調和の感覚を育みます。私たちはそのような微細なエネルギーと分離することなく、これらの感覚と一体化します。自覚は広がり、様々な思考と五感と同時に関わることができ、この覚醒の持続を深めてゆきます。こうして、労する事なく楽にクムニェを行う喜びに気付くでしょう。私たちは、活力に満ちた全体性と絶え間なく深まる自由な感覚の内に生きています。人生は、広大な宇宙の中で絶えず流れ出す喜びの連続となります。あらゆる細胞、あらゆる感覚、過去や未来のあらゆる意識の断片が、この流れに関わってきます。この様に、私たちの人生が健康でバランスあるものになるために、更により良く、陽気に生きることを学んでゆくのです。

身体と呼吸が十分に穏やかになりリラックスできると、喜びの不思議な感覚が直ぐに湧き起こります。この広がり深まり増幅してゆく感覚が、クムニェのトロリとしたクリームの様な本質と言えます。その本質はより豊かで深い味わいがあり、より濃厚で広大になってゆく様に、更に撹拌することができます。それは永遠で決して失うことがなく、素晴らしい経験です。その肌ざわりはクリーム状で濃厚な、クムニェの本質の味なのです。皮膚や筋肉の間など身体のあらゆる部分に、この感覚を蓄え広げてゆくことができます。この様なクムニェのリラクゼーションによって、執着や心の影、またアンバランスな側面さえも癒してゆくことができます。この和やかな性質の感覚は、もはやいかなる否定的な性質をも持たないため、思考、感情、概念、イメージさえも癒やしてゆく力があります。

感覚と感情の内にある自然治癒力とリラックスの源

泉を開発し深めてゆく時、それがまさにクムニェをしているということなのです。クム（Kum）とは、身体、存在、具現化された形態を意味します。ニェ（Nye）は、マッサージや相互作用を意味します。チベット語でル(lu)は、通常の身体を意味します。一方、クムはより高次の微細な身体を意味します。クムニェを通して、クムを活性化し、その感覚を刺激することがニェなのです。

五感や微細なエネルギー、ルンを実際に活性化し発達させ、その潜在力を養う方法を知ると、それは絶えず広がり流れ出る様に常に自分自身を養い満たし続けてゆきます。生き生きとした生命活動の全てがより繊細となり、更に気力に満ち溢れ、より深い霊性へと目覚めてゆくことができます。クムニェは、身体と精神の純粋なエネルギーに触れる機会をもたらしてくれるので、この覚醒へと開いてゆくことが可能なのです。一つ一つの刺激や感情に感覚のトーンとして直接自覚を深めてゆくことで、全ての外的形態に浸透している微細なエネルギーが次第にニュートラルなものとして理解できるまで、様々な感覚の次元に親しみ、このエネルギー、ルンの中で活動していることを学んでゆくのです。

クムニェの三つのレベル

クムニェの様々な練習の中には、異なるリラックスのレベルに対応しており、経験の三つのレベルがあります。

第一番目の「レベル1」では、感覚には喜びや悲しみ、暖かさや冷たさといった一種のトーンがあります。この様な感覚は多分ヒリヒリしている感じ、微かに痛い感じ、リラクゼーションの感覚、身体を流れる様なエネルギーなど、簡単に認識し表現することができます。これらは「表面上」の感覚です。私たちは、身体の特定の位置にこの様な感覚を感じます。そしてクムニェの練習をしている間、これらの感覚を経験している「自分」に気付くことができます。この様な「レベル1」での感覚や刺激にしっかりと注意を集中することで、次のレベルのより深い感覚にまで入ることができます。

第二番目の「レベル２」では、エネルギーの流れを妨げる性質や特徴の重みや固さなどの滞った感覚を解放してゆきます。この開放感を厳密には確認することはできませんが、「味」が残ります。この感覚のレベルは「レベル１」より更に深いものなので、捉えることが難しいかもしれませんが、ある種の解放された集中力と共に優しく溶かしてゆく様な感覚を持ちます。この「レベル２」では、感覚を感じている「自己」という意識はまだわずかには存在しますが、その「自己」はそれほど堅固なものではなく、ただクムニェを実習しているという感覚だけを経験するでしょう。

第三番目の「レベル３」では、私たちは純粋なエネルギーや深い経験に働きかけてゆきます。習慣的パターンを作り上げている不純物は、この「レベル３」で乗り越えることができます。歓喜の感覚という自由な質とでも言える、全てが溶け去ったある特殊な質感だけがあり、分け隔てられたり繋がったりという感覚は、もはやここには存在しません。この質は特定の場所に存在するものではないからです。それはどこに、どのように、それが何であるのかを、私たちは知ることはできません。それは「ある状態」という性質を持ってはいないからです。この「レベル３」では、個という自我の意識はもはや存在しません。なぜなら私たちはそれと全く一体であるという感覚になるからです。これが、真のリラクゼーションの完成レベル、達成のステージです。

一度、このリラクゼーションの質に触れることができると、私たちは幸福で解放された意識の中で、また全てがリラックスした存在の中で、全ての感覚や感情をコントロールできることを学びます。私たちは全ての感覚や刺激の中に、同じ純粋なエネルギーが存在することを理解します。それらは否定と肯定、悲しみと幸福という表面のレベルの奥に、「否定」と「肯定」といった両極の感情自体がエネルギーのしなやかな顕われとして存在していることを知るのです。

その時、私たちは生き生きとした経験の本質をどう利用できるかを理解します。いかなる感覚が起ころうが、その感覚がしっかりと安定するまで、感覚を深め広げてゆきます。二番目の「レベル２」に達するまでその感覚の本質を充分に経験してゆきます。最終的な第三番目の「レベル３」のステージを得るまで、更にその感覚を広げてゆきます。次の感覚や刺激が起こってくる時も、限りない無限の輪を描く様に繰り返し感覚を捉え続けてゆきます。その時、エネルギーは常に新鮮なものであり、根元的な存在である生命のリズムも常に新鮮なものと感じられます。それらは決して遅れたり留まったりすることなく、常に活力ある働きと共に自分自身を養ってくれるので、時間や年齢がこのエネルギーを奪ったり凍結させてしてしまうことがありません。この活発な生命のプロセスを「長寿」と呼びます。この「長寿」の可能性は、五感の内に存在しているのです。

クムニェの練習とは、全ての存在の本質を指し示す、ある種のシンボルとも言えます。存在のエネルギーを刺激することで、私たちは心と物事がどのように相互に作用し機能しているのかを理解し始めます。感覚が起こり、知覚として発展し、概念が生じ、そして、感情などの精神作用に取って変わります。私たちは、この様に身体原理の理解を深めてゆきます。こうして存在のエネルギーと可能性に気付くと、この可能性を見出し、追求し、経験を深めてゆくことを学びます。身体エネルギーに満ちた特質を知ることで、自分自身を養う生命力を使いこなすことができます。身体として具現化された感覚やエネルギーを通し、私たち自身の身体の内で起こっている身体パターンを理解することを学びます。そして、それらの事柄がどの様にパターン化され、習慣化してゆくのかを理解します。

宇宙の原理は、私たちに浸透しています。私という生き生きした有機体は、雲が形作られたり消えたりすることと似ていると、理解できます。身体とは固定された強固なものとして見ることができなくなります。私たちは、身体の存在がある特定の瞬間に現れ続けているだけの、常に進行中の具現化のプロセスであると、自分自身の経験をただ見つめるだけです。自分自身が絶え間なく再生し続ける能力を持つ存在なのです。身体が物質的な機械ではなく、根源的な価値を持つ信頼性の具現体として理解できると、「存在」と「非存在」という一般的な二元性を越えた本質的な存在として理解し始めます。

私たちが五感に目覚めると、もはや「始まり、中間、終わり」などと形態を固定化する何かの「エネルギー」として見るのではなく、エネルギーの本質は完全なる全体性だと理解できます。それには「限界」も「外部」もありません。このエネルギーは、無数の形態として顕われる特徴を持っています。更にいうなら、エネルギー自身が全体であるため「無数」という言葉も正確ではありません。つまり、私たちが自分自身を理解できるなら、他者を理解することもできます。自分自身の身体を理解できるなら、全ての事象はあらゆる次元で起こっているので、宇宙の本質をも理解することができるのです。

私たちが自覚を遙か遠くまで広げてゆくことができると、全ての次元において主体と客体の関係性を全く持つことのないエネルギーの存在を理解することができます。そこには、ただ一つの中心があります。そして、全てが中心となります。一般的なレベルでいうなら、中心には主体と客体の両方があるということができます。しかし、他の次元から見るならば、主体客体という関係は存在しません。中心自体が、限界や形態を持つことがないからです。それは、完全なる全体性なのです。私たちが見る全てが、中心であり、宇宙であり、身体であり、感覚なのです。

第二章
クムニェの準備練習

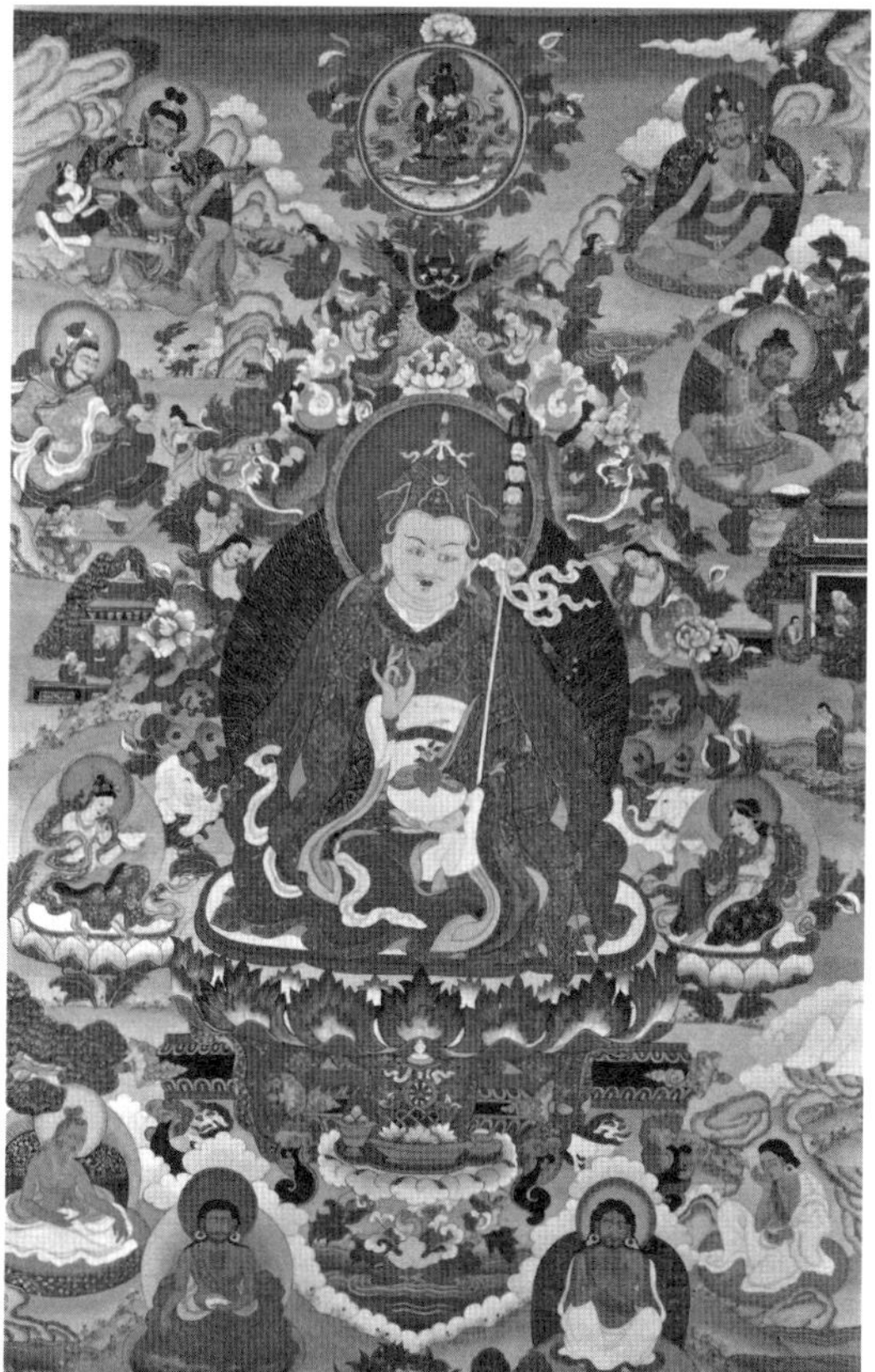

パドマサムバヴァと八十四人の成就者（八幅内の一枚）
インド中後期密教において発展したタントラヨーガ行で成就を得た八十四人の密教行者達。八世紀インド密教の中心地ウッディヤーナ国からパドマサムバヴァによってチベットに密教が伝えられた。その伝法の一部としてインド医学がもたらされた。

1　クムニェの目的・バランス

クムニェの目的は、私たちの内的環境を探究しバランスをとることです。この経験から最も効果を得るためには、できる限り調和のとれた外的環境を整えることが重要です。外的環境は、私たちの心の内面を反映します。そして注意深く準備することで、肯定的な深い感覚を呼び起こすことができます。クムニェの練習を通して、身体と心がよりバランスがとれると、内なる世界の経験が広がり、外の世界の認識は楽に深まってゆきます。継続的に練習をすることで、外と内の分離は徐々に溶け去り、環境と調和のとれた相互作用が自然と持たらされるでしょう。

屋内でも屋外でも、気が散ったり邪魔されることのない奇麗で静かな場所を選びましょう。雑音が多い現代の都市では、できる限り静かな場所や時間を見つけたり、一人の時間が必要な生き方を尊重したり、完全な静寂を得ることは必ずしも簡単ではありません。暑くもなく寒くもない快適な温度で、柔らかな照明が良いでしょう。屋内ならカーペットで外なら平らな草地で、心地良く練習をしましょう。もしも屋内で練習するなら、窓を開け新鮮な空気を入れたり、お香を焚いてもよいでしょう。練習を始める前には周りの環境に親しむ様に時間をかけます。あなたの内的側面に注意を向けることに快適性が感じられるまで、できる限り気が散るものを調査する様に、よく見回して歩いてみましょう。

練習の時には、動き易くゆったりとした快適な衣服を身につけましょう。感覚が広がると、自覚が深まります。その肌触りや質感は練習中の喜びとなります。宝石類、腕時計、眼鏡、コンタクトレンズなどは、エネルギーの流れを妨げるので全て取り外します。

座位の練習の時には、足より骨盤がより高くなる様に、座布を使います。もしあなたが床に座ることが難しいなら、真直ぐな背もたれ椅子を使うと良いでしょう。立位の練習を行う時には、分厚いマットではなく床やカーペットの上で行いましょう。マッサージの時には、軽く良い香りのするマッサージ・クリームかオイルを使います。もしオイルを使うなら、ムスクやシナモンの様な甘い香りのオイルかオーガニックのアロマオイルが良いでしょう。

練習の助けになる環境を整えることは、自分に対する肯定的な気持ちの表われです。練習を行うことは、健康で肯定的な姿勢の種をすでに植え始めているのです。練習を行う本質は、自分自身の内側に満足を見出す決意とも言えます。心身のバランスがとれ幸福でリラックスした感覚を深め発達させる様に、あなたの内側にこの姿勢を養い、成長を促します。

クムニェ実習のコツ

本書の中の全ての練習には、内的感覚とエネルギーに触れ、それを広げてゆく方法が示されています。この練習には、瞑想や呼吸法、弛緩法、また動作など一般的なフォームが含まれていますが、クムニェの本質である内的な練習やマッサージは感覚と共に深めてゆくことがポイントです。練習を始める時、湧き起こる五感と刺激に意識を集中します。座位、立位、臥位など、どの様な姿勢でも、経験の質の一部であると捉えます。そして、この質がどう感覚に影響を及ぼしているのかに注意を向けましょう。動作をする時は、ゆっくりとリズミカルに行います。

速い電車の窓からは、はっきりと風景を見ることが出来ない様に、余りに速く練習を行うと、深く感覚を発見する喜びを味わうことができません。むしろ、ゆっくり行う事であらゆる動作に奥行きが感じられ、優雅に立ち振る舞っている様に感じられるでしょう。ダンスを始めたばかりのダンサーの初心の心得として想像してみましょう。何かに固執することなく、自覚を促すある種の解放感に優しく意識を集中し、各々の動作を行います。

このような練習のコツを学ぶと、身体の微細な感覚やそのフォームと肌触り、動作などに気付くので、練習の経験が無限の質を持つ感覚を得るでしょう。微妙な筋肉の働きやエネルギーの流れを感じ、注意深く探ってゆくことで、鈍く重い感覚を払うことができます。その時、深い洞察力がもたらされるでしょう。

心、感覚、自覚、五感、意識など全存在を感じながら、一つ一つの練習をできる限り行なってゆきましょう。練習のフォームに自分の全てを向き合わせてゆきます。肯定的感覚と共に否定的感覚も、全てがあなたの経験の一部なのです。その時クムニェは、まるで全体性と共に在るダンスとなります。あなたは「身体や感覚を働かせよう」と意識することなく、全ての事象に関わりながら答えを得ることができるでしょう。

いかなる経験にも名前やラベルをつけることなく、五感と直接的な一体感を得ることができます。何かを感じる時、できる限り長く感覚のエネルギーを活性化する様にします。そして、この感覚を充分に広げ満たしてゆきます。あらゆる方向に時間と空間の中に広がるマンダラとして、感覚を広げてゆきましょう。そして、それは内側にだけではなく、感覚を越えた深い満足感を得るでしょう。その時、あなたが行う全ての経験は、この様な深い五感の本質を得ることができます。

クムニェのあらゆる練習の経験には、肯定、否定、中立という三つの特質が含まれています。しかし、これらの特質を判断することなく、経験とは否定的にも肯定的にもどの様にも振れるものだと理解することが重要です。この特質の自覚は、各練習中の重要なポイントです。肯定的感覚は暖かく柔らかく、あなたの心に響きます。ある時は、身体の内部で鈍く暗い否定的感覚を感じるかもしれません。また中立の感覚は、明るく、バランスがとれ、全ての空間と一体化とした静寂さを感じられます。

その経験を全身で噛み砕き、飲み込み、消化し、理解し、分かち合うことができる様、できる限り感覚を充分に味わいます。その時、感覚と経験の異なるレベルに気付きます。そして、あらゆる分子と細胞の内に存在するエネルギーに目覚めることができるでしょう。そして、更に自覚を深めてゆくと、身体のあらゆる部分がエネルギーの源として機能していることに気付き、エネルギーの本質に触れることができるでしょう。このエネルギーには、もはや「ここ」や「そこ」という位置を持つことがなく、いつも豊かで有用なものだと分かります。その時、心と身体の一体性を本当に経験することができます。

もしもクムニェの練習に何か期待をしているのなら、期待や判断をすることなくこだわりを持たずに練習をしましょう。期待や判断は、直接経験を切り離してしまいます。判断は、直接経験の一番大きな障害です。私たちは常に判断する習慣を学んできたために、批判的な姿勢をとらずにいることは難しいのかもしれません。私たちは自分の立場を外側に置きがちです。また「気分が良い」とか「きっと悪いことをしているに違いない」などと、自分のエネルギーを閉じ込め凍結させる様、勝手に経験を判断し、内的対話をし続けます。

クムニェの練習のコツは、経験に何かラベルを貼ることでも、何かを操作したり、感覚に何かの意味付けすることでもありません。あなたの心が何かを判断する時には、より深い五感や刺激を捉えるべき信号だと理解しましょう。臓器や細胞組織、筋肉などに常に気付いていることを観察し続けます。これらの場所に入ってゆき、深く精査してゆきます。そこに痛みや喜び、暖かさやエネルギーなどを感じますか？　経験やトーン、性質といったものの本質は何なのでしょうか？

充分に味わう経験は、注意力、意識、目覚めた存在、敏感さなどと名付けることはできますが、その本質には名前付けや定義とは何の関係もありません。またそこには批判的な判断などもはや存在しません。起こることは、ただあなたが経験していることだけなのです。何が起こっているのかと自分自身に質問したり報告したりする必要は全くありません。あなたの感覚は、単に自分自身の内なる表現なのです。

リラックスすることを学ぶと、私たちはそこにゴールを求めたり、それを得るために何かを完成しなければならないと考える傾向があります。努力しようとする傾向性は、いつも心の背後にあり、これがリラックスするための障害になるのです。あなたは正しい準備を行なっているかどうかに注意をします。何かを取り繕うことなく、ただ自然でいることです。リラックスする為にすべき、何か特別なことがあるのではありません。これが理解できると、あなたはより早くリラックスすることを学ぶでしょう。

リラックスを深める方法は、何かを教示することではありません。何かの計画や説明に囚われてしまうと、内なる開放性を見い出すことができなくなってしまいます。この秘訣は、いかなる教示に頼ることなく「ただ在ること」です。これは意外と簡単ではありません。私たちは常に何か特定の存在や行為の中にいることに慣れています。そして、自分自身をその枠に押し込めようとします。指示してくれる誰か無しにリラックスしようとすると、「どうしたらいいのか解らない」という習慣的な感情が起こってきます。しかし、リラックスが自然と深まってくると、この奇妙な感情が過ぎ去り、ただ在ることを許し、そこに留まるだけなのです。

クムニェの知識体

本書には、座法や呼吸法、弛緩法などの多くの瞑想ヨーガの練習が記されています。これらの指導の教えは重要で役に立つものですが、この指導書を上手くこなせるようになれば、もはや外面的な指導書に囚われ続ける必要もありません。クムニェの練習は機械的なレベルを越え、何もためらうことなく、全てを解放する微細なエネルギー、ルンのレベルへと移行してゆくでしょう。

このためらいとは、リラックスがどこか他の場所から来ることに期待し、常にリラックスすることを待っていることです。それには、魅惑的な期待、成功や失敗について色々考える「内的対話」、また「進歩」についての「自己評価」なども含まれます。つまり、微細なエネルギーを解放したり真のリラックスを得ることなしに、形だけのクムニェの練習に何時間も費やしてしまうという罠があります。このような内的対話に囚われることなく、ただクムニェそのものでいられるように、リラックスしましょう。身体的精神的、また感情的に自由に流れるエネルギーを自然に導いてゆきましょう。それらを自覚し受け入れ、内的対話を深刻に捉えたり巻き込まれることなく、解き放ちます。結果を心配することなく、ただ親しいものとして練習を行いましょう。その時、あなたは開かれた無限の姿勢を育ててゆくことができるでしょう。

練習の間、もっと経験を求めたり、努力しようとしてはいけません。ただ単に、できる限り広く深くリラックスの感覚を開いてゆきましょう。感覚が開く程、散漫、問題、思考、対立などは、ほとんど起こらないはずです。リラックスの経験の増進は、あなた自身の身体を育くんでくれます。あなたの全存在は徐々に健康的になってゆくでしょう。この健全な変化を得るために、特別な練習をする必要はありません。あなたの敏感さとリラックスの経験それ自身が、普通の身体的エネルギーを変容させるのです。あなたの身体自らが反応してゆくでしょう。

クムニェの練習を終えたら、静かに座り、湧き起こる感覚に浸りましょう。この静座の時も刺激された感覚を更に発達させ、更に深めてゆく練習の一つです。暖かく、チクチクと熱を持った感じがするでしょう。これらを捕まえようとはせずに、ただその感覚に留まります。努力をする必要はありません。感情に囚われ感覚を分析し分類することは、この流れを遮ります。ただ単に開いたままにしておきます。エネルギーは自然と流れ出し、その感覚を更に刺激してゆきます。

クムニェの実習は毎日欠かさず練習することが重要で、真にリラックス出来るまでには、多分数ヶ月はかかるでしょう。クムニェを始める時の最良の方法は、一日に二回、四十五分程度、朝に座法、呼吸法、動作練習を、夜寝る前にセルフマッサージを行うと良いでしょう。もし練習時間を少なくしたいなら、一日一回四十五分ほど行います。食事をした後一時間は避けましょう。

ゆっくりと、バランスを保ちながら徐々に始めます。本書には多くの練習が示されていますが、クムニェの内的経験に気付くまでは、数週間で三、四つの練習に制限するほうが賢明でしょう。一つの練習にじっくりと時間を掛けましょう。一つの練習から次から次へと移り変えてゆくことは、間違った進歩の感覚を生みます。真の進歩とは、もっと高度な練習へと速く移り変わることを望むよりは、一つの練習の経験をゆっくりと深めてゆく時にもたらされます。ある特定の体験をもたらす能力を開発するために、各練習に、二、三分は少なくとも費やしましょう。各々の練習の中に宇宙があり、内なる探求を深めてゆくことができます。

特に最初は、確かなリラックス感を感じられなくて、練習に気が進まない時もあるかもしれません。そんな時、あなたが不快感やためらいを感じる場所を捉えたなら、その時、身体の声をよく聞きましょう。そして、クムニェを始める時に、そのエネルギーの流れに集中します。後々に多くの経験をより重ねてゆくと、あなたは新たなエネルギーの身体感覚を受け入れることができる様になります。

あなたの身体は自然とクムニェを求め、練習を行う様になります。そして、クムニェがあなたを更なる探求へと導いてくれます。また、クムニェの練習中に自然な動作として身体が無意識に動き始めるかもしれません。それは、何かをしようと決めた合理的な行為ではなく、感覚が自然とクムニェの動きと一体となったために起こります。一度これが起こると、より優れた信頼と確信を持ち、自分の身体に対し敬意を払います。そして、存在の本質の具現を理解します。これは、あなたが知識の身体、知識体に気付き始めたからです。

身体を探究してゆくと、たとえ痛みの領域でさえも敏感に捉えることができます。呼吸を痛みに溶け込ませましょう。そして、ゆっくりと穏やかに息を吐き、その空間にリラックスします。クムニェの練習から得る癒やしの効果に気付くでしょう。痛みは、深い心地良さの中に変化してゆきます。

もしもその時に色やイメージが現れるなら、そこに留まり、しばらく見つめます。時間と空間を越えた経験に触れることができるかもしれません。また、エネルギーセンターが開いてゆく感覚を得ることでしょう。リラクゼーションを経験してゆくと、身体の内的エネルギーの流れが、身体の他の場所と同様に緊張を溶かし、心が開いてゆきます。味、色、音などの五感と高次の感受性が開放されてゆくことを経験するでしょう。思考の働きがゆっくりとなると、内なる調和が起こってきます。安心感と内なる確信が起こり、ついには宇宙全体に広がる様に他に何も感じることがなくなります。これが知覚できると、歓喜や静寂、調和の感覚が深まってゆくことが分かるでしょう。

諦めずクムニェの練習を行い、そこから得る自覚を信頼しましょう。練習で何が起ころうとも根気よく行い、自分自身を励ましましょう。家族や友人、他人さえ、あなたを支えてくれたり認めてくれないかもしれませんが、クムニェの練習に対する動機は、単に自分のためではないのです。私たちは家族や友人のため、また生きとし生けるもの、人類の未来の世代ために善行を尽くすべきなのです。それにはまず自分自身に関心と責任を持つことから始めなければなりません。

これは自分本位に見えるかもしれませんが、結局は、自分自身の知識は私と他者との関係性を、今以上に分かち合うことの重要性に気付かせてくれます。おそらく始めは、時間とエネルギーの七割を自分自身に、そして三割を他者に分けるでしょう。その後次第に、この割合は逆になるでしょう。私たちが充分にクムニェの練習を完成し自覚を得ると、他者に対して自分自身を完全に捧げることができます。その時、私たちは真の自由を得、全てが奉仕としての菩薩の働きとなるのです。

2　クムニェの座法

大日如来の七つの座法

クムニェは、ただ静かにリラックスして座る簡単な座法の練習から始めます。座布または真直ぐに座れる椅子などで、静かな場所を見つけます。ブッダが悟られた時の伝統的な結跏趺坐は、身体と心にリラックスを容易にもたらしてくれます。エネルギーはこの姿勢の中でなめらかに流れ、時間と共に精神と身体の全エネルギーが肯定的な広がりへと癒やされてゆく感じに変ってゆきます。

この姿勢は「大日如来の七つの座法」として知られています。

一番目の座法は、両足を交差させて結跏趺坐で座ることです。しかし、練習で結跏趺坐が難しいならば、真直ぐな椅子で足を立てて座ります。椅子の後ろにもたれない様に、座席の前方に座ります。程良い距離で足を開き、平らに足を床に置きます。これは身体の重心を堅い三角形の土台に置く様な感じです。結跏趺坐で座る時は、骨盤が足より高くなる様に座布を調整します。結跏趺坐や半跏趺坐は重要な座法ですが、不可欠なものではありません。

残りの六つの座法は、次の通りです。

二番目の座法は手です。手の平を下にして膝の上に置きます。腕と肩の緊張を緩めて、心地よく膝の上に置くように、両手をリラックスさせます。

三番目の座法は脊柱です。背中は、堅くせずにバランスよく中心で座ります。これによって、エネルギーが身体底部から上部へと自然に流れる様になります。

四番目の座法は首です。首はほんの少し後ろに引きます。頭はごくわずかに前に倒します。

五番目の座法は目付けです。目は半眼で一点に焦点を集めることなく地面をゆったりと捉え、視線を鼻先の方に伸ばしてゆきます。あなたの視線は、「菩薩眼」

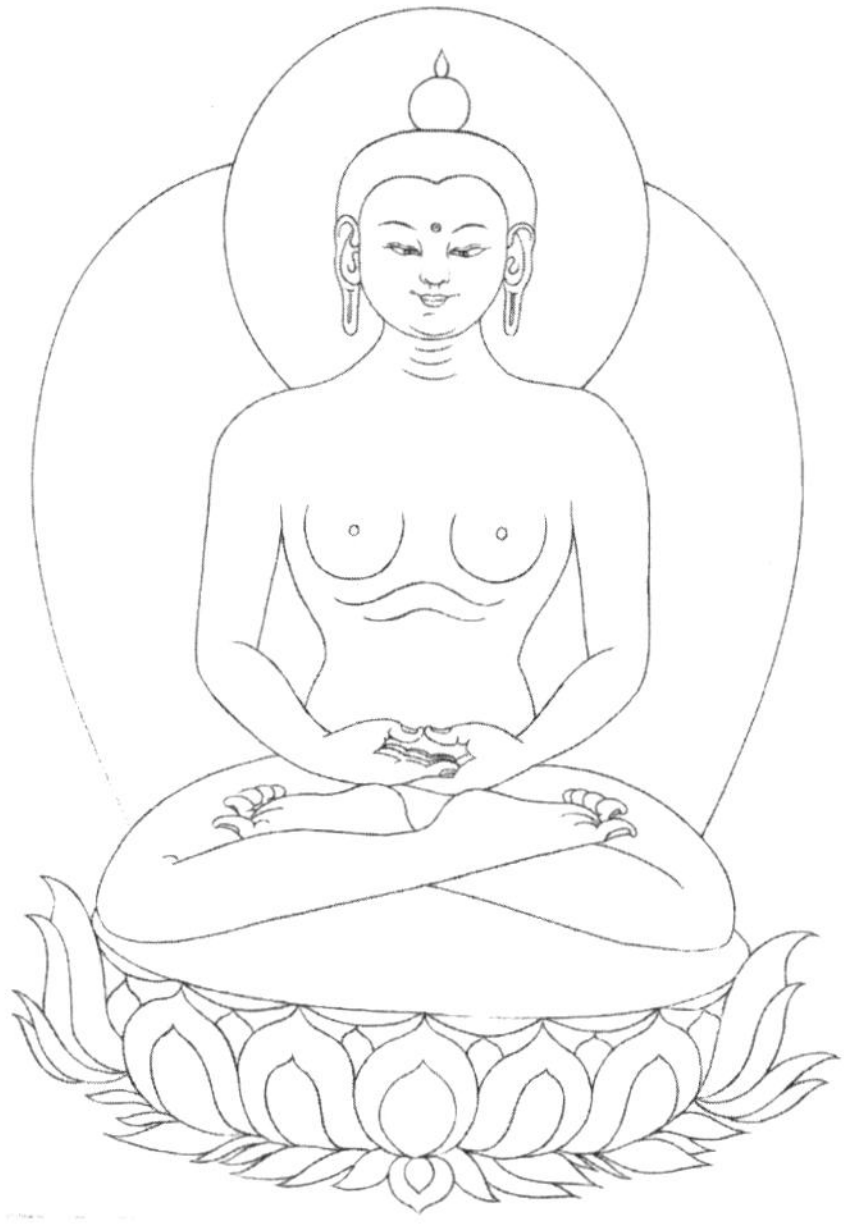

大日如来の七つの座法

1、結跏趺坐か半跏趺坐
2、法界定印か両手は膝の上
3、背骨を真直ぐ伸ばす
4、肩の力を抜き首を背骨に乗せる
5、一点に集中せず半眼（菩薩眼）
6、顎をゆるめ、口を僅かに開く
7、舌先を前歯の裏側にあて呼吸する

という母親が子供を見守る様な、とても優しく慈悲に満ちた眼差しでいましょう。

六番目の座法は顎です。顎を緩め、口はわずかに開いています。

七番目の座法は舌です。舌先は、前歯の裏側の付け根に軽くタッチしています。舌は、少し曲げています。

この様に七つの座法で座り、目の周りを緩め、意識を精神面に向けることで、まばたきは最小にします。

もしも結跏趺坐に慣れていないなら、不要な緊張をほぐすことを学ぶまで、始めの内は少し不快を感じるかもしれません。もしも膝が痛いなら少し足を緩めて、骨盤の下により高いクッションを置きましょう。辛く感じるのは膝かもしれませんが、たぶんそれは腿の付け根が固いからです。次の二つの練習は、腿の付け根を緩める助けとなります。もしも半跏趺坐や結跏趺坐などの座法を上手く組めないならば、これらの練習はその助けとなるでしょう。

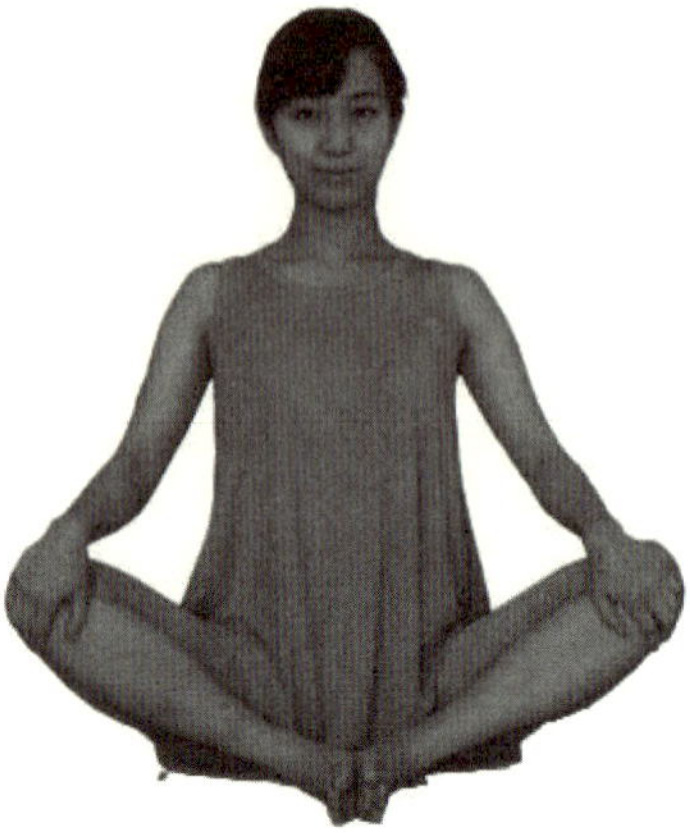

練習１

練習1　解き放つ

座布に座り、足の裏を合わせ、手は膝の上に置きます。足を身体に近付け、手で膝を押して足を上下に軽く動かします。鳥の翼の羽ばたきをイメージしましょう。特に足が上がる時の動きに注意を払います。約一分ほどこの動作を続けましょう。

それから数分間静かに座り、自分の身体、特に刺激した脚の付け根、鼠径部を感じましょう。これを三回繰り返します。

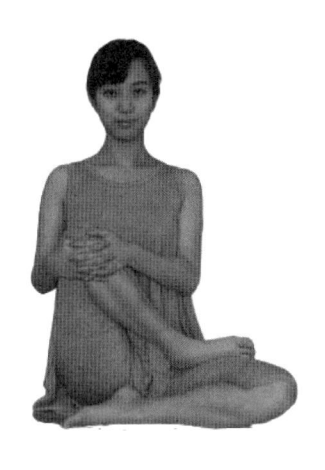

練習２

練習２　緊張を溶かす

座布に座り、両膝を曲げ、右脚が左脚の太股上に乗る様に足を交差させます。背筋を真直ぐ伸ばし、両手の指を組み合わせ、右膝を抱きかかえ、ゆっくりと右膝を少し胸の方に引き上げる様に持ち上げ、そして降ろしてゆきます。これを三回から九回ほどゆっくりと行い、身体の中の感覚を味わいます。次に、足の位置を反対にし、同様に三回から九回ほど繰り返します。終わったら五分ほど姿勢を整えて座り、感覚が持続する様にします。

座っている間に位置を変える必要を感じたら、一方の足を前に伸ばし、もう一方の膝を持ち上げ、足の裏を床に着けます。曲げた足の膝を両手で抱きかかえた状態で座ります。しばらくしたら、足の位置を変えます。気持ちの準備ができたら、また足を組みます。十分間座り、足と足先をよく揉み、もう十分ほど座るという様にして好きなだけ長く座り続けても良いでしょう。

身体的不調の原因は、精神的側面と感情的側面が影響しています。心が落ち着かない時には、私たちの身体はリラックスできていません。座っている時に不快感を感じたら、心の状態を見つめましょう。そこで、活発な雑念の連想や内的対話、イメージ、空想などが起こっていませんか。七つの座法に慣れ、座法が導く柔らかくスムーズな呼吸によって、やがて精神と感情の乱れや身体の緊張が徐々にほぐれてゆくことに気が付くでしょう。

始めは、リラクゼーションを機械的にしか理解できず、身体を不動でいることが静座だと思い、自分自身を静かに保とうと努力するかもしれません。しかし、身体を強ばらせずに、静かに、ただそこに留まる様にしましょう。練習を続けるにつれて、リラックスすることに努力する必要はないと気付きます。遂には、完全な明晰さと静寂を経験するでしょう。

では次に、足を組むか真直ぐな椅子に座るか姿勢を楽にして、三十分から一時間ほどの十分な余裕を以って、次の簡単な練習を二つほど試してみましょう。

練習3　リラクゼーションを味わう

十回ほど深呼吸をし、身体全体をゆっくりとリラックスさせます。目を閉じていても構いません。次に、口を緩めます。額と頭皮から緊張が滑り落ちる様にしてみましょう。ゆっくりと頭のあらゆる部分を感じます。鼻、耳、顎、口の内側、頬へと、頭全体が完全にリラックスするまで続けてゆきます。

それから、首の後ろ側と横側、喉、顎の下側をリラックスさせてゆきます。緊張した部分を見つけたら、緊張が溶け去ってゆく感覚を楽しみましょう。次に、肩、胸、腕と手、腹、背中、足と足先、そして爪先へと、リラクゼーションの感覚を味わい、それを充分に感じ、その感覚が身体のあらゆる部分を潤してゆくまで、この感覚を楽しみ浸り続けます。十五分から三十分ほど続けてみましょう。

練習４　感覚を味わう

リラックスして、静かに座ることから始めます。その時、ゆっくりと湧き起こってくる感覚のトーンや刺激に注意してみましょう。始めは自分自身に「気付いて！」と注意をする必要があるかもしれません。湧き起こるものが何であれ、その感覚の流れを味わいます。身体的刺激や感情を感じるかもしれません。感じる感覚は強いものばかりではありません。それは軽く、繊細なものかもしれません。あなたの内なる耳に波長を合わせてみます。

経験の深みを信じて、自分自身を開いてゆきます。方法論や公式などに頼らずに、どんなやり方であれ自分流であっても、この感覚を追求してみましょう。感覚のトーンや刺激を感じる時はいつでも、それができる限り長く持続するように保ちます。十五分から三十分ほど続けましょう。

翌週はできる限り一日中ずっと、自分自身をリラックスする様にします。食事中も外出時も、仕事中もリラックスします。自分の敏感な動きをも見つめます。目の瞬きや微妙な筋肉の緊張のパターンさえも、見つめましょう。身体のあらゆる部分をできる限りリラックスさせます。呼吸、皮膚、そして体内の内臓も含め、髪の毛さえもリラックスさせましょう。身体のあらゆる面がリラックスした柔らかな性質を保つ様に心がけましょう。その時、五感と刺激が活性化し、これらの性質によって生き生きと元気になり、生活を潤してくれます。

五感を刺激しそれを広げていくことは、クムニェの基本的な働きです。この様に、生活のあらゆる面をもっと楽しみ、感謝できる様になります。ほんの一分ほどの刺激でさえ、それを増進させ、蓄積し、拡大させ、感覚が全身に流れる様になると、それは自分の身体を超えて周りの世界に広がってゆきます。

練習5　感覚を拡げる

静かに座り姿勢を整え、口を微かに開け、穏やかで滑らかな呼吸をします。心に素晴らしかった思い出を浮かべ、それらをとても現実味溢れる出来事とします。おそらく子供時代の最も楽しい事や、初恋、或いはよく散歩した野原や川の素晴らしい自然を思い出すことでしょう。どんな感じがしますか。この記憶の想起によって、心にプラスのエネルギーが生まれるので、それを拡大させてゆきましょう。身体が熱くなり、気分が高揚するまで、胸の少し上の位置で呼吸をします。目を閉じて高揚した刺激が、身体で本物に感じられるまで、感覚を深めてゆきます。

感覚を身体全体に広げてゆくと、それが浸透し内側なのか外側か、どこに境界があるのか分からなくなってきます。更に感覚を拡大させ、身体の外側五センチから十センチまで広げてゆきます。あなたは感覚の中心にいて、その中心からあらゆる方向へと無限の波動が広がってゆきます。

次に、この生き生きとした感覚を身体の中へゆっくりと戻してゆきます。それを身体的に感じるかもしれません。このエネルギーと一体になり、身体と心を浄化しましょう。

この方法で、感覚を高揚させる刺激を十五分から二十分ほど練習します。始めは、感覚をどんどん拡大してゆき、次にそれを身体と感覚の中に引き戻してゆきます。素晴らしい思考や印象、また感覚を得た時にこの練習を行うと、感覚の自覚はいつもより繊細で本質的なものになるでしょう。この練習は連続的に数週間、できれば毎日行いましょう。

3　クムニェ呼吸法

呼吸は生命のリズムを表わしているので、呼吸の仕方を捉えることで自分のエネルギーの傾向性をよく理解することができます。撹乱状態や興奮状態は、不規則で急激な呼吸の原因となります。しかし、穏やかで心や精神のバランスがとれている時には、私たちの呼吸は、ゆっくりと穏やかで、滑らかです。呼吸の仕方によって、精神的身体的状態を変えることができると言えます。たとえ混乱した大変な状況でさえ、ゆっくりと穏やかに呼吸することで、自分自身のバランスを保って落ち着かせることができます。

呼吸が常に穏やかで滑らかな時には、エネルギーが増大し健康的な状態と言えます。私たちは良質の眠るに入ることができます。全ての精神的身体的組織は、バランスのとれたものとなります。心は明快で、身体は繊細で敏感になります。見聞きすることがよりはっきりとし、色はより鮮明に、そして様々な経験から深く味わうことが可能になります。感覚のトーンがより豊かになり、ある小さな出来事にも笑い声が絶えない子供の様に驚いたり楽しむことができます。一度、呼吸のエネルギーの触れ方が分かると、私たちの呼吸そのものが活力あるエネルギーの無限の源になります。

チャクラの役割と働き

この穏やかな呼吸は、全身に絶え間なく循環している微細な身体的精神的エネルギーから切り離すことのできない、ある特定の呼吸やエネルギーと深く関係しています。この完全な「エネルギーパターン」はエネルギーが四方八方に流れる起点として、もしくはゼロポイントとして、またはこれをマンダラとして捉えることができます。このエネルギーパターンには、身体中に広がり動き回るエネルギーの要所的役割である、「チャクラ」と呼ばれるエネルギーセンターが存在します。

これらのチャクラには、頭のチャクラ、喉のチャクラ、そして心臓のチャクラがあります。もしも私たちがこのエネルギーパターンを少し落ち着いて観察するならば、頂部のチャクラは螺旋状に見えます。上方から見ると、エネルギーの各チャクラが一つの螺旋状として同心円上の輪の連なりの様に見えます。

「呼吸」のエネルギーは、喉のチャクラと特に関係があります。このチャクラは、特に身体中に流れるエネルギーを整え、エネルギーを呼び起こす役割があります。つまり、喉のチャクラを意識することで、「呼吸」のエネルギーと他の微細なエネルギーとの関係を知り、エネルギーのバランスをとることを容易に学ぶことができます。

喉のチャクラは伝統的なヨーガの教えでは、二本の開いた蓮の花が共に底部で上下につながっている十六花弁として描かれています。上方を向いた八花弁は、頭のチャクラに直接連なり、下方を向いた八花弁は心臓のチャクラに連なっています。エネルギーは喉のチャクラを通って、他のチャクラに向かって流れ出します。喉のチャクラが穏やかに落ち着くと、そのエネルギーはバランスがとれ調和ある方向に流れます。精神的身体的エネルギーは統合され、「呼吸」自体がバランスがとれ、浄化されます。しかし、現実の日常生活では喉のチャクラは常にかき乱され、これらのエネルギーは「ブロックされ」、正しく流れることができないことがよくあります。

しかし、喉のチャクラを穏やかにし、呼吸を機能的にスムーズに行うことで、エネルギーが正しく流れる様に導くことが可能です。この方法は、口をわずかに開き、舌を軽く上顎の口蓋に付け、鼻と口両方でゆっくりとバランスよく呼吸をします。やり慣れていない場合、この呼吸法は大変不快なものに感じるかも知れません。しかし、エネルギーが頭のチャクラと心臓のチャクラに均一に伝わり始めると、この呼吸法の活力ある効果が感じられるでしょう。安心感が増し、歓びの気持ちが持続します。そして、内なるエネルギーの流れがバランスのとれたものになると、五感と刺激が

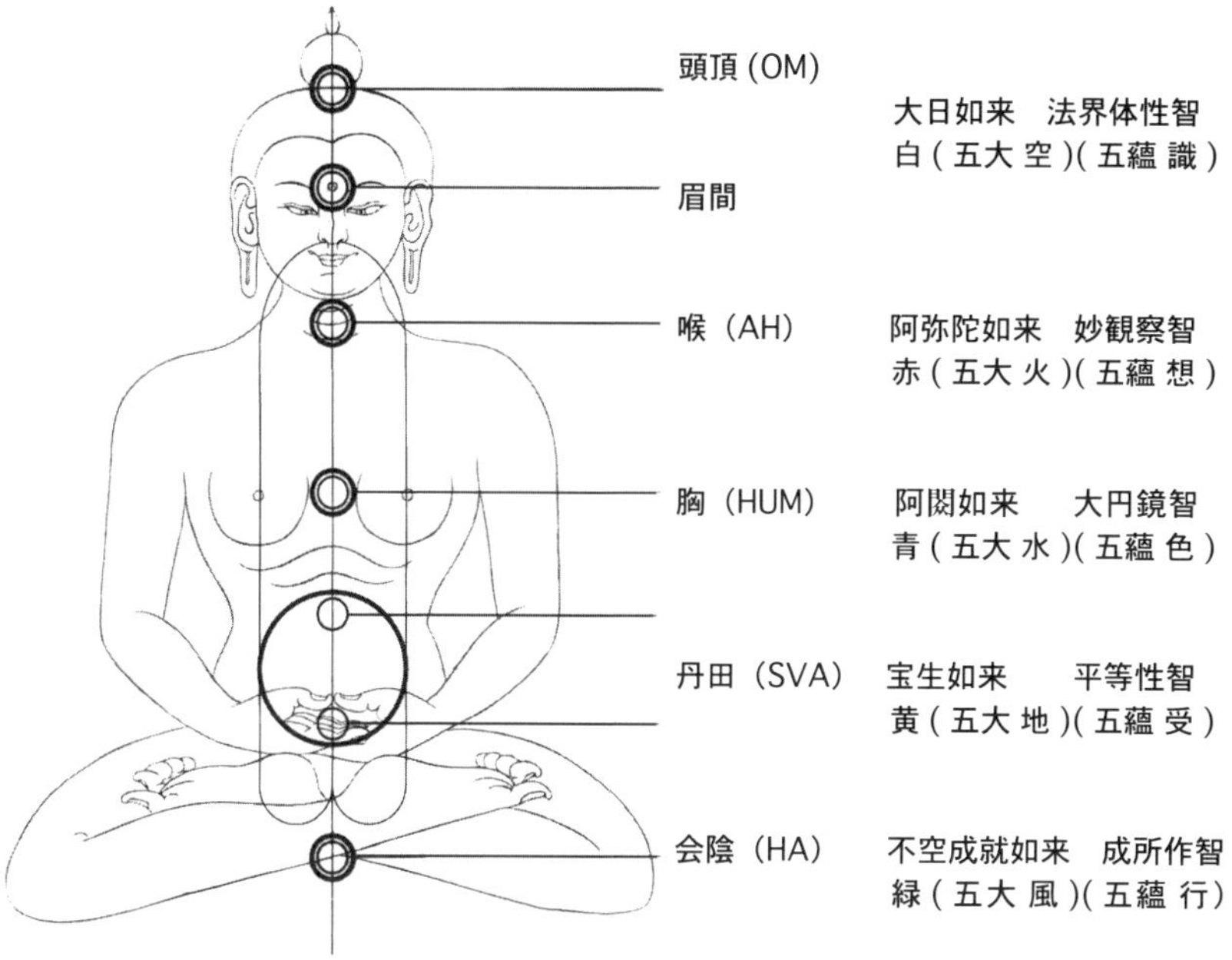

自然と広がってゆきます。この様に、私たちは深い達成感へと開いてゆくことができるのです。

しかし、これには時間がかかります。身体を流れるエネルギーは時々バランスを失うため、自分の五感と刺激に触れることを逃してしまいます。私たちは忙しさなどでバランスを崩してしまうことがあります。また、自分に肯定的な喜びや達成感を与えてくれるものを「外部」に求めてしまいがちです。そして、この習慣的パターンはなかなか変えることができません。更に自分の外側に達成感を求めるほど、内的身体感覚に触れる機会を逃してしまいます。それは更に、自分の物質的身体と感情的身体の両方に触れることをも逃してしまいます。

一度このパターンが強まると、それは自分を固定化させてしまいます。直接自分の感覚を捉えたり、心で感じるあらゆるものを統合する直接経験を止めてしまうと、経験にラベルを貼り、あたかも自分の中に存在する誰かにそれを報告をしたりと、間接的な思考パターンでしか行動できなくなってしまいます。この様に、私たちは経験をする「私」という「主体」を強め、その経験から全く実体のない形態や意味としての「客体」を作り出します。

この状態に陥った時、私たちが持つ感覚とは、実際は自分が作り出した精神的イメージの解釈という二次的な感覚にすぎません。この時、私たちは「自分の頭の中」に生きています。それは、本当の感覚や過去の経験の記憶と切り離された、心理言語の中に存在しているのにすぎません。継続的な不満足感は、喉のチャクラにある種の緊張を感じたり、経験を外に求める「自我」として現れたりと、微妙な不安感として起こってきます。この時、頭のチャクラへのエネルギーの流れは増加し、反対に心臓のチャクラへのエネルギー流れは少なくなります。

感情的で極端な行為やアンバランス感は、怒りや嫌悪、または激しい落ち込みやエネルギーの欠如、激情など、良くない状態を引き起こします。喉のチャクラが落ち着き、微細なエネルギーが心臓のチャクラや頭のチャクラへと流れてゆくまで、自分の感覚を捉えたり真の五感に触れたりすることは、実際にはできないのです。それらを活性化するために必要なエネルギーなしでは、私たちの五感は正確に機能することなく、まるで眠っているかの様に見えます。

クムニェは、私たちの心のパターンや不安、外部に何かを求める気持ちなど、これらを優しく溶かしてゆく方法を示し、直接経験へと導いてくれます。鼻と口の両方で柔らかに呼吸することで、エネルギーは均等に頭のチャクラと心臓のチャクラに導かれるので、呼吸は次第に穏やかなものになり、喉のチャクラはバランスがとれたものになります。安定し落ち着いた呼吸は、ある種の開放感をもたらしてくれます。そして、私たちがこの呼吸法を始めた時でさえ、感覚が少しずつ目覚めてくることを感じるでしょう。

まず始めに、鼻と口の両方で等しく呼吸することに注意を払います。呼吸の質は、緊張することなく楽になってゆきます。ただシンプルに自然に呼吸をする様に心掛けましょう。正しく呼吸をしようと考える必要はありません。しかし、どういう訳か、自覚は息を吸う時と吐く時の間が等しいことや鼻と口でバランスよく呼吸していることに気が付くことでしょう。

呼吸を深めると身体は次第に落ち着き、あなたはリラックスしてゆく感覚を味わうことができます。このリラックス感に気付いたなら、それを味わい楽しみましょう。もしも最初にこの感覚を感じることができなければ、素晴らしい考えや心地良い感覚をイメージしても構いません。それらを楽しみ感じましょう。その後に、あなたは身体的なエネルギーを感じるでしょう。一度リラックス感が得られると、あなたはその方法を理解できるはずです。できる限り深くその感覚に入ってゆきましょう。感じれば感じるほど、感覚がより豊かになってゆきます。その時、その感覚を全身で感じることができ、身体のあらゆる部分にその豊かな結実として捉えることができます。自分の骨の髄の中でさえもそれが感じられ、また身体の外側にもその恵みを感じることができます。どこを見ようと感じようとも、そこには同じ感覚があります。

その時、ただその感覚の質を蓄え、その感覚を刺激し、さらにより豊かにより深く広げてゆきましょう。そして、その呼吸の質を促してゆきます。水力で水を蓄積し発電する様に、その質を蓄積し、心地良いものにしてゆきましょう。感覚は、広大な一体感と共に歓喜と至福感を味わい、素晴らしい開放感に満たされてゆきます。その感覚はとても広大なものとなります。それは、これ以上得ることができないと感じるほど、強力で感動的な性質のものです。ついには、感覚がこの強力な性質で確立されていると感じられ、エネルギーの全てのチャクラ、全細胞、感覚器官を開放することができ、身体は真にバランスのとれたものとなります。

呼吸と自覚

この呼吸法を堅実に実践しこの感覚に触れることで、この感覚を更に蓄えることができ、ついにはその本質を直接捉えることができます。解釈や言葉は、もはや必要でありません。あなたはただ直接、そこに存在しているだけです。そして、このエネルギーを使いたい時には、いつも自由に使うことができます。食べ物に調味料を加える様に、必要とする時には好きな様にいつでも使うことができるのです。

呼吸の質を深めてゆくと、直接体験から起こる自覚は、呼吸と自覚が一体になるまで徐々に広がってゆきます。その時、自覚と呼吸のエネルギーは互いに刺激し合い、エネルギーは増加し、常に新鮮で役立つものとなります。そのプロセスは、電池を充電する様なものです。自覚や精神的エネルギーを呼吸の中に詰め込んで、エネルギーを刺激します。これは、豊富なエネルギーを得る秘密のコツです。たとえエネルギーがある瞬間に低くなったとしても、エネルギーを制御し、それを外に向けてゆくことができます。自分のエネルギーを再生させる方法や正しい使い方、また良い状態に蓄える方法を知っていると、あなたは無限の源泉を持つことになり、それを他者に与えることさえ可能になります。

呼吸が真にバランスがとれている時、自覚と呼吸が共に結ばれている時、制御し過ぎずとても滑らかでゆったりとし、確かな結果が自然と起きてきます。その時、あなたは自分や他者のいかなる感情的なシグナルも直接感じ取ることができるので、呼吸はまるでレーダーの様だと言えます。感情や感覚が芽生えた瞬間の自覚は、あなたを保護するある種の空間だとも言えます。自覚は、抑圧や強制による制御とは全く異なった覚醒の訓練を通して、完全に開かれたフィールドとなります。

自分の呼吸を自覚している時、人生はバランスのとれたものになります。激しい怒りや欲求不満、苦痛を起こす状況にある時でさえも、自分の呼吸にただ気付き、ほんの少し注意を払い、穏やかでゆっくりとリズミカルに呼吸をすることで、不安を解消することができます。この呼吸法によってエネルギーを長く蓄積するほど、全身は鎮まってゆきます。エネルギーを落ち着かせることで、全てのレベルの様々な身体部分も落ち着いてゆきます。本来、生命は健全なリズムを持っています。ですから少々極端な状態や行為でかき乱されたとしても、意識は十分に発達し、成熟する状態へと導かれてゆきます。

そのためには、常に呼吸を意識していることが重要です。そうでなければ、その効果は持続せずに、身体と五感と心は、不安定な状態に引き戻されてしまいます。少なくとも三ヶ月間、毎日二十分から三十分は、この呼吸法を練習しましょう。呼吸法によって、エネルギーを巡らし、蓄積し、増幅させ続ける様に務めます。まず最初に、できる限り意識を集中し、呼吸に注意を払いましょう。そうすれば、徐々に瞑想の自覚の質を深めてゆくことができるでしょう。それを何と呼ぶかは重要ではありません。リラックス、覚醒、瞑想など、これらは全て単なる言葉の表示にすぎないからです。重要なことは名称ではなく、その経験の質なのです。

一度エネルギーを蓄えることを学ぶと、単に特定の時間に限らず昼夜を問わず、このプロセスを深めてゆくことができます。全身がくつろぎ、筋肉の緊張と精神的ストレスが解消し、エネルギーはあらゆる所に満ち溢れてゆきます。私たちの人生はより多様に富み、健全なものになります。しばらくすると、呼吸法でエネルギーを生み出す努力をする必要さえもなくなるでしょう。それは全ての背景に、身体的精神的エネルギーが存在するからです。

外的内的エネルギーは「プラーナ」「ルン」「気」と呼ばれ、共に同じ「呼吸」の質から発生しているので、内的環境が変化すると、外界との関わりも同時に変化します。私たちと外界との関係が変われば、世界はより一層快適なものとなります。それはまるで対象という外界と五感や意識という内的世界が溶け合ったかの様です。私たちは世界を支え、外界は私たちと感覚を支えています。五感が私たちに喜びを与え、肯定的な感覚を受けます。私たちはその感覚を外界に投影し、投影したものをまた受け取ります。内と外は、共に調和しバランスのとれたものとなります。

ただゆったりと、優しく呼吸することから始めましょう。上手くなってゆくと、呼吸は更にゆっくりとなります。ついには、スムーズで完全に落ち着いたものとなり、ほとんど吸うことも吐くことも感じなくなるまで、ただ呼吸をゆったりとしています。その時、あなたのエネルギーは確実に増大してゆくことでしょう。クムニェの練習をする時、どの程度目標に到達したかを知るために、時々呼吸の質を調べてみると良いでしょう。

クムニェ呼吸法の練習

優しく滑らかに規則正しく、鼻と口両方でするクムニェ呼吸法は、少なくとも三ヶ月間毎日二十分から三十分するのが最適です。始めは、この呼吸によって違う質の感覚が湧き起こる助けとなります。最初の一週間、呼吸は練習６と共にとても優しく行います。次の三日間か四日間は、練習７を参考に更にゆっくりと呼吸してみましょう。もしも望むなら、これらの練習にもっと時間をかけても構いません。そして徐々に発展させてゆき、練習８のように、優しく滑らかなバランス呼吸法を練習します。

練習を深めたら、他の呼吸法も試してみましょう。練習１０の姿勢は、伝統的な瞑想の座法です。マッサージや練習の後に時々行なってみましょう。練習１２は、夕方や眠りにつく前に行うのが最適です。練習１３は、伝統的には朝起きた時に行います。練習１４は、他の

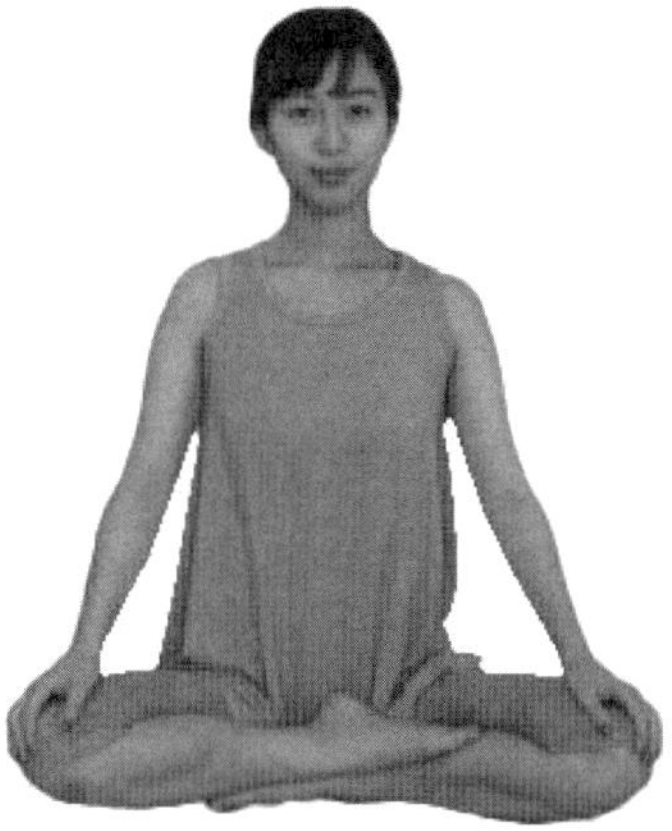

練習６

練習より少し上級者向けです。クムニェの練習を数カ月した後に行うと、最も効果的でしょう。

これらの練習を進めるほどに、呼吸そのものがあなた自身を育て、リラックスさせてくれます。喜びの感覚が実質的で明瞭になるまで増大してゆくでしょう。呼吸はあなたの身体を更に活気付け、心をもっと明晰にしてくれます。一日中、常に呼吸に注意を払うことで、呼吸があなたを育てる状態を持続することが可能になります。どれだけ五感が生き生きとしているか、人生に不思議な感覚や刺激的な香り付けを与えているかを感じてみましょう。

練習６　バランス呼吸法

七つの座法で静かにで座ります。座布を使っても、背筋を伸ばせる椅子でも構いません。舌先を上顎に軽く当て、口をほんの少し開きます。そして、ゆったりと喉、腹、背中をリラックスさせてゆきます。このプロセスに余りこだわる必要はなく、非常にゆっくりと穏やかに、鼻と口の両方で呼吸し始めます。このバランス呼吸法は非常に簡単なものですが、エネルギッシュなものです。筋肉にある種の緊張感がある時には、呼吸をより穏やかにゆったりとする様に心掛けます。呼吸の内に言葉やイメージの質を落ち着かせ、できる限りリラックスします。穏やかに、そして静かに全身へと染み込ませてゆきます。呼吸を余りコントロールしようとはせず、豊かに円熟した質へと深まるまで、より一層落ち着き、ゆったりとした状態へと導いてゆきましょう。

喉や身体の中を何かが流れている様なある種の感覚を十分に感じたなら、無理をせず自然にその感覚を蓄え持続させる様に心懸けましょう。そして更に、それを深く感じ続けてみます。すると、その感覚が身体のあらゆる部分に浸透してゆくことが自覚できるでしょう。この呼吸法を一日に二十分から三十分ほど、一週間くらい練習しましょう。できる限り、一日中呼吸の質を感じている様に心懸けましょう。そして一週間後に、次の練習に進みます。

練習7　五感を開放する

姿勢を整え楽に座り、口と鼻の両方で息を吸い、柔らかな呼吸を始めます。吸気に軽く注意を払い、呼吸をできるだけ優しくゆっくり保ち、できる限り徐々に柔らかくなる様に心掛けます。吸気が落ち着くにしたがって、身体の内と五感から外界を感じ取り、その感覚の中に深く入ってゆきます。吸気と共にその質を拡大し蓄積しましょう。十分から十五分ほど続けます。

次に、吐気に軽く注意を払い、呼吸を軽く柔らかく保ちながら、口と鼻でゆっくりと息を吐きます。この呼吸を行う時には、特に吸気には何も特別なことをしない様、自然にまかせておきます。このゆっくりとした吐気の質を深みと共に、五感の全領域をできる限り開放する様にします。全ての細胞、組織、器官を開き放ちましょう。五感が身体の隅から隅まで発光し、御光が吐気と共に周囲に広がってゆく様に感じましょう。十分から十五分、これを続けます。

このゆっくりとした呼吸を毎日二十から三十分、三から四日練習します。三日目と四日目は、できれば一日に二度練習します。回数を増やした後で、呼吸の質に更に注意を払い、呼吸の質がとても静かになるまで意識的に味わう様にしましょう。三、四日後に練習８に進みます。

練習８　呼吸と共に生活する

姿勢を整え楽に座り、口と鼻両方から息を吸い、柔らかくゆっくりと呼吸をします。優しく呼吸に注意を払い、口と鼻で等しく呼吸が流れる様にします。呼気と吸気が等しく行われる様に注意を払います。

呼吸の質が、どんな時に激しく変わるのか、どんな時に動揺し、またどんな時に深まるのかを注意深く見てゆきます。様々な呼吸の質が異なる感情や精神にどの様に関わっているのか、そして呼吸がシンプルで滑らかになるにつれ、心が落ち着き感受性が深まるのかに注意をしてゆきます。

呼吸をしながら、リラックスした感覚をできる限り解放してゆきます。意識と呼吸を一体にし、湧き起こるどの様な感覚も拡大し、どこに身体の境界があるのかが分からなくなるまで広げてゆきます。そこには呼吸に乗る微細なエネルギー、ルンと感覚が、ただあるだけです。

呼吸が滑らかになるにつれて、あなたは自然と落ち着いてくるでしょう。余計な筋肉の緊張が溶け去り、異なる層の感覚を解き放ちます。より深い感覚の層に突き進むにつれ、多くの微細な感覚のトーンに親しむことができます。この感覚のトーンを言葉で表現することは難しいかもしれませんが、感覚のトーンを拡大し、それらがより深く広くなってゆく様、感覚を解放してゆきましょう。

この滑らかな呼吸を毎日二十から三十分、最低三ヶ月練習します。この呼吸法を、働いている時も、歩いている時も、話している時も実生活のあらゆる場面で、夜中でも目が覚めている時でも、座位でも、仰向けでも、うつ伏せでも、膝を曲げて座っていても、どの様な姿勢でも、できる限り練習し続けるようにします。

練習9、10、11では、マントラ（真言）の聖音である「オーム、アー、フーン」を静かに唱え、呼吸と一体化します。練習12では、「オーム、アー、フーン」のマントラ呼吸の中に雑念が溶け去ってしまうでしょう。これらの聖音を実際に声に出す必要はありません。ただ聖音を心の中で意識すればいいのです。

「オーム」は存在のエネルギー、「アー」は相互作用、「フーン」は創造性を表します。また「オーム」は物質的形態を表し、「アー」は物質的形態を形作り生命を保つエネルギーを表し、「フーン」は思考、自覚、活動を表しています。「オーム、アー、フーン」は覚醒した身体、呼吸、意識をも表しています。

練習9、10、11は、短い時間でも数時間の長い練習でも構いません。始めは、これらの練習の一つを三十分位練習するのが良いでしょう。練習に慣れてきたら一時間かそれ以上に長く取り組んでみましょう。

練習9　オーム呼吸

気持ちを楽にして座ります。練習6のバランス呼吸法の座法で口と鼻両方で均等に穏やかに呼吸しながら、オームという聖音を意識します。オームを心の中で呼吸する様に唱え始めます。オームと呼吸が一体となってゆきます。できる限り充分に、このオーム呼吸の質の感覚を発展させてゆきます。

吸気の動作を深く感じる中に、高揚した穏やかな覚醒感を覚えるでしょう。

練習10　アー呼吸

両手を腹の丹田の辺りに置き、楽な気持ちで座ります。丹田の上に右手をその上に左手を重ね、両親指を軽く合わせる法界定印を組みます。穏やかにバランス呼吸法で呼吸し、口と鼻の両方で息をすることに注意

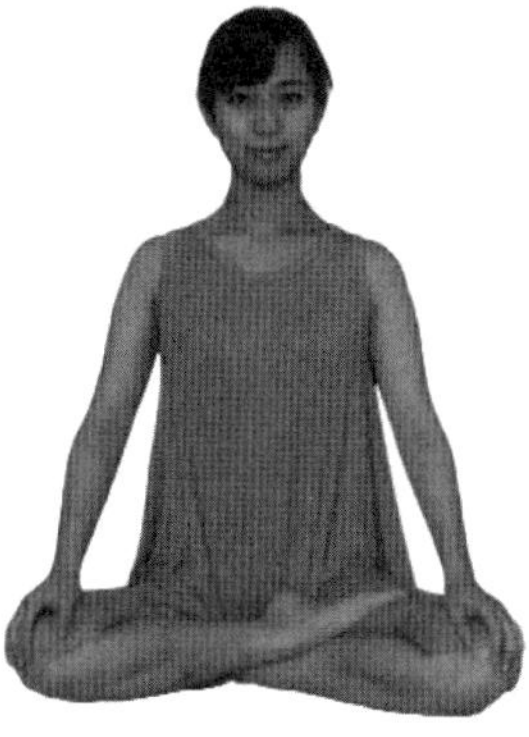

練習９

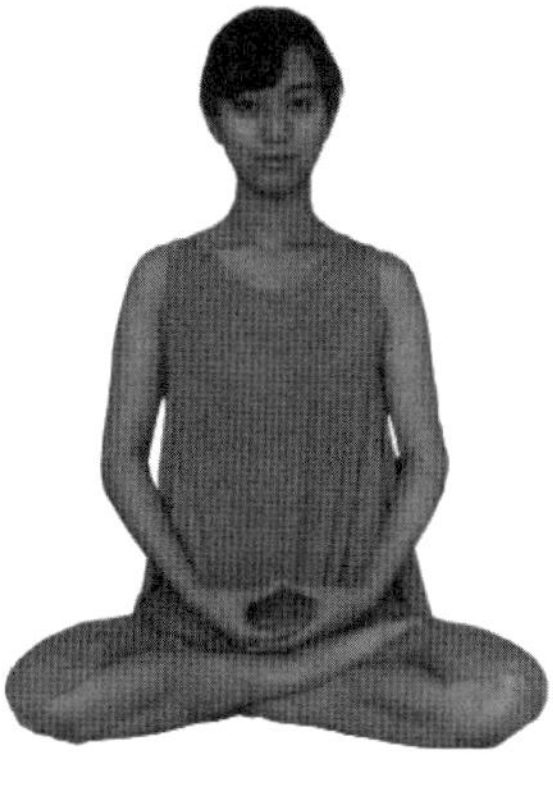

練習１０

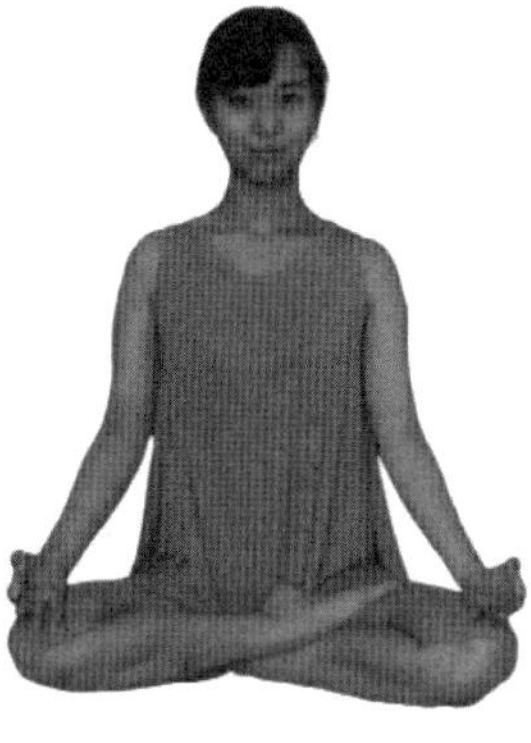

練習１１

しながら心の中で「アー」と唱え始めます。この「アー」の聖音と呼吸を一つに感じましょう。

非常に密度の高い静けさを感じ、呼吸が大変落ち着いてくることが分かるでしょう。

練習１１　フーン呼吸

座布の上に足を組んで座り、手の平を上に向けて膝の上に乗せます。「フーン」の聖音を意識して、穏やかにバランス呼吸法をします。「フーン」を呼吸の内に取り入れて、音と呼吸を一体に捉えます。この聖音の呼吸感覚を、できる限り充分に深めてゆきます。

微妙な鋭さと洞察力を意識する中で、流れ出る様な解放感と輝く明晰さに気付くでしょう。

練習12　オーム・アー・フーン呼吸法

この練習は就寝前に行うのが一番良いでしょう。床で仰向けになり、両手を身体の脇に置き、両足を骨盤の幅に広げます。枕を頭や膝下に使えば、より気持ちがゆったりとくつろげるでしょう。ほんの少し口を開けて、舌の先を上顎に軽く当てます。鼻と口両方からバランスよく穏やかに呼吸をし、呼吸そのものをオーム・アー・フーンのマントラ（真言）として意識します。

息を吸う間、オームを心に思い浮かべます。少し息を止める間には、アーの聖音を感じます。息を吐く間、フーンを思い浮かべます。実際にマントラを口に出して唱えなくても、オーム・アー・フーンを意識するだけで良いのです。呼吸を穏やかに行い、吸う息と吐く息の長さを均等にします。

吸う息を止める時は下腹に力を入れ、吐く息の時は鼻と口から均等に吐き出します。初めは呼吸が息苦しく感じるでしょうが、徐々に努力することなく呼吸は大変ゆっくりとなるでしょう。気持ちが落ち着くにつれて、不必要な空気量が減ってきます。最後には、一つひとつの呼吸が大変穏やかになってきます。しばらくこの呼吸を続けていると、あなたは呼吸そのものになるでしょう。徐々に、意識の中心が身体からエネルギーと感覚の領域へと変わってゆくでしょう。それはまるで、身体が肉体的次元を越えて、解放されていくかの様に感じるはずです。

この呼吸法を、三十分ほど続けてみましょう。

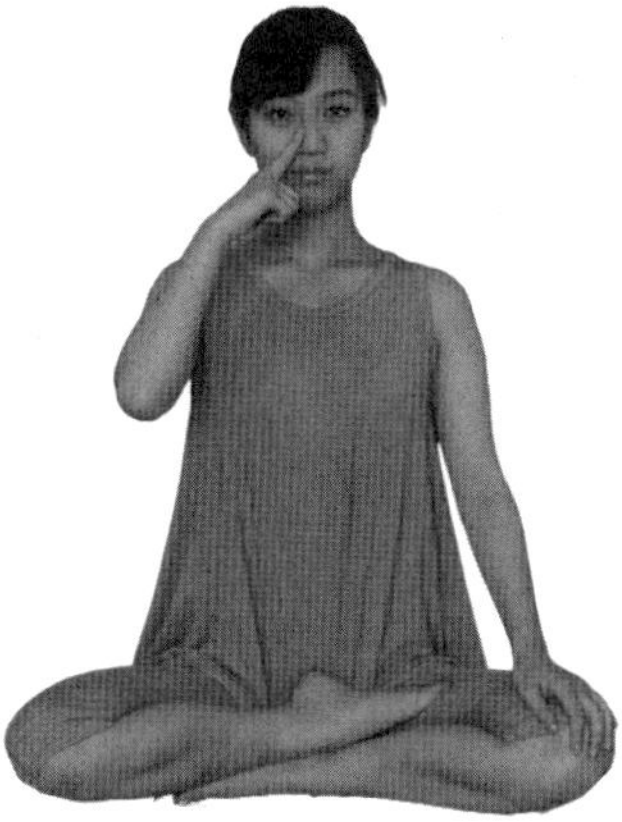

練習１３

練習１３　浄化の呼吸法

この浄化の呼吸法は、一日の中でいつ行っても良いですが、朝一番に行うことが最も効果があります。これは伝統的に、朝は夜の間に累積した不浄なものを除き、新しい日に備えて身体エネルギーを回復するための時間だからです。

この練習で、左の鼻孔から嫌悪、不満、恐れなどの全ての不善で否定的な態度を吐き出す様に想像します。また右の鼻孔から欲望、愛着、怒りなど全ての感情や執着心を吐き出す様に想像します。そして両方の鼻孔からは、日常の中で鈍くて混乱した無知の性質を吹き消す様に想像します。

座布の上に座り、図に示された姿勢で、人さし指を真直ぐに伸ばし、他の四指は親指を包む様にして右手を鼻にあてがいます。左手は軽く左ひざの上に乗せます。そして、腹と胸、肋骨の最先端にも満たす様に、両方の鼻から空気をできる限り深く吸い入れます。この呼吸が身体中のあらゆる細胞を満たしている様に想像します。そして次に、右の人さし指の中関節を強く右の鼻孔に押しつけ閉じます。その時、口を閉じ、ゆっくりと左の鼻孔から最後のごくわずかな空気も外に吐き出します。胃が震え始めるまで、吐き続けます。そしてしばらく普通に両鼻孔で呼吸する様、一、二呼吸ほど休息します。再び二回ほど繰り返します。

次は、反対側の鼻を行います。左の人さし指の中関節で左の鼻孔を閉じ、先ほどの様に右側の鼻から息を三回吐き出す練習をします。各々の呼気の後、しばらく休息します。最後に、両鼻孔から三回、同じく十分に吐き出します。最後のわずかな呼吸があると感じたら、もっと吐き出す様にするのがコツです。そして二、三分ほど、普通に自然な呼吸で座り、身体の中の感覚を楽しむようにします。

この浄化の呼吸法では、左の鼻孔からは濁った白い毒気が、右の鼻孔からは暗い赤い毒気が、そして両鼻孔からは濃い青の毒気が、身体の中から不浄なものが出て行く様に観想しましょう。

練習１４　呼吸を感じる

座法で、心地よく座ります。鼻と口で息を吸います。一分間ほど息を止め、感覚の質を感じ、それが広がってゆく様子を体感しましょう。内的リズムはゆっくりとなり感覚が開いてゆきます。炎の先端で揺らめくエネルギーの様に、波形や振動の質を感じるでしょう。どのような感情や感覚が起こってきても、感覚を深め広げてゆきます。概念や思考、心的イメージに囚われることなく、それを直接経験しましょう。そして、ゆっくりと息を吐き出します。三回、この練習を繰り返します。

もしも、一分間も呼吸を止めることが難しいなら、できる限りで構いません。この練習を続けていると、一分間呼吸を止めることに少しずつ慣れてきます。

第三章

クムニェマッサージ

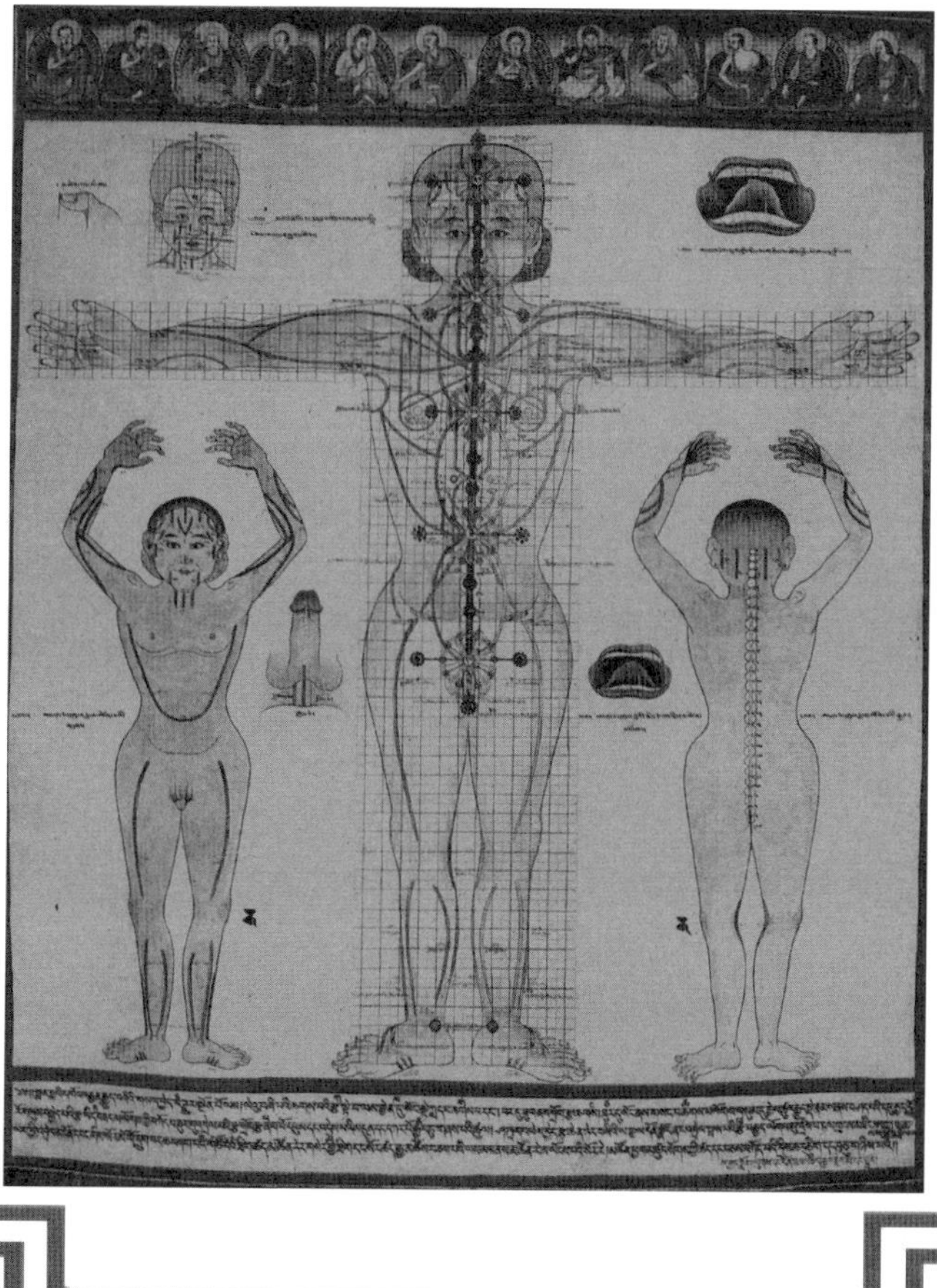

四部医典 (rGud-bzhi)　第十一人体脈絡図

クムニェマッサージの理論

クムニェの練習は、心を通して経絡を開く代わりに、直接身体と感覚を統合してゆきます。私たちの身体と五感は、水中に流れる水の様です。まず、感覚が解放されリラックスし、優しい愛と喜びの開放感の中に漂う様に感じます。次に、完全な確信が湧き起こる感覚を得られます。この様な感覚やそれを生み出すエネルギーの流れを捉えることに慣れてくると、私たちは感覚のエネルギーの内で泳ぐ様な身体感覚を得ることができます。一体感と全体性の感覚が起こり、思考、五感、心、意識は一種の内的練金術として結合してゆきます。クムニェマッサージを毎日少なくとも六週間ほど行うと、更にこのような感覚に確信を得る様になり、練習の間だけではなく、日常生活でも実感することができる様になります。

この内的水泳とも言えるクムニェマッサージは、私たち自身が長年かけて固定化した姿勢と概念といった微細なレベルのエネルギーを解き放ち、蓄積した緊張感を穏やかに溶かし去ります。この解き放たれたエネルギーは感覚経験の中に流れ、それは身体の全ての細胞の中に満たされてゆきます。身体は、より固いものではなくなり、より流動的で解放されたものとなり、それはル（一般的身体）よりはク（高次の身体）のレベルとなります。私たちが経験や感覚のエネルギーをより身近に感じて生活するようになると、思考と五感は一つのものとして溶け合います。もはや感覚には概念的解釈が起こることもありません。直接経験とは、思考やイメージによって結び付けられる以上に、もっと本質的で根本的なものだと理解できます。私たちは、自覚の中で成長しているのです。

私たちは感覚を固定概念で捉えようとするので、経験の直接性を逃してしまいます。クムニェマッサージを始める時には、如何なる先入観や概念的働き、連想思考をも捨て去りましょう。思考や概念は表層では働いていますが、より深い経験のレベルへとできる限り深度を深めてゆきます。感覚の一つひとつを見つめてゆき、喜びの感覚が増す様にします。美しい風景や小川のせせらぎ、森の山々などの肯定的記憶を呼び起こしてくれる様な楽しい場所にいると想像してみます。それらの情景を感覚で捉えましょう。幸福とは、感覚をできる限り味わいより感覚の質を深めてゆくことで、刺激し、発達させてゆくことができる、有機体の内なる感覚なのです。五感や思考を通して、様々に湧き起こる感覚を広げてゆきましょう。その時、あなたはエゴや思い込みを乗り越え、思考に捉えられることはありません。

あなたがより感覚を深め広げてゆくと、そこには異質の感覚のトーンがあることに気が付きます。一度、感覚の内側に入ることができると、それは内的マッサージとして広がってゆきます。初めに、感覚は心に様々なイメージをもたらします。より深いレベルでは、感覚はイメージなしでも深く心を育んでくれます。最後に、あなたは感覚と一体になります。その時には、もはや自己も体験者も存在しません。深い開放感、満足感、完全性の中に、ただ留まることができます。

マッサージとは、相互作用を意味しています。自分自身をマッサージする時には、自分の身体の一部にだけを刺激しているのではありません。全身がマッサージとして関わっています。この相互の関係は、マッサージをする手と筋肉と経絡のツボを発展させてゆき、全身に作用する刺激を深める感覚を生み出しているのです。この相互作用もまた、存在の身体的レベルと非身体的レベルに起こります。この相互作用は、身体的な境界に制限されることなく、宇宙へ広がる特定の微細なエネルギーを刺激しているのです。

クムニェマッサージを深めてゆくと、様々な異なる種類の感覚や刺激を発見するでしょう。クムニェマッサージは、特定のエネルギーを刺激するツボに働きかけます。始めの内は、直接効果を感じる特定のツボを見つけられるでしょう。他のツボでは、目立って感じることはないかもしれません。特定のツボに触れると、過去の否定的感情や記憶を呼び起こすこともあります。

古い怪我などの筋肉のパターンは、純粋な感覚や経験に溶けてゆきます。特定のツボを揉みほぐすことで、心身の一体感を感じ、心が解放される歓喜の感覚や慈愛をもたらしてくれることでしょう。身体が流れる様な解放感を感じると、エゴや自己が働くことなくマッサージの特別な意図さえもない、ある「時間」を発見するかもしれません。それは、目的や結果もなく、ただ自然に起こり、ただそこに存在するだけです。

一度、緊張が溶け去ると、ただ感覚と経験だけが残ります。感覚の本質に名前付けをせずに、美しいバラの根本に水を注ぐ様に、清らかなエネルギーと経験を各エネルギーセンターに、細胞に、感覚の源に、完全に流れ出す様に満たされてゆくまで、ただ単にそのままにしておくのです。

自分自身をマッサージできると、普通の概念的束縛が及ばなくなります。特定の経絡のツボを揉みほぐすと、身体感覚も宇宙的感覚もなく、必要なものは何もなくなります。全てが、マッサージの一部と感じるでしょう。宇宙論の視点からは確かに、全ては宇宙の中に存在しています。私たちと宇宙は統合されているのです。私たちの身体は、広大な宇宙空間を漂う宇宙船のようです。存在の本質に触れる時、同時に自分自身と宇宙を刺激しているのです。全身が、宇宙空間の中で運動しているのです。

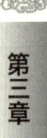

クムニェマッサージの実習

クムニェマッサージを始める最も良い方法は少なくとも六週間、毎日四五分間夕方にマッサージを行うことです。六週間後も、晩にマッサージを続けてもかまいませんし、よければ毎日のクムニェの練習の一部としてマッサージを行なっても良いでしょう。マッサージは晩方が最も良い時間ですが、他の時間に行っても構いません。

マッサージの間は服を着ないか、ゆったりとした服を着て、宝石類や眼鏡、コンタクトレンズなどは外し、またその前に熱いシャワーを浴びるか、お風呂に入ると良いでしょう。これで緊張した筋肉を緩め、身体の感覚を感じ易くしてくれます。マッサージクリームやアロマオイルなどを使ってマッサージを行いましょう。マッサージの後には自然香料を楽しんだり、お香を焚いても良いでしょう。もしも就寝前にマッサージをしたいなら、ホットミルクにティースプーン2杯ほど蜂蜜を入れて飲むと良く眠れるでしょう。

クムニェマッサージを始める時には、次に説明する「手のエネルギーを高める」練習を行います。そして、手にオイルをゆっくりと溶け込ませる様に、特別なことを何もせず、自由に身体をさすり始めます。感覚を自然に任せて、特に必要と感じる部分をさすってゆきます。圧したり緩めたりしながら感覚の声を聴いてゆきます。痛みを感じる部分では、しっかりと揉んだり圧したりして敏感な感覚を捉えましょう。音楽の様な一定のリズムでマッサージをし、感覚を広げてゆきます。この様に、手が届くどの身体各部をゆっくりと揉みほぐしてゆきます。腕や足なども忘れずに行いましょう。

徐々に、呼吸と身体、五感、心を統合してゆくマッサージの経験の質を深めてゆきます。とてもゆっくりと鼻と口の両方で軽く呼吸します。そして、呼吸に集中し感覚から湧き起こる刺激に合わせてゆきます。身体中に広がる活気に満ちた染み込む様な性質を捉え、滞って結ぼれたエネルギーを清らかな感覚とエネルギーの中に解放してゆきます。思考も含めて感覚や刺激を広げてゆきます。擦ったり圧したりしながら、あなたの手が心の眼となります。また、心が身体の中に染み込んでゆきます。マッサージの終わりには、五分か十分ほど座り、身体の外に広がる刺激の微細な波紋を感じてみましょう。

このようなランダムなマッサージを二晩か三晩行った後に、次に示す特定部位のマッサージに取り組みます。全部をやろうとせずに、一回に二、三の新しい技法を試してみましょう。始めは、顔、頭、首、肩、胸を重点的に行います。また、常に何かを試してる様な自由な感覚を大切にします。ストレスやブロックを感じるポイントを見つけ、内と外を縛り付けている緊張を緩め、ゆっくりと身体を自由へと解放してゆきます。

クムニェマッサージを始めてゆくと、両手が敏感なエネルギーに触れていることに気付きます。手は単に機械的な道具ではなく、身体の一部に触れているときでさえ、全身に響き渡っていることを覚えていましょう。手の平や親指と各指の感覚を発達させます。可能な時はいつでも、両手を使ってマッサージを行います。マッサージをしている部分と手の感覚の恵みを互いに深めてゆくことで、全身に広がる微細なネットワークの相互作用に気付くことでしょう。

手のエネルギーを高める

このマッサージは、両手のエネルギーの流れを高めます。マッサージを始める時はいつでも、両手のマッサージを行いましょう。

背中を真直ぐに伸ばし、心地よく座り、鼻と口で穏やかに呼吸しリラックスします。両手に軽くオイルを塗ります。腕の両肘を曲げ両手の平を上方に向け、胸の高さで開きます。両手でエネルギーを握るように、手の平を少しお椀の形にします。暖かい感覚やヒリヒリとした感覚を手と指に感じるでしょう。エネルギーを指で握りしめます。そして、炎が広がってゆく様に両手の中に染み込んでゆきます。両手からエネルギーが両腕の中に、そして両腕から胸へと染み渡ってゆきます。そのエネルギーの刺激が全身に満ちあふれることで、成長してゆく様な感じがします。

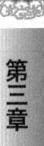

一度この刺激を感じたら、ゆっくりと両手を合わせてから、右手の平で左手の甲を素早く擦りましょう。この動作をとても激しく早く行います。胸と首と背中当たりにエネルギーが入っていく刺激を感じるかもしれません。そして、素早く手の位置を逆にして、反対側の手の甲を擦りましょう。

次に、両手が明らかに熱く感じるまで、素早い動作で手の平を擦り合わせます。もう一度、両手を開いて、胸の位置で両手の平をお椀を持つ様にします。両手と身体の中に流れる刺激を感じる様にもう一分ほど行います。それからゆっくりとマッサージを始めましょう。

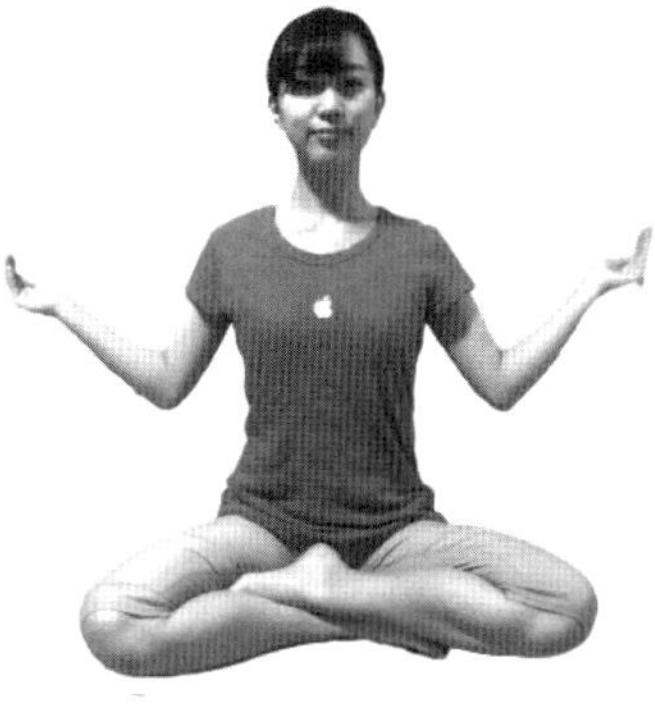

手のマッサージ

両手をマッサージすることで全身のエネルギーを高め、調和をもたらしてくれます。

☆ 手の平と指先を自分の身体の方に向け、指を互いに組みます。両指が離れるまで力を加えながら強く引っぱりましょう。繰り返し行います。あなたの身体の中の感覚が高まってくることを感じ取りましょう。

☆ 両手で左右に対応する指を互いに引っかけます。例えば、右手人指し指と左手人指し指が滑って離れる位、強く引っ張ります。この様に五本の全ての指をそれぞれ行います。

☆ 片方の手で他方の手の各指先をマッサージします。

☆ 指先から指の根元に向かってマッサージします。ゆっくりと動かしながら五本全ての指の表裏や左右をマッサージします。

☆　人差指と中指の水かき部分の谷を互いにマッサージするように、指の付け根を強く押し付けます。そして、指を優しくひねります。指の付け根から指先までをマッサージしてゆきます。

☆　手の甲の親骨と手根骨の間の中手骨（手の平の骨）を、手の内側と外側の筋肉をつまむ様に指先に向かってよくマッサージします。特に、人差指と親指が合流する付け根のくぼみ、合谷と呼ばれるツボをよく揉みます。

☆　親指でもう片方の手の平をマッサージします。また人差指の関節を使って、片方の手の平全体をマッサージしても良いでしょう。親指の付け根辺りから手の平の盛り上がりを強くマッサージします。各五本の指の間もマッサージしましょう。手首から指先までなぞるように、全ての骨の間の小さな筋肉に気を巡らします。マッサージの時は、鼻と口の両方で軽く呼吸をしましょう。

次の手のマッサージでは、ツボを刺激します。これらのツボは押す強さにより、異なった圧が感じられます。最初は軽く押し、徐々に圧を加え、さらに適度な強さを加えてゆきます。圧を弱めたい時には徐々に緩め、ゆっくりと軽く力を抜いてゆきます。最初は強い圧で、次に少し軽くし、中位の圧に変化させ、ゆっくりと弱めの圧にしてゆきます。この方法でマッサージの異なる六段階に気付くでしょう。さらに練習を続けることで、より微妙な圧の違いを感じ取ることができます。

決して突然に圧を解放しないように注意しましょう。圧を急に弱めると、微細な感覚を捉えることが出来なくなってしまいます。手や指を上手く圧したり放したりする圧の感触を経験の中で捉えてみましょう。マッサージが終わり、手を身体から離してもほとんど感じられない様な感覚を捉えます。そうすることで、圧の感触が長く感じられる様になるのです。

☆　手には全身の相互作用を刺激する、敏感で有効なツボがたくさんあります。ツボを探すために、始めに

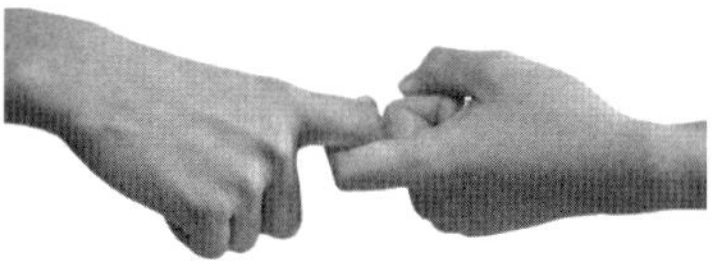
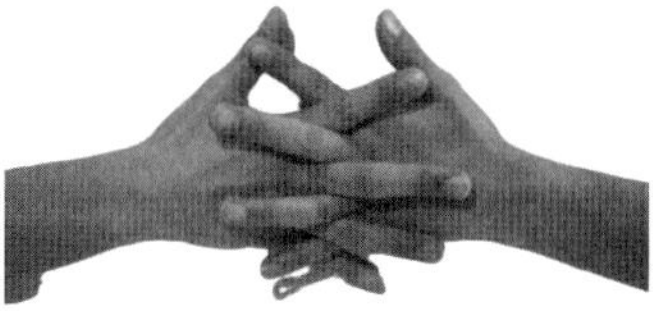
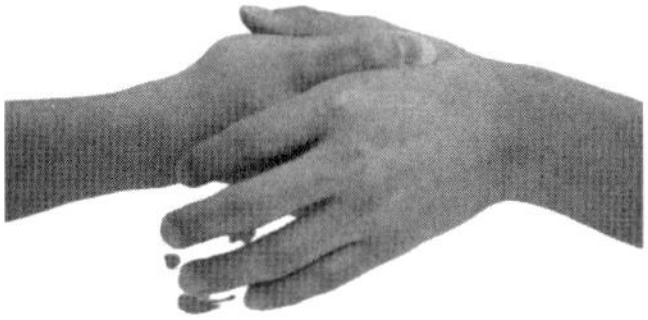
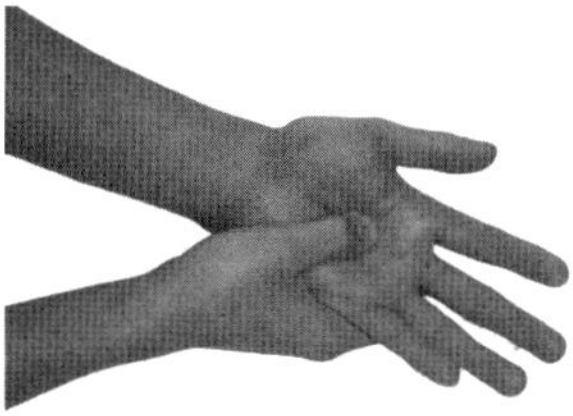
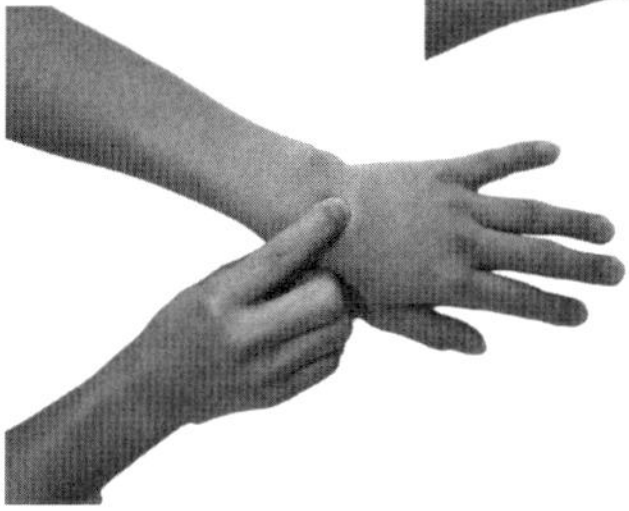

手の平を上にし、手首の横ジワの「輪」の真ん中、1番・大陵（だいりょう）に人差指を当てます。そして手の平を返し、人差指が当たっている所の対称部、2番・陽池（ようち）に親指を当てます。親指と人差指で手首を包む様に強く押さえます。緊張を感じる時には、胸と腹の力を抜き、鼻と口でゆっくりと呼吸をします。

次に、親指と人差指を取り替えて、人差指を手の甲に、親指を手の内側に当てます。この二点を強く刺激し、異なる圧の度合いから生じる響きに集中しましょう。徐々に圧を弱め、湧き起こる感覚を感じ取ります。親指を手首の同じ位置に当てたまま、人差指を指幅程に、小指の方へ動かします。このツボは小指と薬指に繋がる骨の間、3番・腰腿点（ようたいてん）にあり、非常に敏感な所です。この場所を見つけたら、片方の手でもう片方の手を包み込むようにし、このツボを親指と人差指で強く押さえてみましょう。親指は手の内側、人差指は手の甲側になるように注意します。そして、ゆっくりと優しく圧を緩めてゆきます。

次に人差指を親指側のツボ、4番・腰腿点（ようたいてん）に向かって動かします。このツボは2番目のツボから指幅離れた所、人差指と中指の骨の付け根の間にあります。先程と同じように、ツボを人差指と親指で表裏から挟みます。痛い位の強い感覚が得られるはずです。鼻と口でゆっくりと呼吸をし、この感覚を味わいましょう。徐々に圧を緩めてゆきます。

手の平を上にします。図を参照に1番目のツボから5番目のツボに指先の方に指幅二指分移動し、そこに親指を置きます。人差指を真裏6番に置き、強い刺激を与えます。鼻と口の両方で呼吸をしながら、ゆっくりと圧を緩めてゆきます。

親指を手の平の中央部、7番・労宮（ろうきゅう）に置きます。次に、人差指を手の平を押さえている親指の真裏、中指と薬指の骨の間の8番・外労宮（がいろうきゅう）に当てます。この二つのツボに少しづつ刺激を加え、ゆっくりと緩めてゆきます。

次に、親指を片方の親指の付け根、9番・裏合谷（うらごうこく）に置きます。人差指を手の甲側、9番の反対側の位置、10番・合谷（ごうこく）に当てます。これらのツボに圧を加えたり、弱めたりします。鼻と口で軽く呼吸をすることを忘れないようにしましょう。

次に親指を9番のツボから手首側に少し降りた、その盛り上がりの真ん中、11番・魚際（ぎょさい）に置き、押さえたり揉んだりします。圧は強くしても構いません。

残りの十ヶ所の手のツボ、12番～21番は指関節の付け根を横切る様に一列に並んでいます。手の平側に五つ、甲側に五つです。二組のツボは手の端にあり、三組のツボは指関節の骨の間にあります。これらのツボは、手の平側と甲側を一緒に刺激することで効き目があります。親指を手の平に、また人差指をその裏の甲に置きます。圧をゆっくりと強めたり弱めたりします。

両手の全てのツボを良くマッサージしましょう。

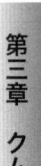

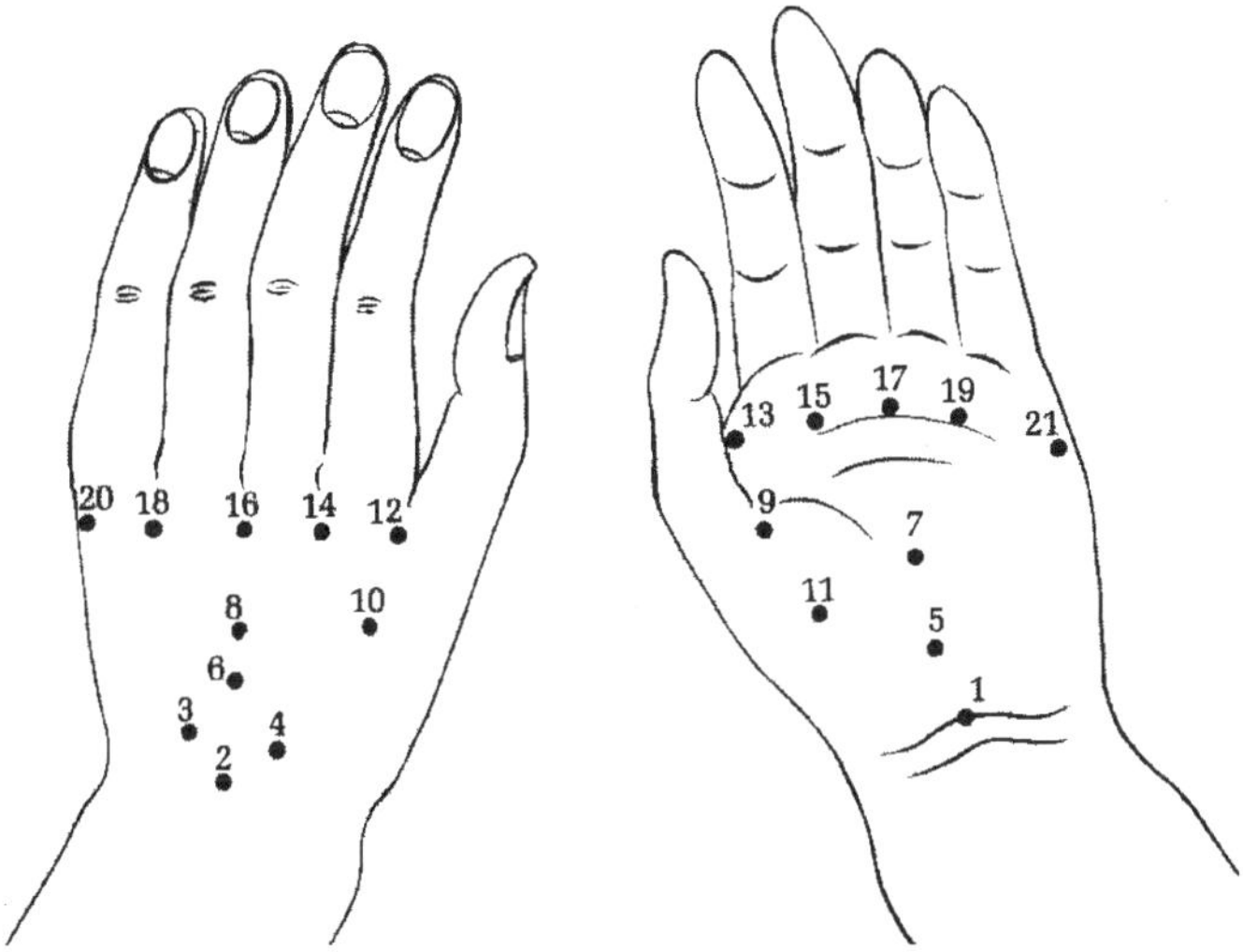

図1　手のツボ

1番・大陵（だいりょう）	PC7	心疾患、胃腸疾患
2番・陽池（ようち）	TE4	自然治癒力増強
3番、4番・腰腿点（ようたいてん）	Ex-UE7	リウマチ
7番・労宮（ろうきゅう）	PC8	全身疲労
8番・外労宮（がいろうきゅう）	Ex-UE8	感覚麻痺
9番・裏合谷（うらごうこく）		
10番・合谷（ごうこく）	LI4	神経衰弱、貧血
11番・魚際（ぎょさい）	LU10	頭痛
12番~19番・八邪（はちじゃ）	Ex-UE9	歯痛、頭痛、関節疾患
20番・前谷（ぜんこく）	SI2	熱性諸症

顔のマッサージ

頭は身体の中でも最も良く使われている部分です。特に感情は、思考と非常に緊密な関係があり、顔の筋肉だけでなく首や肩も詰まらせる傾向があります。顔をマッサージすることで、身体の隅々にエネルギーが行き渡ることを感じることができます。

まず、先の「手のエネルギーを高める」手の練習を行います。手の平が熱く感じられたら、両手をゆっくりと顔に近付け、直接眼に触れずまた眼球にも圧を加えず、鼻に触ることもなく、閉じた眼の上に両手を当てます。指先は少し重なり合うかもしれません。この状態で数分間両手を保ち、熱とエネルギーが目の中に染み込んでゆくのを感じましょう。身体の他の部分との関係も感じましょう。熱が眼球から身体の多くの部分に染み渡ってゆくことを感じましょう。

もう一度両手の平をよく擦り合わせます。熱を感じたら、片手を額に、もう一方の手を顎に当てます。目を閉じてエネルギーの流れを感じます。左右の手の置く場所を取り替え、繰り返し行ってみましょう。

☆　目の周囲をマッサージし、それぞれのツボを優しくしっかり刺激します。同時に両目をほぐします。まず目頭の内側から始め、両親指で眉毛下骨の内側、1番・攢竹（さんちく）に触れます。徐々に強く圧を加え、その状態を保ちます。頭を真直ぐに立てたままでいます。目を閉じて感覚に浸ります。非常に強い刺激を得るでしょう。圧を徐々に弱めながら、湧き起こる感覚を味わってみましょう。

☆　人指指か中指で眉毛下骨を辿り、1番から2番のツボ・魚腰（ぎょよう）に移り、ゆっくりと圧を加えながらマッサージしてみましょう。この時に、目を閉じたくなるかもしれません。

眉の輪郭近くの窪み、眉山にある3番のツボに移りましょう。このツボは他のツボよりも時間をかけて、

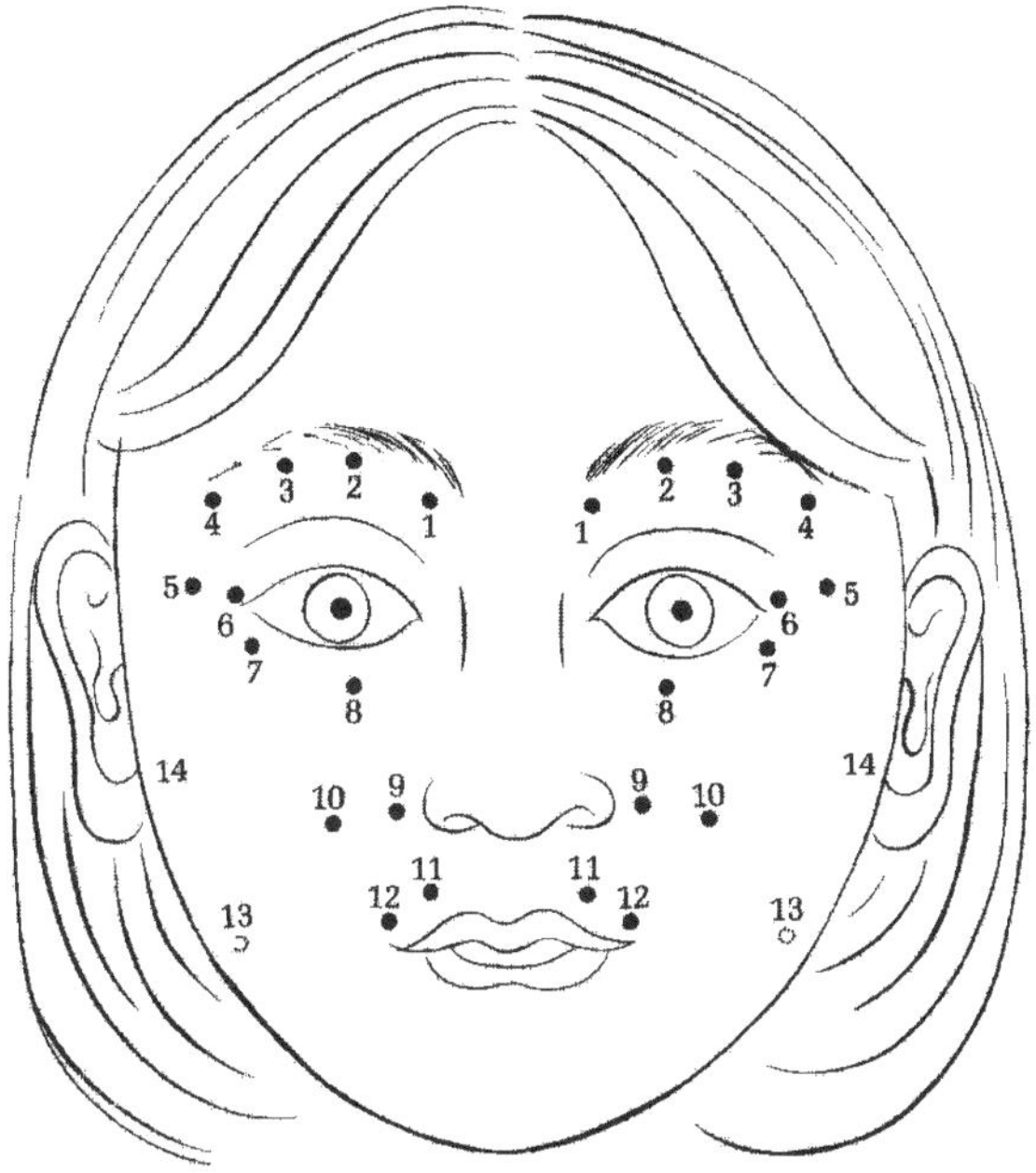

図2　顔のツボ

1番・攢竹 (さんちく)	BL2	眼精疲労、頭痛
2番・魚腰 (ぎょよう)	Ex-HN4	眼精疲労
4番・糸竹空 (しちくくう)	TE23	目眩、頭痛
5番・太陽（たいよう）	Ex-HN5	頭痛、神経痛
6番・瞳子髎（どうしりょう）	GB1	頭部疾患、視力減退
7番・球後（きゅうご）	Ex-HN7	近視、眼瞼痙攣
8番・承泣（しょうきゅう）	ST1	頭痛、眼充血炎症
9番・迎香（げいこう）	LI20	鼻疾患、顔面神経麻痺
10番・巨髎（こりょう）	ST3	蓄膿症、顔面神経麻痺
11番・禾髎（かりょう）	LI19	鼻疾患、歯痛
12番・地倉（ちそう）	ST4	高血圧、言語障害
13番・大迎（だいげい）	ST5	顔面神経麻痺、顎部リンパ腺炎
14番・翳風（えいふう）	TE17	耳疾患、偏頭痛、歯痛

人差指か中指で優しくマッサージします。異なる圧の感覚を味わってみましょう。

眉尻際に当たる眉外端には、特に気を付けるべき4番のツボ・糸竹空（しちくくう）があります。中指か人差指の指先を使い、この骨の窪みに当たる小さな穴をマッサージしてみましょう。

目の中央から五指の幅にある骨の小さな窪みのこめかみ、5番のツボ・太陽（たいよう）に移ります。人差指でゆっくりと強めたり弱めたり圧してみましょう。

人差指を使い目頭端、目尻際にある6番のツボ、瞳子髎（どうしりょう）に人差指を移します。鼻と口で優しく呼吸し、それに合わせてツボを圧します。

人差指を次の7番のツボ・球後（きゅうご）に移します。6番のツボのほんのわずか下、目尻のすぐ内側です。優しく圧しましょう。

眼のすぐ下の骨上部、下瞼縁から指幅一本分下の8番のツボ・承泣（しょうきゅう）に移り、そこを圧します。目頭真下の骨は、鼻の骨と接しているため、特に注意を払いましょう。

☆　親指と人差指を眉毛に当てます。親指で骨を持ち上げる様に、また下から支える様に圧します。親指と人差指で眉の部分を軽く揉みます。眉頭から眉尻の方へとまた逆方向へと、繰り返しマッサージしましょう。

☆　中指をこめかみに当て、力を加えて揉みましょう。ゆっくりと円を描く様にします。特に強く感じる場所があれば、さらにゆっくりと動かします。始めに軽く圧え、徐々に圧を加えてゆきます。ゆっくりと力を緩めながら感覚を味わいます。さらに逆方向に円を描く様にマッサージを続け、リズムよく圧することで得られる感覚に任せてゆきます。

☆　額をマッサージするため、両手重ねて額に当てます。まず両手を額の左側に置きます。ゆっくりと額の左側から右側へ、できる限り手の平が額に当たる様に水平に移動させます。そして両手で摩る様に数回左右にゆっくりと動かしましょう。

☆　次に額から下に降りて、鼻の脇をマッサージします。両人差指で眼内側にある鼻骨上部から始め、ゆっくりと上下に動かしてみましょう。

二本の指か全指を使ってもどちらでも構いませんが、人差指だけでも十分に効果があります。鼻の脇をゆっくりと下に移し様々な圧をかけてみましょう。次の三つの場所には特に注意を払って下さい。

1・鼻の中程まで下った所にある鼻骨が終わる所
2・鼻の膨らみが始まる頬に繋がる鼻の膨らみ部分
3・歯の生え際にあたる鼻の下11番

これらのツボの部分を指で深く圧し、ゆっくりと優しく圧します。手を放した時に起こる独特な感覚に注意を払いましょう。1から3を順にマッサージします。終えたら1に戻り二、三回繰り返します。

☆　頬に連なる鼻の膨らみの端、9番のツボ・迎香（げいこう）に親指を当てます。握った手は顎前辺りに置きます。この鼻翼を親指で圧を加えながら、手の平が天井に向く様に回転させます。頬骨の下辺りを強く押し、親指をゆっくりと頬骨の下部をマッサージを行います。親指の圧を強め、ゆっくりと頬骨に沿って、耳の方に移動します。感覚を広げ、皮膚の下のわずかな緊張さえも感じ取り、それを解き放ちましょう。

☆　両手人差指で鼻両脇にある9番のツボ（迎香）を圧します。圧を徐々に強め、鼻と口の両方で呼吸をしながら、広がる感覚を味わいます。強い感覚が起こっても、躊躇せず行います。

次に鼻翼から頬骨を少し耳側に過ぎた所のツボ、10番・巨髎（こりょう）に移ります。もう一度、圧を強めたり弱めたり繰り返して感覚を味わいます。

☆　頬骨と顎骨の繋ぎ目の間、13番・大迎（だいげい）を、ゆっくりとマッサージします。人差指で優しく圧し、少し口を開け、僅かに肘を外側に向けます。すると胸部が開く感じがします。このツボは強く圧してはいけません。押して口を開き、もう少し胸部を開くように繰り返します。腹部の力を抜き、ゆっくりと優しく呼吸をします。そして、肘を前方に移動させながら、徐々に圧を開放します。

☆　親指を顎上に他の指は顎の下に当てます。肘は外側に向いています。全指を同時に顎骨全部分に万遍なく圧を加えます。怖がらずに圧を強く加え、そしてゆっくりと圧を弱めてゆくように心懸けましょう。同時に、親指で顎先を押さえても構いません。押しながら、鼻と口でゆっくりと呼吸をします。

☆　親指以外の指を顎上におき、親指を喉近くの顎下に当てます。口を軽く開け、親指で顎下を軽く圧します。この部分のツボをゆっくりと圧してみましょう。特に舌と喉の近くをゆっくりと圧しながら、この当り周辺を探ってみます。すると、ある点でむずかゆい不快な感覚になる所があります。その時、この不快な感覚がどの様な思考をもたらすかに注意しましょう。そして圧した時に、どのような感覚が起ころうとも、常にリラックスしていましょう。顎の筋肉は特に思考や行動に緊張をもたらすので、ここを良くマッサージし、和らげることで色々な感情を解き放つことができます。

このような指の配置で、顎の全体から付け根をよく揉みほぐします。

☆　微笑みを浮かべ、口端の筋肉を親指で探ってみます。日頃の筋肉の感情的緊張を感じるはずです。それを和らげましょう。マッサージする時に、皮膚の上から歯ぐきをよく揉んでみます。もみ終わったら、ゆっくりと力を抜きます。顔の感覚はどうですか。よく味わってみましょう。

☆　ここまでのマッサージで、顔の主な部分を網羅しました。特に色々な方法で顔全体を和らげることは、気分を爽快にしてくれます。

・額からこめかみにかけてのマッサージ
・鼻先から頬を通り、耳にかけてのマッサージ
・鼻から耳にかけて下部のマッサージ
・皮膚下の骨を感じながら、口の回りのマッサージ
人差指で図2・11番と12番を押さえます。
・噛む筋肉部分の口から顎にかけてのマッサージ
・顎先から端にかけてのマッサージ

☆　片手を額に当て、もう一方の手を重ね合わせます。各手の指は逆を向いています。指の向いている各方向に両手をゆっくりと左右に動かします。そして、徐々に額から顎に向かって降りてゆきます。次に左右に動かしながら額へと上がり、顔全体を手で触れ、その感触を楽しみます。両手で可能な限り顔に触れてみます。これはお風呂の後に、試してみるとよいでしょう。

☆　このマッサージは顔と頭を刺激します。片手を額に置き、もう一方の手を頭の後ろに置きます（メガネやイヤリングは外します）。ゆっくりと前後に置いた手の平を、耳を触りながら反対側へ前後に動かし、また元の位置へと戻ります。何度もこのマッサージを繰り返すと、頭は動いていないのに手が頭を回転させているかのような感覚になります。顔全体を揉みほぐす様にゆっくりと下に降りてゆきます。さらに、顎、喉、首の付け根へと続けてゆきます。その時の手と頭の感触を、充分に楽しみましょう。

☆　親指と人差指で耳をよくマッサージします。耳の外側から円を描くように徐々に中心へと動いてゆきます。細かな部分までよく揉みほぐします。呼吸と感覚が一体となる様に、鼻と口で優しく呼吸を続けます。耳が暖かくなったら、ゆっくりと止め、その感覚を味わいます。

☆　耳たぶの後ろに、小さな窪みがあります。ここにはいろいろなツボが集まっています。目を閉じて人差指で、強く押さえずに、優しく注意深くこの窪みの回り、14番・翳風（えいふう）を揉みます。鼻腔とのつな

がりが感じ取れます。口を閉じ、鼻からだけ息を吸い、優しく揉み続けます。どのような感覚が起ころうともそれに囚われず、感覚をマッサージの中に溶かし去ってゆきましょう。揉み続けている間、鼻から少し息を吸い鼻腔を広げ、下半身をリラックスさせます。背筋を伸ばしましょう。そして次第に、ゆっくりと揉みながら動きを止めてゆきます。その時湧き起こる感覚を味わいましょう。

親指をこの１４番のツボに軽く置き、人差し指でゆっくりとこめかみを優しく円を描くように揉みます。鼻と口でゆっくりと呼吸をしながら、始めは一方向に、次に逆方向に揉みほぐします。呼吸が感覚に溶け、その温もりが顔や頭、体全体の細胞に行き渡ることが感じられるでしょう。

☆　顔のマッサージは骨の部分とそうでない部分との違いに特に注意を払いましょう。

頭のマッサージ

日頃、私たちは頭より顔の方をよく意識します。しかし頭には全身の緊張を解き放つ敏感な場所やツボがいくつかあります。

☆　頭皮を全指先でマッサージします。指先を広げ頭皮の前に置き、親指を頭蓋骨外側に置きます。指先をその状態で、頭蓋骨上を頭皮が前後に動くように行います。このマッサージを違う早さで行ないましょう。全ての頭皮に触れるように、頭前方から頭頂へ、そして後方に向って両手を移動させてゆきます。

☆　両手を頭を抱える様に頭頂に置きます。頭の左側と右側を両全指で、頭頂の頭皮から首にかけてゆっくりとマッサージしながら降りてゆきます。この時、頭は真直ぐにしています。痛みや心地良さを感じる所には、特に時間をかけて行います。

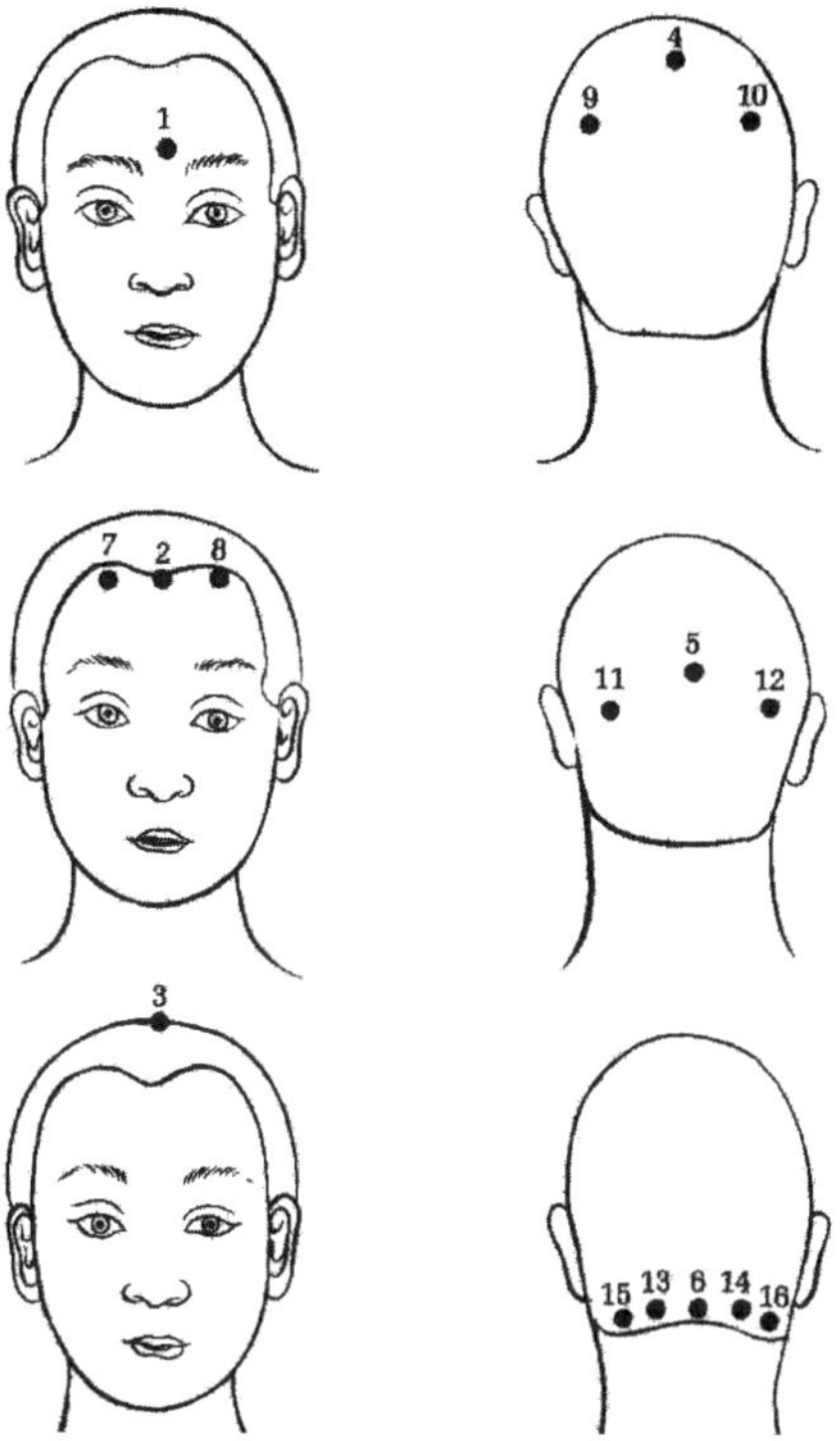

図３　頭のツボ

１番・印堂（いんどう）	Ex-HN3	頭痛、目眩、不眠症
２番・神庭（しんてい）	GV24	神経疾患、不眠症、高血圧
３番・百会（ひゃくえ）	GV20	脳脊髄神経疾患全般
４番・後頂（ごちょう）	GV19	頭痛、目眩
５番・強間（きょうかん）	GV18	頭痛、高血圧、癲癇
６番・風府（ふうふ）	GV16	風邪、神経衰弱、脳充血
７番８番・曲差（きょくさ）	BL4	眼精疲労、頭痛、目眩
９番、10 番・絡却（らっきゃく）	BL8	眼疾患、耳鳴り
11 番、12 番・脳空（のうくう）	GB19	後頭部激痛、耳鳴
13 番 14 番のツボ・風池（ふうち）	GB20	脳疾患、鼻疾患
15 番、16 番・完骨（かんこつ）	GB12	脳神経諸疾患、不眠症

☆　これから行う頭のマッサージでは、頭部十六のツボ（図3）を学んでゆきます。

　ツボの1番から6番は頭頂の前頭部から後頭部の中心線上にあります。7番から16番のツボは2番、4番、5番、6番のツボから指幅四本分離れた左右両側にあります。

　ツボを刺激することで得られる感覚に慣れるまで、これらのツボの位置を丁寧に探してみましょう。両側のツボを無視しない様にします。これらを圧えている間、呼吸と感覚が一つになるよう口と鼻からゆっくりと息をします。それぞれのツボを刺激することで得られる感覚を感じ取りましょう。圧する強さによって得られる様々な感覚に気を付けます。特に、圧をゆっくりと解放する時、違った感覚が生まれます。

　これら頭部のツボを充分に捉えることができたなら、特に3番と6番のツボをもっとマッサージをしたいと感じるでしょう。

　一般に「第三の智慧の眼」と呼ばれるツボ、1番・印堂（いんどう）は、鼻の先から四指幅分上にあります。これを探すコツは右手の小指を鼻の上に、人差指を眉頭の傍に置きます（図参照）。指は真直ぐ揃えて閉じておきます。このツボは人差指の指先の顔の中心線上にあります。ここに圧を加えると軽い圧迫を感じ、特種な感覚を味わいます。

　中指をこのツボに当て、このツボより三センチ程上まで擦り、圧を加えながらまた元の位置に戻ってくることを繰り返します。目を閉じてリラックスし、このツボに意識を集中します。目を閉じて、さらに擦ることでもっと深い感じが得られます。擦り終わった時もその感覚は残ります。鼻と口でゆっくりと息をし、ある種のエネルギーが感じられたら、身体の中心へと感覚のレベルを伝えてゆきます。そしてこのエネルギーをゆっくりと身体の中心から全身に、そして身体の末端までに送り、更には全ての筋肉で感じ取る様にします。

　約二分間続けた後、擦ることを徐々に止め、静かに座り手を膝の上に置き、湧き起こる感覚を感じ続けましょう。

緊張は、心が生み出すイメージと密接な関係があります。ここを擦ることで、これらの緊張をほぐし、感覚を刺激します。内なる光明の様な感覚が体中を駆け巡ります。身体の自覚と精神の自覚が、呼吸と共に一つとなります。

この感覚が深まってゆくと、私たちが生み出す発想やイメージはよりバランスを保ち、より力強くなり、今まで以上に他者に対して有益な行為を行う様になります。身体と心は内なる感覚に助けられ、誰に対しても心から気遣いができます。私たちはいつも素晴らしい機会を得て、生きる喜びを共有し、他者に素晴らしい感覚を広め、それらが更に心の平穏をもたらします。

次のツボのエリアを刺激することで、身体中の筋肉を緊張から解きほぐすことができます。

ツボ1番と2番・神庭（しんてい）は四指幅分離れています。まず片手の人差指と中指でこのツボを圧します。押し上げるのではなく、このツボから三㎝上に指を移動させせながらマッサージし、徐々に降ろしてゆきます。これを数回繰り返します。2番のツボから三センチ程両外側にあるツボ7番と8番・曲差（きょくさ）を左右の人差し指でマッサージします。そして2番を再びマッサージします。2番、7番、8番をかわるがわる数回圧してみます。

2番から3番・百会（ひゃくえ）の方向に四指幅分を測ります。この百会のツボは、全身を癒す特別なツボです。私たちが死ぬ時、意識が抜け出る門なのです。良く揉みほぐし、ここを視覚化することで、このツボを開くことができ、自分自身を癒すことを学びます。

☆　三本の指でこのツボを円を描くように軽く擦ったり圧してみます。擦りながら直径五センチほどの円をイメージしましょう。目を閉じて指を上に持ち上げ、髪の毛にやさしく触れます。このツボから指を更に六センチから九センチ上方に非常にゆっくりと持ち上げてゆき、そしてまた徐々に指を降ろしてゆきます。開かれた気持ちや冷静な気持ちになるまで続け、指をゆっくりと上げ下げしてみましょう。

始めは、何か特別な感じが得られなくても心配いりません。しばらく時間がかかるかもしれません。このツボを押すことで指先が感じる意識に、緩やかに集中しましょう。やがて、一本の指で擦るだけでもエネルギーを感じることができるでしょう。

☆　頭頂で開いた円をイメージすることができたら、この円のイメージを広げ、頭頂から身体の底まで真っ直ぐに伸びる円柱の管をイメージします。このイメージを上手に行うために一時間ほど、このトレーニング練習を四、五回行いましょう。

☆　身体を貫く管を鮮明にイメージできる様になったら、白く輝く宇宙のエネルギーがそこに注がれる様にイメージしましょう。この美しいエネルギーが身体の管をゆっくりと満たし、喉、心臓、臍の回り、そして身体基底部にまで注がれてゆきます。このエネルギーは絶えることがありません。これは原子核のまわりを回る電子のように、全方向から瞬間にやってきます。

このイメージを毎日四十五分一週間練習することで、あなたはこの特殊な自然治癒力の歓喜の質を感じ取ることができるようになります。始めは、この感覚を充分に味わえないかもしれませんが、イメージを深めることで次第に感じられる様になります。この練習をすることで、身体感覚がなくなり、ただ透明なコップに注がれたミルクの様に白く美しいエネルギーが身体の管を満たします。身体の各細胞や分子までもが自然治癒エネルギーで充分に満たされます。

3番・百会のツボの真ん中から4番のツボ・後頂（ごちょう）にかけて四指幅分を測ります。4番のツボから頭両側へ四指幅分動くと、9番、10番のツボ・絡却（らっきゃく）になります。痛みの様な特別な感覚が正しい場所を教えてくれます。4番のツボの両側のツボにも集中します。

目を閉じて、左手親指か人差指で9番のツボを擦り、圧してみます。また、右手親指か人差指で同様に10番のツボを圧します。何を感じようと、その感覚の中にあなた自身を同化させ、その感覚がどこに流れて行くのかに注意しましょう。圧を徐々に弱め、鼻と口で息をし、感官を身体中に万遍なく溶け込ませてゆきましょう。

親指と人差指で頭皮の筋肉をきつく掴み、各ツボの真ん中から上下三センチほど擦ってみます。これらのツボを強く擦ることで、首の筋肉の緊張をほぐすことができます。

4番のツボから5番・強間（きょうかん）のツボの四指幅分を測ります。５番のツボから両側の二つのツボを探す為に、四指幅分両端（図3参照）に移動します。両側の二つのツボに集中します。目を閉じ、これらの二つのツボ、１１番１２番・脳空（のうくう）を中指で、鼻と口の両方で呼吸しながらゆっくりと擦ります。擦ったり圧したりすることで、呼吸と心、指、感覚が一体となり、どれが呼吸か感覚か心なのか、また手でマッサージしているのか、されているのかも確かでなくなってきます。これらの感覚が満ちて身体から際限なく溢れ出すまで、自覚と呼吸を感覚の中に広げてゆきましょう。あなたの周りの人々へも注いでいる様にイメージし、互いに影響し刺激し合っている感覚を味わいましょう。

６番・風府（ふうふ）のツボは十六の頭のツボの中でも最も重要なツボです。これは5番のツボから約指四幅分離れた所にあり、背骨と頭蓋骨が繋がっている首の後にあります。人それぞれこのツボの位置が微妙に違うので、始めは探すのが難しいかもしれません。もしもこのツボを見つけることができない時には、頭と顔の各ツボを充分に刺激することで見つけることができます。

目を閉じて頭を前後に動かすことで、このツボを捉えることができます。片方の手で額を、他方の手の二、三本の指で頭蓋骨に近い首裏を押さえ、そこを支えます。探しているツボは背骨の一番上の骨の部分から六センチから九センチ内側のどこかにあります。非常に敏感に感じられる所を探してみましょう。内側に小さなくぼみがあります。鈍痛が心地良さに変わる特別な場所です。場合によっては、素晴らしい感覚が味わえます。もしも、このツボをマッサージすることで特別で不思議な感覚が得られたなら、そこが正しい場所です。

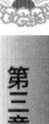

できる限りこの感覚を広げてゆきましょう。息を深く吸い、そしてゆっくりと吐いてゆきます。頭を動かすことなく、このツボを刺激する様に手でマッサージを続けます。このツボの辺りにまた小さなツボが四つほどあるので、それぞれを圧したり揉んだり、充分に刺激し続けます。胃をリラックスさせ、身体を動かさない様に静かにしています。身体が空気の様に軽く浮いている様にイメージします。その感覚を充分に味わいましょう。時々、この感覚は非常に深く敏感な為に、泣き出したい衝動が起きることもあります。この感覚を体中に送り込みましょう。

この深い感覚が微妙な感性を呼び覚まします。このツボが詰まると様々な緊張が生じるので、ここをほぐすことで身体中のエネルギーを甦らせることができ、身体中が洗われた感覚になります。時々、その感覚が心臓にまで達することすら感じられます。

1番・印堂と6番・風府のツボに軽く集中し、1番と6番のツボを同時に擦ったり、揉んだり圧してみます。6番の正しいツボの位置が分からなくても問題はありません。もし、この二つのツボが直線上に結ばれていなくても、これらの二つの部分を同時に押すことで、感覚の障壁を取り除くことができる特別なエネルギーを得ることが出来ます。

眼を閉じて、これらの二つのツボを同じ強さで三十秒程強く擦ってみましょう。そして圧を徐々に弱めてゆき、じっと座っています。そして頭と首の後側に軽く集中します。エネルギーが眼の上の部分から頭の後、そして背骨に動いてゆくことが感じられるでしょう。もしも何も感じられない時は、少しきつく眼を閉じます。そしてゆっくりと眼を開け、首の後ろか頭にどの様な感覚があるのか感じてみましょう。たぶん熱い感じや暖かい感じ、至福の様な感覚を味わうことでしょう。時々、首の筋肉が暖かくなり、軽く感じられます。生まれたばかりの赤ちゃんを触っている様な、優しい暖かさです。首の後ろをリラックスさせ、心にまで繋がる様な感覚を味わいましょう。この特別なマッサージを更に深めたい時には、毎日四十五分間少なくとも二週間練習します。もしも可能なら一日に二回くらい練習しましょう。

13番と14番のツボ・風池（ふうち）は頭蓋骨根部にあり、6番のツボから約三センチ両側にあります。中指を用い、これらのツボを擦りながら徐々に圧を強めてゆきます。

15番、16番・完骨（かんこつ）のツボは13番、14番のツボから約三センチ耳に向かって乳腺突起の先から約三㎝下がった辺りにあります。中指を使ってこれらのツボに色々な圧を加え、探究してみましょう。

首のマッサージ

首が充分にリラックスできれば、頭と胸が統合され、感覚もより充実します。

☆　耳の後ろの頭蓋骨の隆起を見つけ、中指で首の筋肉をなで降ろしてゆきます。首の右側は右手で、左側は左手で行います。二本の指を使っても構いません。この首の横側の筋肉、胸鎖乳突筋を首から肩へ向かって、なでたり揉んだり、圧しながら降りてゆきます。肩まで降りていったら、耳の後ろの隆起からまた繰り返して行います。

肩の近くで、この筋肉は二筋に分かれています。このわずかな分かれ際を感じられるように探ってみましょう。マッサージをする時に、その分かれ際を少し広げてみます。中指でその分かれ際を圧してみましょう。ゆっくりと力を強めたり、弱めたりします。少なくとも十分間は続けます。この時、首の左側は右手で、右側は左手でマッサージする様、注意します。力を弱める時は常にゆっくりとすることに注意をしながら、圧の程度を加減してその感覚を探ってみましょう。

☆　親指と他の四指で、胸鎖乳突筋を掴む様にして上下に移動し、動かしながら圧してゆきます。次に両手を首の後ろで組んで、手の平で同じ筋肉をしっかりと揉みます。マッサージの間、呼吸は口と鼻とで静かに行い、同様に意識を呼吸に集中してゆきます。呼吸の穏やかな効果を筋肉と心の緊張に溶け込ませてゆき、ヒーリングエネルギーが行き渡る感覚を解放させてゆきましょう。

☆　左手の人差指と中指で首の後ろの左側の筋肉を優しく揉み、圧したりさすったりしながら降ろしてゆきます。同様に右手で首の後右側も行います。身体と呼吸と意識を一つにしながら、リラックスした感覚を深めてゆきましょう。

☆　脊椎の頂度上にある首の付け根を、片手の人差指か中指のどちらかで圧してみます。肩と同じ高さの線上に大きな隆起があります。このツボを「大椎（だいつい）」と呼びます。ゆっくりと頭を後ろに倒してゆき、このツボを強く圧してゆきます。指はかなり深く入るはずです。力を徐々に弱めてゆきます。頭を前方にゆっくりと戻し、またそのツボを強く圧してみます。次第に力を弱めて、ゆっくりと呼吸してみましょう。そして、ゆっくりと頭を上げてゆきます。

☆　首の左側を左手で、首の付け根から、真ん中の方向へ向かってやや上向きに、なで上げる様にマッサージしてみましょう。首の右側も同じ様に右手で繰り返します。この時、頭と顎は正面を向く姿勢を保ちましょう。

☆　これは、首の前面から後ろへと回転する動きです。右手の平を顎下の窪みに指を全部揃えて首の右側を包む様に当てます。顎は上げています。ゆっくりと右手

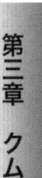

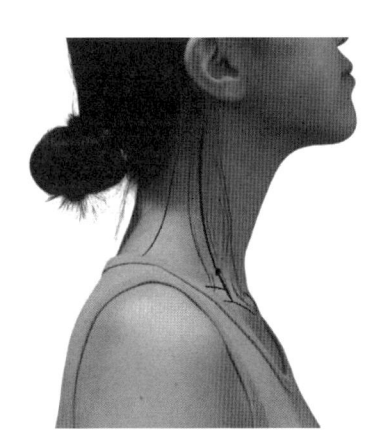

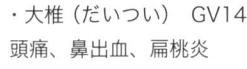

胸鎖乳突筋

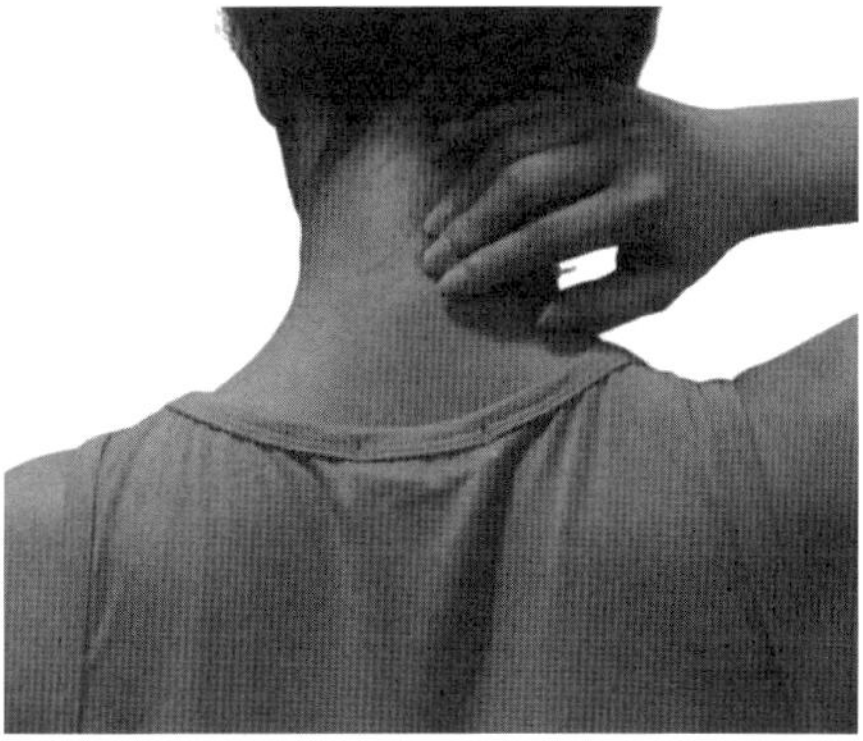

・大椎（だいつい）　GV14
頭痛、鼻出血、扁桃炎

を首の真後ろの方へと回してゆきます。

☆　これは、首を前から後に振り向く動作です。右手親指と他四指を揃えて右の顎下の窪みに、首右側を包む様に当て、顎を固定します。ゆっくりと右手をすべらせ、首筋の中央へと回してゆきます。親指と四指揃えた手の平が首筋に触れています。

右手を首筋に置き、左手は親指を開いて他の四指は右方を指すように顎下に置き、右方向にゆっくりと振り向いてゆきます。そして元の左方向に首を正面に戻す一動作が完了したら、再び右方向に首を動かし始めます。動作がスムーズにできるまで続けてゆきます。手の位置を変え、同様に首の左側をマッサージ動作をします。

☆　右耳が右肩に触れそうな位置まで、頭を曲げてゆきます。始めに、左手を左首側に添えます。次に、右手で首左側の鎖骨上喉下辺りから、左耳の後ろまで擦りながら上がってゆきます。この胸鎖乳突筋のラインに沿って、数分間マッサージを続けます。手の平でスムーズにまた安定した動きに慣れてゆきましょう。

心臓の鼓動と共に、鼻と口の両方で穏やかに均一な呼吸をしましょう。手と首の境界に呼吸が溶けてゆき、それが一体になってゆく様に感じられるでしょう。次に、左肩の方に首を曲げてゆき、首右側の胸鎖乳突筋のマッサージを続けます。

☆　この動作は、首前面の喉から背中をマッサージする練習です。右手の親指と四指を開き、喉を囲う様に手を置き、きつくしっかりと持ちます。左手の指を揃えて首の後側に置きます。左手首は首の付け根の左側にあり、指先は右方向を向いています。（図参照）

口を僅かに開き、心臓の鼓動の様に右手で喉を少し押し上げながらマッサージを始めます。このマッサージは皮膚に触れている手の平と全指を使って行います。手の指が骨の両端を包み、喉と顎を持ち上げる様に一定のリズムで動かします。これを行う時には、左手は頭を支えています。

次に、右手を喉に置き前側を支える様にして、左手で背中の首筋を揉み始めます。頭は、揉む動作で少し前方に曲がるでしょう。頭蓋骨根元から首筋を良く揉みます。そしてもう一度、右手で喉の辺りを良く揉み始め、左手右手と交互にゆっくりとリズミカルにマッサージを深めてゆきます。このマッサージで生まれる、優しく柔らかで、穏やかな感覚が、全身に広がってゆくセンセーションを感じましょう。少くとも三回、完全な動作を行います。

☆　頭蓋骨根元から首筋辺りに、両手の指先が向き合うように置きます。ゆっくりと首の脊柱から首外側の筋肉を揉みほぐします。四指と親指を使ってマッサージします。時に撫でながらまた強く圧します。首両外側に着いたら、少し位置を下にずらして、また背中側に戻り動作を繰り返します。三回ほどの動作で首全体をマッサージできる様にします。鼻と口の両方で穏やかに呼吸し、数分間この動作を行い、全身に広がる感覚や刺激を味わいます。その時、目の周りと腹をリラ

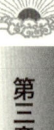

ックスさせましょう。

☆　両手親指を顎の下に置き、両手四指は背中側の首筋に当て、両手で首を掴みます。両手はできる限り首にピッタリと当て、首の周り全体をゆっくりと揉みほぐします。少なくとも1分間ほど続けます。

☆　右手を顎下に置きます。親指と中指で喉の両側の筋肉を掴み、手はできる限る首と喉に接着する様にします。わずかに口を開き、少し顎を持ち上げます。ゆっくりと首の下へと揉みながら降りてゆきます。右手が降りてゆき、顎の下に隙間ができたら、左手でその首を同じ様に揉み始めます。片方の手で首をしっかりと揉み降ろしてゆき、空いた場所をもう一方の手で揉み始めます。穏やかに鼻と口で呼吸し、手を交互に替えながら、数分間揉み続けます。

一日の中で緊張を感じた時には、何回でもこの首のマッサージか部分だけでも行うと良いでしょう。落ち着いてマッサージができない時ほど、いつも困難な状況と問題に囚われてゆく傾向があります。緊張が増すとよく首が凝ります。肩と頭を結ぶ首の筋肉系に緊張が入るのです。

特に緊張を感じる時は、首が凝っていることに気付きましょう。忙しいときほど暇がないと感じるかもしれませんが、このような時ほど数分間でもリラックスするように心がけましょう。ゆっくりと首を揉み始めます。最初は、とても軽く揉むのが良いでしょう。首から脊柱に広がる感覚が手足の先に広がり、ゆっくりと和らぐ感じに集中します。温もりを感じ、頭部へと感覚を広げてゆきます。この様な感覚は全身を目覚めさせ、心の緊張を癒やしてくれます。そして、何事にもより明晰さを持って取り組むことができる様になります。

心と身体がリラックスすると、心身共により活発に機能します。日々の問題に向き合うことができ、毎日がとても軽く楽になってゆきます。

肩のマッサージ

時に、言葉で表現できないくらい肩が凝ることがよくあるものです。この凝りを優しくほぐすと、胸から首にかけて、また胸から背中にかけて、ゆったりとした感覚が広がります。

☆　もしも、あなたが妊娠していたり首に怪我をしてるなら、首を回すマッサージの動作は避けて下さい。

腕を交差させて、首に近い両肩に手を置きます。両手をこの位置に置いたまま、中指で円を描く様に肩の筋肉をマッサージします。ゆっくりと両方の指を強く押しながら動かして下さい。同時に、目を閉じて鼻と口の両方で軽く呼吸をします。ゆっくりと頭を時計方向に回します。指で圧すことと、頭を回すことの二つの運動を合わせて行います。時計方向に三回転したら、逆方向に三回転回します。ゆっくりと回しながら、鼻と口両方で優しく呼吸をする様に気を付けます。首を回す運動が終わったら、ゆっくりと指の力を抜いて、二、三分ほど静かに座りましょう。

☆　片方の人差し指と中指で、その手と反対側の肩の後ろ、肩甲骨辺りを圧します。始めに肩をゆっくりと一方向に回しながら指で圧し、次に反対方向に回します。この間、鼻と口で柔らかい呼吸をします。徐々に指の圧を加えたり弱めたりします。もう一方の肩も、このマッサージを繰り返します。

好きな様に、どのような方法でも肩上部から始めて肩甲骨の方へ下り、背骨の方に回る順番でマッサージしてみましょう。肩をつまんだり回したりしながら、肩の上方へと上がってゆきます。肩や背中の上部を覆っている強力な僧帽筋は凝ることが多く、傷みさえ感じることがあります。これらの筋肉が充分に緩むまで、ツボをゆっくりと押したり揉んだりしましょう。少なくとも十分間はこのマッサージをします。

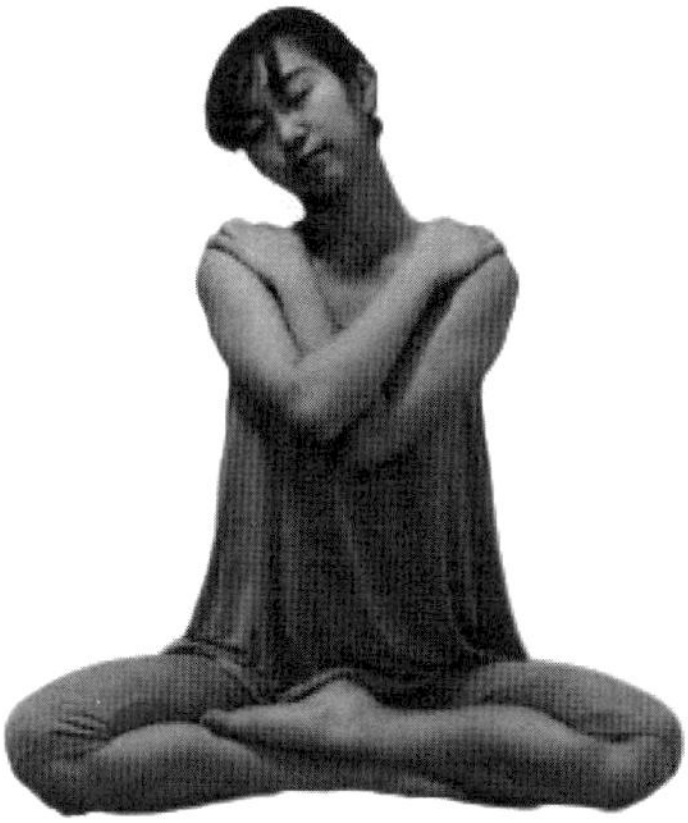

胸のマッサージ

胸のマッサージは呼吸器系や血行に効果があり、感性を豊かにしてくれます。特に女性はこの部分によく凝りを感じることがあります。

一、二本の指を使って、ゆっくりと鎖骨に添って首の付け根から肩にかけて圧してゆきます。そして、一本一本の肋骨の間を胸骨から脇の方へと降りてゆきます。この道筋には敏感なツボが沢山あります。マッサージをしながら、瞑想状態の呼吸をこれらのツボに送り込みます。特に図4の1番から5番のツボは念を入れて行ないましょう。1番のツボ・天突（てんとつ）は胸骨の一番上、左右の鎖骨の内側の窪み、4番・膻中（だんちゅう）は両乳首の中間と胸骨の中心線の交差する所、3番・紫宮（しきゅう）は1番と4番の中間です。2番・中府（ちゅうふ）は鎖骨外側端下に窪みの指一つ下にあります。5番・期門（きもん）は、両乳頭の真下と肋骨が交わるところです。

☆　緊張せずに背骨を伸ばし、首を後ろに倒します。その姿勢を保ち、親指か人差指で、胸骨の上のツボ1番・天突を押します。頭が後ろに反り過ぎない様に注意しましょう。二、三分の間、強く押し続けます。呼吸は鼻と口の両方で緩やかに行います。徐々に力を緩め、背骨と首が真直ぐになる様に頭を起こしてゆきます。

☆　このマッサージは、胸と腹両方に効果があります。左手を喉底に置きます。親指と他の四指を広げて喉の両脇に当て、右手を左の脇腹に置きます。両手であなたの身体の温もりを十分に感じ取って下さい。とてもゆっくりと確実に、左手は胸を撫で左の脇腹まで降りてゆきます。同時に、右手は腹から胸を通って喉の底部まで上ってゆきます。両手が反対方向に平行状態で動いてゆきます。同じ要領で中断することなく、右手を左の脇腹に滑らせ、左手を喉の底へと上ってゆきます。安定したリズムで、このマッサージを数分続けます。この時に湧き起こる微妙な感覚に注意を払いましょう。感覚と呼吸を一つにし、両手の温もりをマッサージの中に注ぎ込みます。そして、さらに呼吸の質を深めてゆきましょう。

一連の動作を静かに止めます。そして、右手を喉の底に置き、左手を右の脇腹に当て、同じように身体右側のマッサージを数分間続けましょう。

☆　右手を左肩の上部に、左手を右肩の上部に置きます。両手の平がいつも胸部に触れている様にし、同時に両手をそれぞれの手の方向に、次に反対方向へと動かします。ゆっくりとリズミカルに、胸の全面を覆う様に行ったり来たりとマッサージをします。鼻と口の両方で柔らかな呼吸をしながら、少なくとも一分間続けてみましょう。

☆　両手を開き身体の両脇に着けます。指は下に向け、脇の下もできるだけ締める様にします。始めは少々難しいかもしれません。しっかりと両手を圧し続けて、ゆっくりと臀部の方向に動かしてゆきます。両手と体の微妙な関係に注意しましょう。鼻と口の両方で柔らかい呼吸をしながら、数分間続けます。

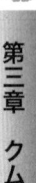

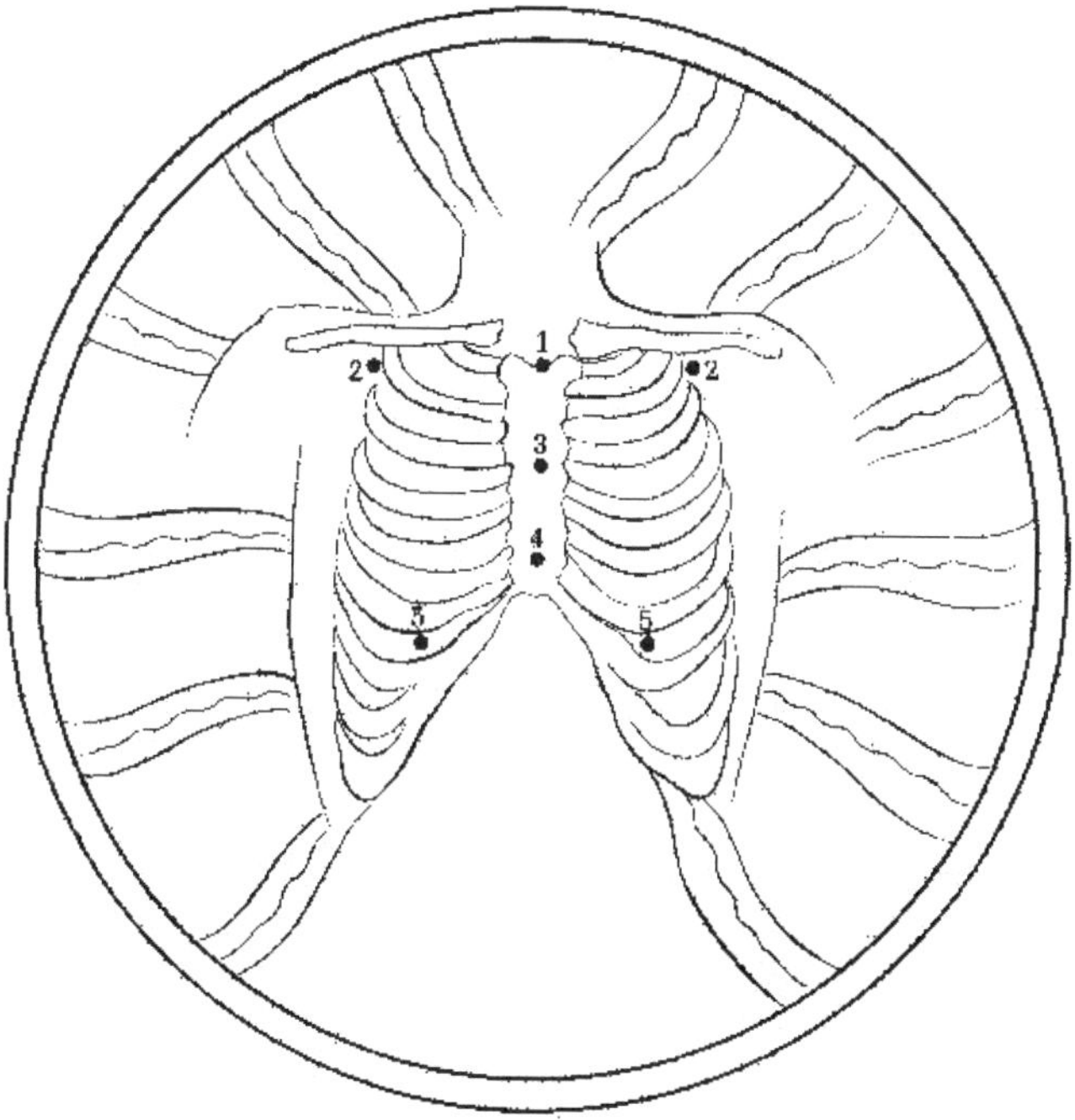

図４　胸のツボ

１番・天突（てんとつ）	CV22	呼吸器系疾患
２番・中府（ちゅうふ）	LU1	呼吸器系疾患、心臓疾患
３番・紫宮（しきゅう）	CV19	気管支炎
４番・膻中（だんちゅう）	CV17	呼吸器系疾患、心臓疾患
５番・期門（きもん）	LR14	肝臓疾患、肺炎、神経衰弱

腹のマッサージ

腹が本当にリラックスしていると、執着から解放されます。男性はこの部分に凝りを感じることがよくあるので、丁寧にマッサージすることで特に効果があります。

☆　このマッサージの一番良い方法は、夕食後少なくとも一時間後位に、衣服を身に付けずにリラックスして行うと良いでしょう。目を閉じて仰向けに寝ます。程良い間隔に足を広げ、膝を折り曲げ、両足を少し身体の方に引き寄せます。腹部の力を抜きます。右手を腹の下部に左手は上部に置きます。両手と腹の接点にできる限り注意しましょう。ゆっくりと腹全体に大きな円を描く様にマッサージをします。左手は腹の右側を登り、右手は腹の左側を降りてゆきます。左手が右の腕と交差する時、手と腕が触れ合う感触に注意をしましょう。

最初のマッサージはとても軽く、次第に力を加え、最後には強く押します。特に左側を深く押してみましょう。そして次第に力を抜いてゆき、手が腹に触れているかどうか解らないところまで、軽くマッサージします。少なくとも五分間、このマッサージを続けます。この運動は大腸の流れに添って行います。

☆　次に、片手を腹の一番上の所まで引き上げ、もう一方の手を腹の一番下の所、恥骨に近い所に置きます。両手の側面を腹に触れたままの状態で、両手の平を向かい合わせに押し合います。そして呼吸を少し止めます。余り強すぎない様に注意しましょう。ゆっくりと上の手で腹を押し下げ、下の手で腹を押し上げ、腹をボールの様に圧します。上半身の得に胸や首の辺りの力を充分に抜きましょう。呼吸を止めて感覚を味わいながら、ゆっくりと息を吐き、これを数回繰り返します。

☆　右腹を左手の各指で押さえるような状態で置きます。腹に少し指を差し込むようにします。この時、鼻

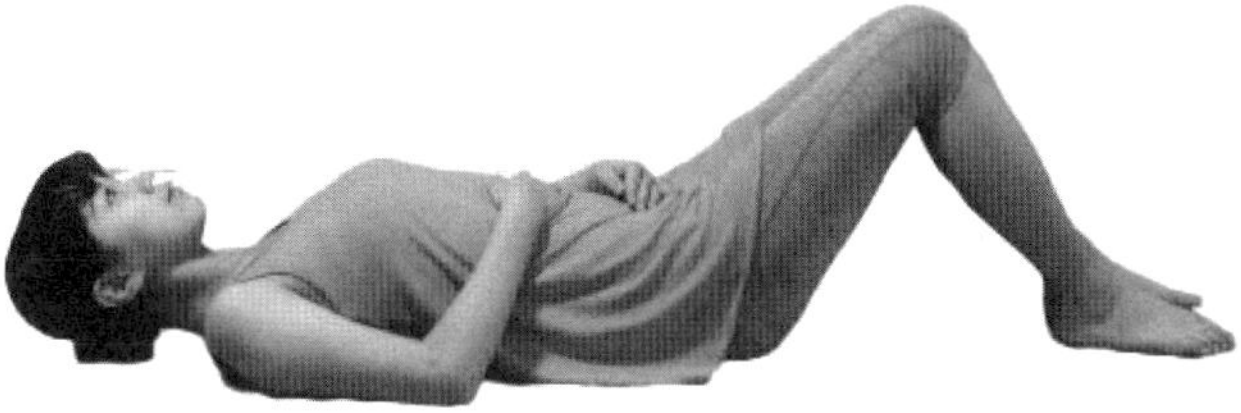

と口両方で静かに呼吸をします。手を置いた場所は動かさずに、手の平と指先でゆっくりと円を描く様に動かします。腹を深く押すようにしましょう。同様に右手で左腹をマッサージします。右側よりも特にこの左側を念入りにします。呼吸のリズムに合わせ、安定した調子で数分間これを続けます。

☆　次に、気持ちが良いなら、どのような方法でも構いませんので、腹の表皮筋系のマッサージをします。右腹のマッサージをしながら上り、肋骨下側を左側に横切り、そして腹左側を降りてゆきます。次にもっと深く柔らかく、内臓や筋肉などの各部分を揉みほぐします。肋骨の下から始めて、骨盤の下へと揉みながら降りてゆきましょう。そしてもう一度、左側を揉み右側に上るマッサージを繰り返します。緊張を感じる所があれば、その辺りを充分な時間をかけて揉みほぐします。ゆっくりと楽に呼吸をしましょう。呼吸が自然に深まると、緊張も自然と解きほぐれてきます。凝った部分の中心を、呼吸が通り抜けるよう心掛けましょう。

そして呼吸と一緒に気持ちを静め、同時に癒されてゆく感覚を高めてゆきましょう。

マッサージを充分行なったら、ここで最初に行なった両手で腹に円を描くマッサージに戻ります。ごく自然に腹のマッサージが終わりの状態に向かっていくでしょう。最後に二、三分間静かに横たわり、鼻と口の両方で楽に呼吸をし、湧き起こる感覚を味わいましょう。

外出したり緊張を強いられる様な困難な状況の時には、腹のマッサージは特に助けになります。腹からゆったりとした落ち着きが生まれ、判断力に良い影響を与え、明確な思考と適切な行動をもたらしてくれます。不愉快に思えることも、楽しめる様になってゆきます。もし横になるのが難しい状況であれば、座ったまま腹のマッサージを行なっても構いません。座った姿勢で片手で背中の下部を支え、もう一方の手で腹をマッサージします。円を描くように、右手は右腹を上に上り、左手は左側を下に降りてゆきます。

☆　次に説明する腹のマッサージも、座ったまま行うことができます。背骨と首を後ろに反らせ、片一方の手の中指で臍を強く圧します。臍もツボの一つです。頭を余り後ろに反らせ過ぎない様にしましょう。もう一方の手は膝に置きます。鼻と口両方で楽に呼吸をしながら、一分間そのままの状態を保ちます。そして、ゆっくりと背骨を起こしながら、指の圧も徐々に抜いてゆきます。この臍の刺激で湧き起こる感覚を良く味わいましょう。

腕のマッサージ

腕のマッサージは呼吸と血行に特に効果があり、これを行うと規則正しいリズムが得られバランスがとれます。身体中の筋肉が強化され、わずかなエネルギーで、新鮮で清らかな気持ちになります。

☆　前腕を手で握る様にマッサージします。この時、

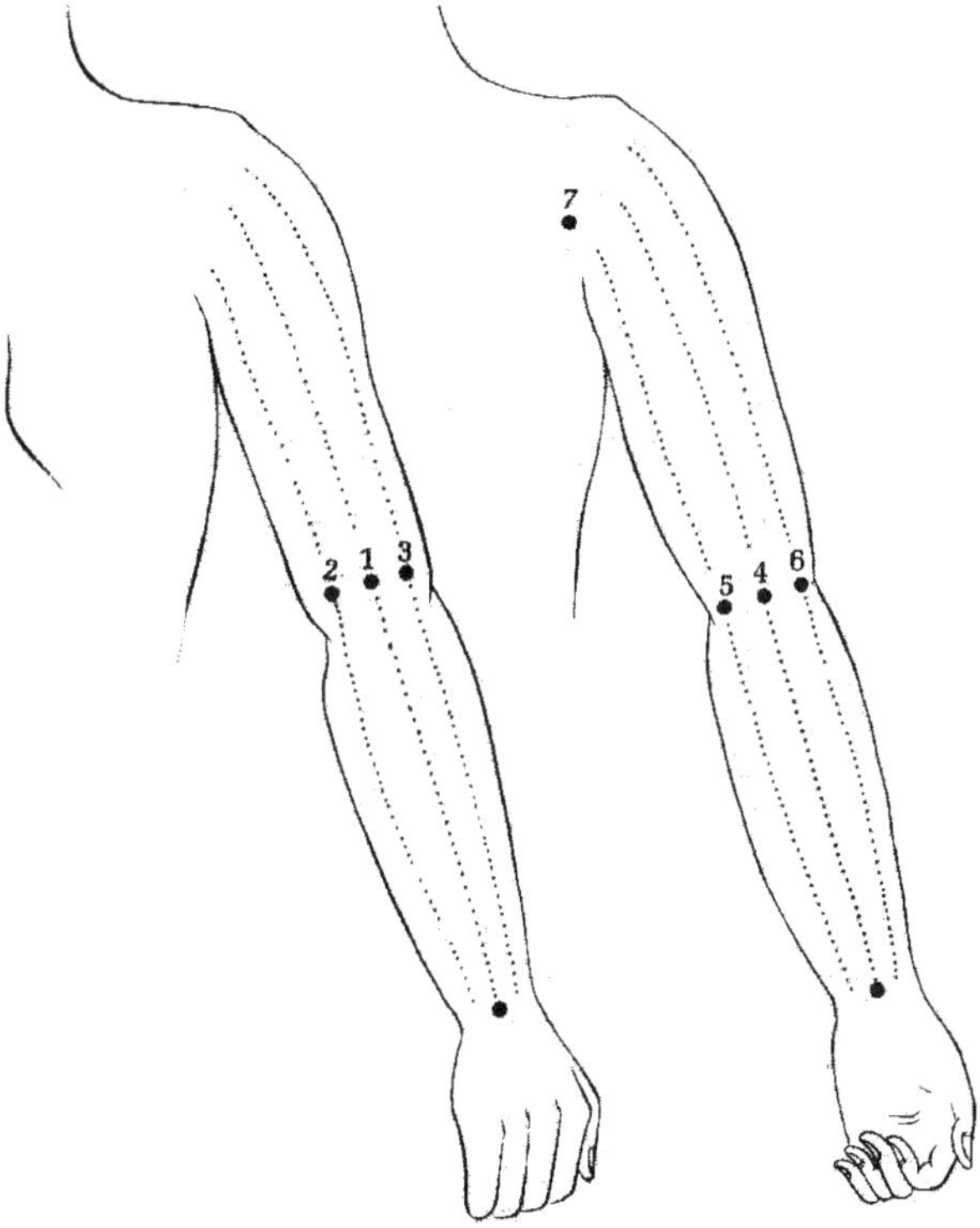

図５　腕のツボ

１番・天井（てんせい）	TE10	関節炎、神経痛
２番・小海（しょうかい）	SI8	頸、肩、上肢神経痛
３番・曲池（きょくち）	LI11	頭痛、肩こり、月経不順
４番・曲沢（きょくたく）	PC3	肘関節炎、心臓疾患
５番・少海（しょうかい）	HT3	心臓疾患、頭痛、神経痛
６番・尺沢（しゃくたく）	LU5	肺気管支炎、心臓疾患、高血圧
７番・極泉（きょくせん）	HT1	心臓疾患、神経衰弱

右手の親指と中指が手首の内側で出会う様にして、左の手首を握ります。右手で左手を握ったまま、左手首を押す様にゆっくりと一定のリズムでマッサージをします。左手を回しながら握ったり圧を加えたり、しっかりとマッサージをします。次に手首から手の平一つ分上方の位置に移し、手を回しながら揉んでゆきます。こうして肘の辺りまで四回分に位置を分けてマッサージをします。

☆　図5に示す前腕の残りのツボのマッサージを行います。これらのツボをよくマッサージすると、様々な感覚が起こってきます。

1番目のツボ・天井（てんせい）を見つける方法は、まず左腕の肘を曲げます。上腕の後ろ側、肘の先端から指三本分、脇の上方へ寄ったところです。右手人差指で、ここを強く圧します。圧する時に少し首を真直ぐにします。それから身体前方に左腕をゆっくりと伸ばします。手の平を上にしこのツボを押し続け、このツボに意識を集中します。ゆっくりと時間をかけて、感覚を味わいましょう。次に、ゆっくりと腕の外側を手首の所まで、このツボからの線上をマッサージしてゆきます。ゆっくり揉んだり、圧しながら腕の経絡を手首に向かって降りていきます。わずかな痛みを感じる所や、敏感な所があったら、更にゆっくりと時間をかけます。腕の特有の神経の位置が解る様になるでしょう。

もう一度、1番のツボに戻ります。そこから約指幅二本分の左右に二つのツボがあります。2番のツボ・小海（しょうかい）は腕の内側に寄った所にあり、3番のツボ・曲池（きょくち）は腕の外側に向かった所にあります。この両方のツボは共に上腕の外側にあります。これらのツボが見つかったら、意識的に腕の外側を縦に三つの部分に分けます。個々のツボから肘の外側を通り、手首の外側までの筋をイメージします。腕を伸ばし、優しくしっかりと2番のツボを押し始めます。ゆっくり力を加えながらも最後には強く押し、そしてゆっくりと力を抜きます。次に、手首までの線上をイメージしながら降りて行きます。そして、再び2

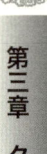

番のツボまで線上を揉みながらゆっくり戻ります。同じように一連のマッサージを3番のツボにも行います。

☆ 前腕部の内側にも、それぞれ手首まで続く三つのツボがあります。4番のツボ・曲沢（きょくたく）を見つけるためには、手の平を上にして腕を伸ばし、肘の内側にある横シワ上の中央辺りを押します。一、二本の指を使ってとても強く押します。そして一定のリズムでツボを押しながらイメージした筋肉の線上に沿って手首の内側まで降りてゆきます。手首のツボ、1番・大陵（だいりょう）には、特に注意を払いましょう。そして、4番のツボへとゆっくりと戻ってゆきます。

5番目のツボ・少海（しょうかい）は、4番のツボから内側に約指幅二本分向かった所です。そこが正確に解らない時には、肘を曲げてみて下さい。肘の内側の横シワの小指側の端に指を一本当てます。そして、腕を伸ばし、そのツボを一、二本の指で良く押します。手首までゆっくりとイメージした線上をマッサージしてゆきます。感覚がより深く感じられる様に、少し強く押しましょう。このマッサージの間、鼻と口両方で優しく楽な呼吸をします。そして再びゆっくりと5番のツボへと戻ってゆきましょう。

6番のツボ・尺沢（しゃくたく）は、1番のツボから約指幅二本分、腕の外側、親指側にあります。このツボは、三つのツボの中でも最も敏感です。前後左右を擦る様に、このツボをゆっくりと揉みほぐします。揉みながら、湧き起こる感覚に注意します。ここを揉むことで、心臓の辺り、首の辺り、また腸の辺りの強張った感じが消えてゆくでしょう。ゆっくりと手首まで続く筋肉線上を揉みながら降りてゆきます。手首のシワをほんの少し越えた所の骨の傍に、特別なツボ・魚際があります。腕を伸ばしたまま、そのツボを丁寧に圧してゆきます。そして6番のツボにゆっくりと戻ってゆきます。特に心臓の辺りの感覚に注意しましょう。

両腕の前腕部のマッサージを確実に行いましょう。

☆　次に、上腕部を握る様にして、肘から肩までマッサージをします。前上腕部の項を参考にしましょう。腕の外側それぞれ三つのツボを握る様にして肩までマッサージをし、再び肘まで戻ってきます。腕の内側の三つのツボも同様に行います。

肩を覆っている三角筋と上腕部内側の二頭筋を、凝りや痛みがなくなるまで優しく揉みます。男性はこの筋肉をよく使う傾向があります。個々の筋肉にそれぞれ働きかけながら、一つの筋肉から次の筋肉へと滑らかに流れる様に揉みほぐします。

片手を膝に置き、その腕を伸ばして、もう一方の手で上腕二頭筋を優しくマッサージをします。腕を伸ばすことで二頭筋を伸ばし、また緊張を解きほぐします。両腕の上腕部のマッサージを完全に行いましょう。

背中のマッサージ

背中のマッサージは、喜びと愛の感覚を解放する助けとなり、五感に生命の息吹と強さをもたらします。

☆　胸部側面の脇下からマッサージを始めます。まず、背中の中心に向かってマッサージを始めます。この領域には大きな筋肉があります。じっくりと時間をかけてマッサージをしましょう。肩甲骨の周辺と肩甲骨の上部をよく揉みます。初めに、背中の一方を行い、次にもう片方を行います。

☆　肩甲骨下方の湾曲部の少し上辺りに左右二カ所にツボ、1番・膈関（かくかん）があります。中指で左右のツボを同時か交互に圧します。ゆっくりと圧を加えたり緩めたりして、一番効果のある圧のかけ方を見つけましょう。

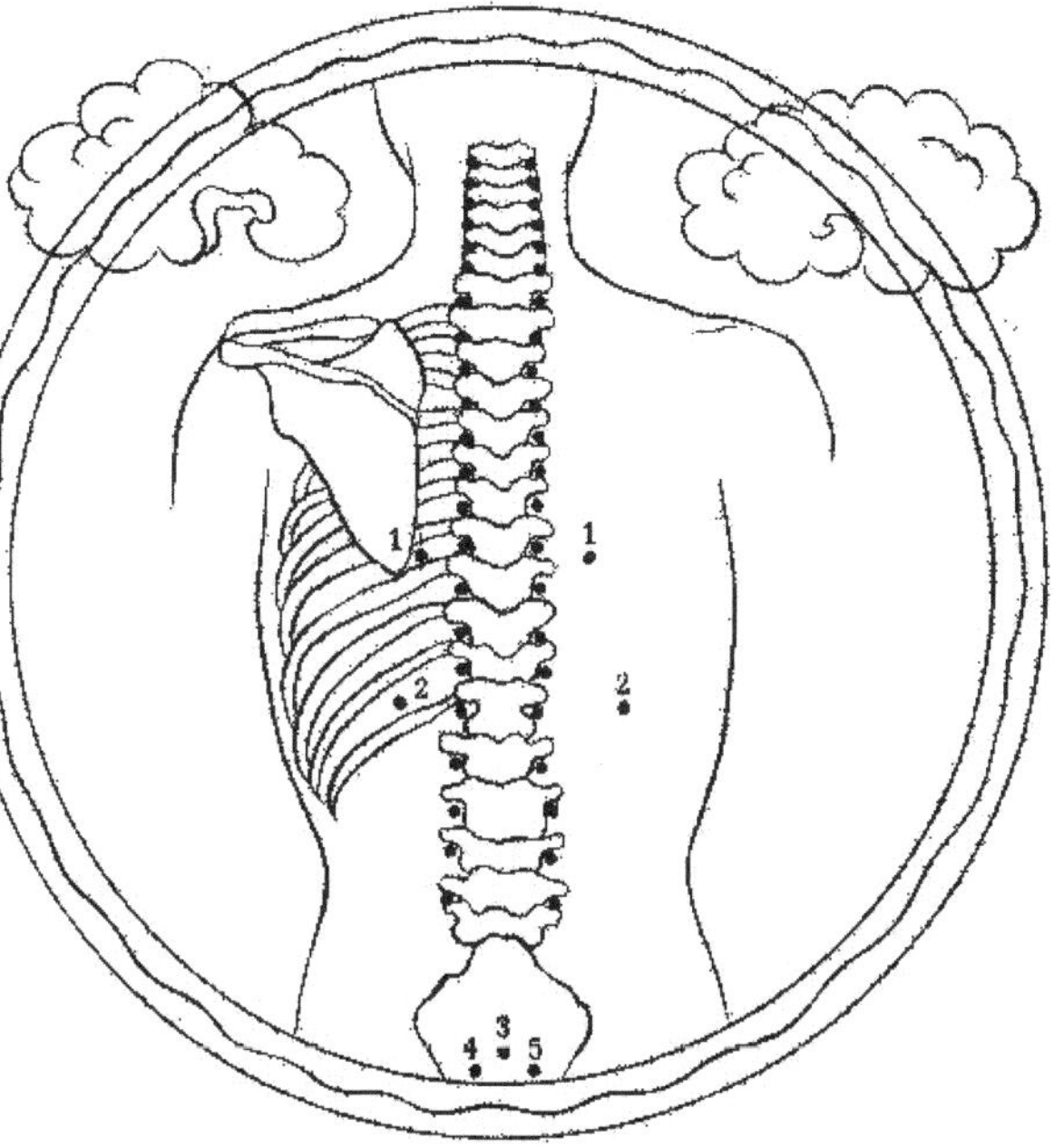

図６　背中のツボ

１番・膈関（かくかん）	BL46	消化器系疾患、胃痛
２番・意舎（いしゃ）	BL49	消化器系疾患、胃潰瘍
３番・腰陽関（こしようかん）	GV3	腰痛、膀胱炎、座骨神経痛
４番５番・関元兪（かんげんゆ）	BL26	腰痛、腸疾患、婦人科系疾患

☆　図6の2番・意舎（いしゃ）は、腎臓の位置の筋肉上にあります。このツボは丁度、胸側のツボ、5番・関元兪（かんげんゆ）の反対側に当たります。中指でこの両方の背中のツボを圧します。徐々に強く圧してゆき、そしてゆっくりと放してゆきます。そして、片手の中指を背中と反対側の胸のツボに当て、身体の表側と裏側に対応するツボを交互に圧します。表裏のツボの刺激をよく味わい、その感覚の中に入ってゆきましょう。十分に感じ取ったら、もう反対側の身体の表裏のツボも行います。

☆　親指で仙骨にある3つのツボ、3番・腰陽関（こしようかん）、4番5番・関元兪（かんげんゆ）を圧します。徐々に圧を加えたり、緩めたりします。親指でできる限りの範囲を圧します。親指が届かない時は中指を使います。そして、脊椎の各両側のツボを強く圧します。背骨の根底から頸椎までの一つひとつの脊椎をよく刺激しましょう。

☆　柔らかいマットに仰向けになります。両足を程よく開き、膝を曲げ、床に両足を置きます。そして、床から骨盤を上げ、肩の方に体重を移動させます。両手で身体の側面から背中をよくマッサージします。

☆　仰向けで背中を丸める様に曲げる姿勢は、両手が届かない上背中部をマッサージすることができます。両足を程よく開き膝を曲げ、足裏が床に着く様に座ります。左手で左膝を右手で右膝を持ちます。足を動かすことなく、ゆっくりと両手が真直ぐになるまで、身体を後ろに倒してゆきます。できる限り背中を床に近付けて倒してゆきます。そして、足を徐々に床から移し、足を真直ぐにして、後転する様に回り、直ぐに前転する様に座った位置に戻ります。前後に回転している時、できる限り背中を丸めて床に接触する様にします。数回、背中で転がりましょう。

☆　上記の方法で後転し、背中で留まります。膝を胸まで近付け、両膝を両腕で挟み、身体を左右に転がす様に揺らし、背中全体をできる限りマッサージしましょう。ゆっくりと優しく転がりますが、バランスを崩すことのない様にします。

この回転や前転後転のマッサージは、背中全体の緊張を和らげてくれます。背骨横の筋肉が緩み延ばされて、幸せと喜びの感覚が解放されてゆきます。この感覚を自ら育み、心の奥にある感覚に触れてみましょう。この様なマッサージを行うと、身体が固定した形態だという感覚を失い、とてもしなやかなで優しい感覚へと変化してゆきます。あなたの身体が喜びの感覚の一部になります。感覚が身体の単なる一部だという囚われから解放され、身体感覚が全身に広がってゆきます。この感覚は身体を越えて広がり、とても広大で完全なものとなります。そしてあなたは宇宙感覚の一部となります。あなたと外界との境界が溶解するでしょう。

☆　次に、胃の辺りの感覚を感じてみましょう。そして背中の中心へと両手を移動させ、身体の側面と背中をマッサージします。このマッサージには、拳を使って行うと気持ちが良いです。

腰のマッサージ

腰をマッサージすると、やる気を削ぐ否定的な感情やエネルギーを刺激する助けになります。

☆　右腹を下にして、真直ぐに伸ばした右足の前に左足を置き、床に横になります。左腰から左股関節、尻部へと両手でマッサージをします。拳で行っても構いません。拳骨で小さな円を描きながら行うマッサージの動きは緊張を緩める助けとなります。もし何か敏感な部分に気付いたら、呼吸を感覚に合わせ、そこを充分にマッサージをし、できる限り深くリラックス感を解放してゆきましょう。

もし練習を始めた頃に感覚を感じられない場合には、単にマッサージに呼吸と意識を集中するだけでも構いません。あなたの内的感覚が徐々に目覚めてくるでしょう。反対の右側をマッサージする前に、次の練習のマッサージを先に行います。

☆　右腹を下にし右手で腕枕して頭を休ませます。左手の平を胸の近くの床に置きます。右足の上に左足を置き、足を真直ぐに伸ばします。ゆっくりと床から15センチほど両足を持ち上げます。足を降ろさずに、膝を曲げ、太腿からふくらはぎを、出来る限り後方に反らします。しばらくその姿勢を保ちます。次に、胸の近くに膝を持ってゆきます。床に接する右腰の圧に注意を払います。次にゆっくりと足を真直ぐにし、床に優しく両足を下ろします。そして、休みます。ゆっくりと二回ほど、この動作を繰り返します。

　このマッサージによって生じた感覚を味わってみましょう。腰から足にかけてのエネルギーの流れを感じます。そして、同じ様に上半身の感覚の流れも感じましょう。腰の感覚を捉える様に、身体の他の部分も感じてみましょう。腰をマッサージすることで、心身の組織全体に流れるヒーリングの感覚と爽快な気持ちを広げてゆくことができます。では次に、左側に転がり、反対側の腰のマッサージを二回ほど繰り返します。

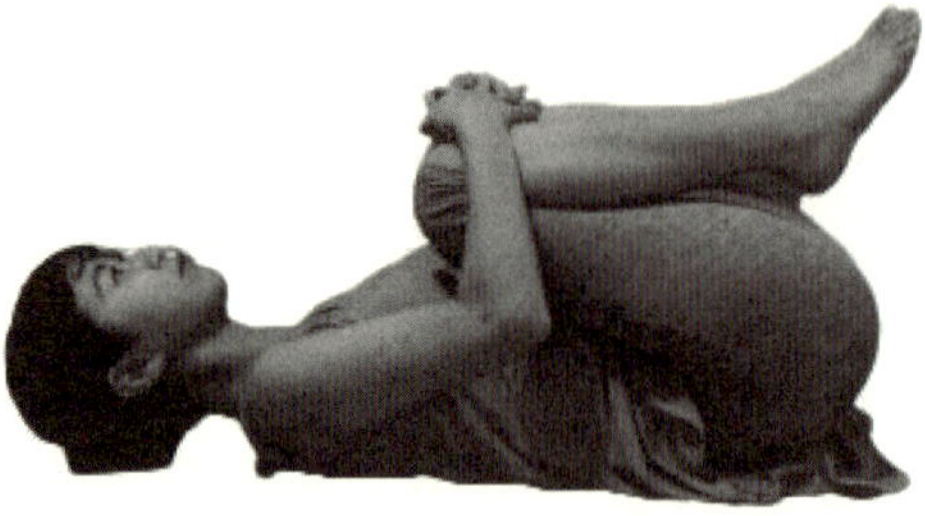

脚のマッサージ

運動不足は、脚だけでなく腰の感覚の流れを妨げてしまいます。ここでの脚のマッサージは、眠っているエネルギーを目覚めさせる働きがあります。この練習を習慣付けると、足のマッサージによって感覚の流れがスムーズになり、エネルギーの流れを妨げる微細なブロックを取り去ることができます。

☆ マット上で左膝を立て、左足裏を床につけて座ります。足の親指と第二趾の間のツボ・太衝（たいしょう）を良く揉み、足首の腱まで動かしてゆきます。親指と人差し指で骨の両側に沿って、膝の脛骨（すねの骨）を揉んでゆきます。図7で示した1番から6番のツボ、1番・解渓（かいけい）、2番、3番・下巨虚（げこきょ）、4番・条口（じょうこう）、5番・上巨虚（じょうこきょ）、6番・足三里（あしさんり）を圧します。

もしも痛みや緊張のコリを見つけたら、そこで間隔を置いて、コリが緩むまで小さな円を描く様に揉みます。こうすることで、その痛みや緊張は溶け去ることでしょう。鼻と口両方でゆっくりと優しく呼吸をします。右足も同じようにマッサージを繰り返します。

☆ 両手で足首の上から脚のすねを両手で上下交互に掴みます。親指を脚の裏側に当てて、すねを左右にねじったり揉んだりして、膝頭まで丁寧に確かめながら上ってゆきます。脚をねじる時にはしっかりと両手で掴み、できる限り手と足をぴったりと接触をしましょう。

親指をすねの前面に置き、手の前後の位置を変えます。脚のねじりを繰り返します。

☆ 膝の両側にある膝蓋骨（膝の皿）の四隅を丁寧にマッサージします。また、膝の裏側のツボもよくマッサージします。親指で図7に示した7番から10番の膝蓋骨4点のツボの7番と8番・犢鼻（とくび）、9番・陽陵泉（ようりょうせん）、10番・鶴頂（かくちょう）を中心に膝蓋骨の周り全体を刺激します。始めに、これらのツボが見つからない場合でも、あきらめないで下さい。感覚に深く触れることができると、感覚が導いてくれます。鼻と口で均等に呼吸をし、指先で探る様にします。ツボを見つける時は、圧力の程度を試しながら、ゆっくりと圧力を解放してゆきます。

☆　膝蓋骨から十八センチほど下の脚の外側のツボ・伏兎（ふくと）を、親指で強く圧します。そしてゆっくりと圧を解放してゆきます。

☆　太腿の筋肉をマッサージするために、片手を太腿の前にもう片手を後ろに置きます。できる限り強く圧したり、大きく左右に擦ったりします。マッサージするときには、手の平全体が脚にぴったりと接触している様にしましょう。両手を同じ方向に動かし、その後また反対方向に動します。そして、太腿の外側と内側の各手を置き替え、またマッサージの動きを続けます。指先で膝の辺りから筋肉をなぞることで、特定のコリや痛みの場所を探しましょう。見つけた緊張を見つけた場所に四指で円を描く様に揉みほぐします。太腿の筋肉は尻と膝をつなぐ重要な部位なので、特に注意を払って行いましょう。

☆　次に、脚の位置を逆にし、右脚のマッサージを繰り返します。

☆　両脚を前に伸ばし座ります。そして両手の平をお尻近くの床に軽く置きます。両脚をゆったりとリラックスさせます。そして、右膝を曲げ、鼠蹊部（左脚の付け根）の上に足の裏を置きます。右足を使って左の鼠蹊部やその周辺を円を描いたり上下に動かしたりする様に、全体をマッサージします。

数分間続け、その後、足の位置を変え、左脚を使って右側をマッサージします。

足のマッサージ

手のマッサージの様に、足のマッサージは全身を活性化し、心身を整えてくれます。

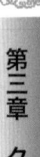

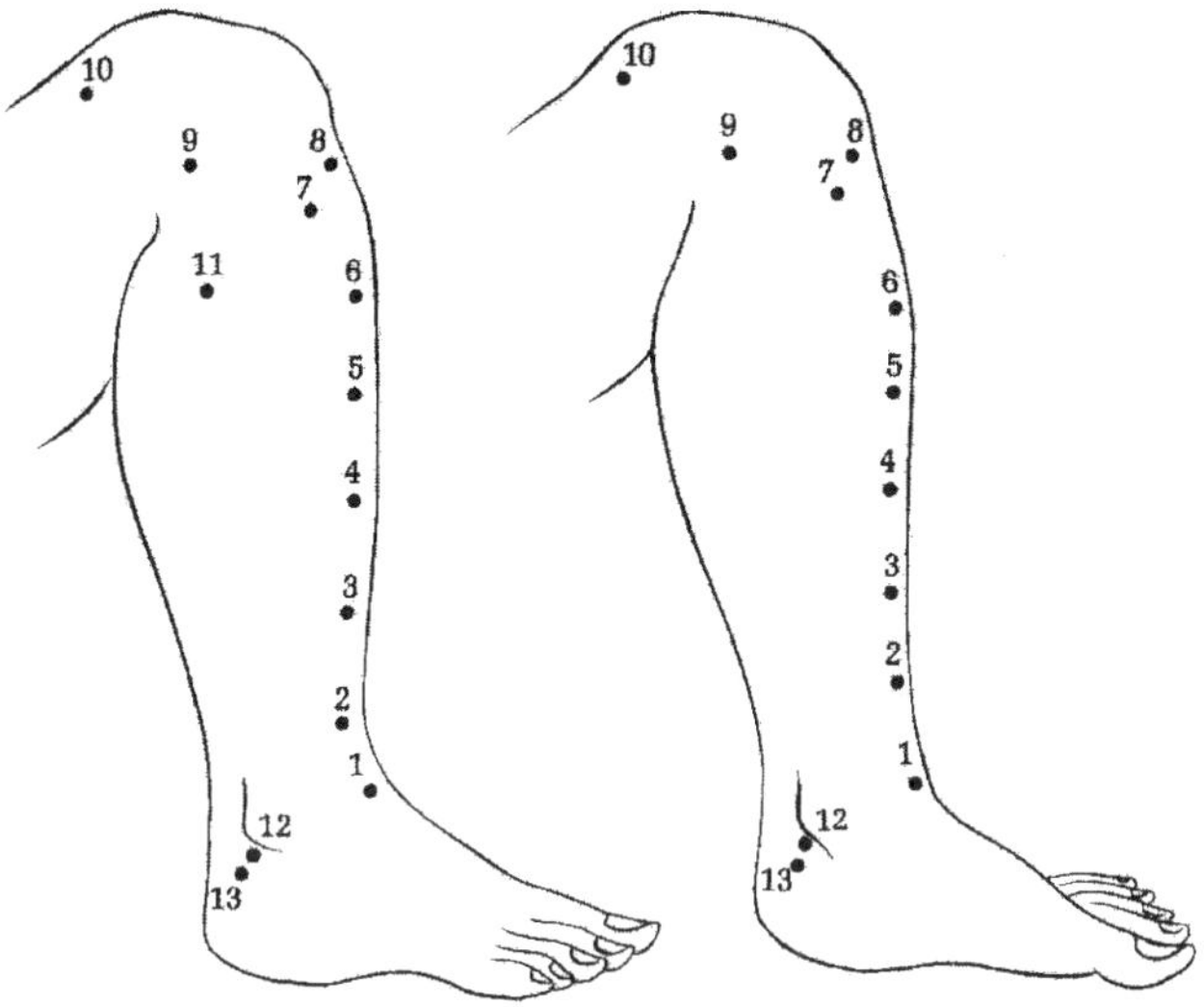

図7　脚のツボ

1番・解渓（かいけい）	ST41	足関節炎、捻挫、目眩
2番3番・下巨虚（げこきょ）	ST39	腸仙痛、食欲不振、足麻痺
4番・条口（じょうこう）	ST38	胃腸虚弱、膝関節炎、足冷え
5番・上巨虚（じょうこきょ）	ST37	大腸疾患、神経痛、麻痺
6番・足三里（あしさんり）	ST36	消化器系疾患、神経痛、麻痺
7番・陰(内)陰陵泉	SP9	膝関節炎、消化器系疾患
陽(外)陽陵泉	GB34	膝関節炎、坐骨神経痛
8番・犢鼻（とくび）	ST35	膝関節炎、リウマチ、水腫
9番・膝眼（しつがん）	Ex-LE4	膝関節炎全般
10番・鶴頂（かくちょう）	Ex-LE2	膝関節炎全般
11番・陽陵泉（ようりょうせん）	GB34	腰痛、膝関節炎、坐骨神経痛
12番・陰(内)太渓（たいけい）	KI3	腎疾患、扁桃炎、足関節炎
陽(外)崑崙（こんろん）	BL60	坐骨神経痛、足背痛
13番・陰(内)大鐘（だいしょう）	KI4	腎疾患、扁桃炎、足関節炎
陽(外)僕参（ぼくしん）	BL61	腱鞘炎、足根痛
・伏兎（ふくと）	ST32	神経痛、麻痺

☆　背筋を真直ぐにし両足を緩く組み、座布に座ります。左脚を右脚の上に置きます。そして、左膝を持ち上げ、両手の指を組み、左足の爪先を持ちながら前方に突き出します。できる限り前方に真直ぐに脚を伸ばし、両手に対して足を押し出します。脚と足の爪先を伸ばした感覚を捉え、しばらくその姿勢を保ちます。その後に、徐々に床に足を降ろしてゆきます。反対側の右足も繰り返します。

☆　左すねを右太腿上に休ませる様に、右脚上に左脚を組みます。踵を右手で支え、左手で足の指を掴みます。力強く爪先を円を描く様に回転させせます。初めは一方向に、次に反対方向に回します。足の裏だけでなく、足の指全体を回転させる様に円運動を大きくします。足の先端部全体がこの円運動に関わってゆきます。ゆっくりと、また素早くリズミカルに両足を回します。

☆　左手で爪先全体を握りながら、前後に数回曲げます。そして、足の指を前後に曲げるだけでなく、足裏もその様に動きを広げてゆきます。この移動を行うと、足がとてもリラックスしてきます。

☆　では次に、両手の指で左足の爪先をマッサージしましょう。爪先の各指の裏をよく揉みます。その後に、各指を爪先から付け根へとマッサージします。足指の面や裏だけでなく、側面も良くマッサージする様にします。この足の側面には重要なツボがあります。直接圧したり揉んだり、回転運動をしても良いでしょう。各指先を優しく伸ばして刺激しても効果があります。

☆　爪先全体の付け根を、親指か拳を使ってマッサージします。そして次に、図8の1番から8番に描かれた各足指の骨の間を、親指と人差し指を使って、表と裏から圧します。

☆　足裏に移り、両手の親指を使って強く各足指の関節を揉みながら探ってみましょう。そして足裏全体を深く圧してみます。ここには害のある危険なツボはな

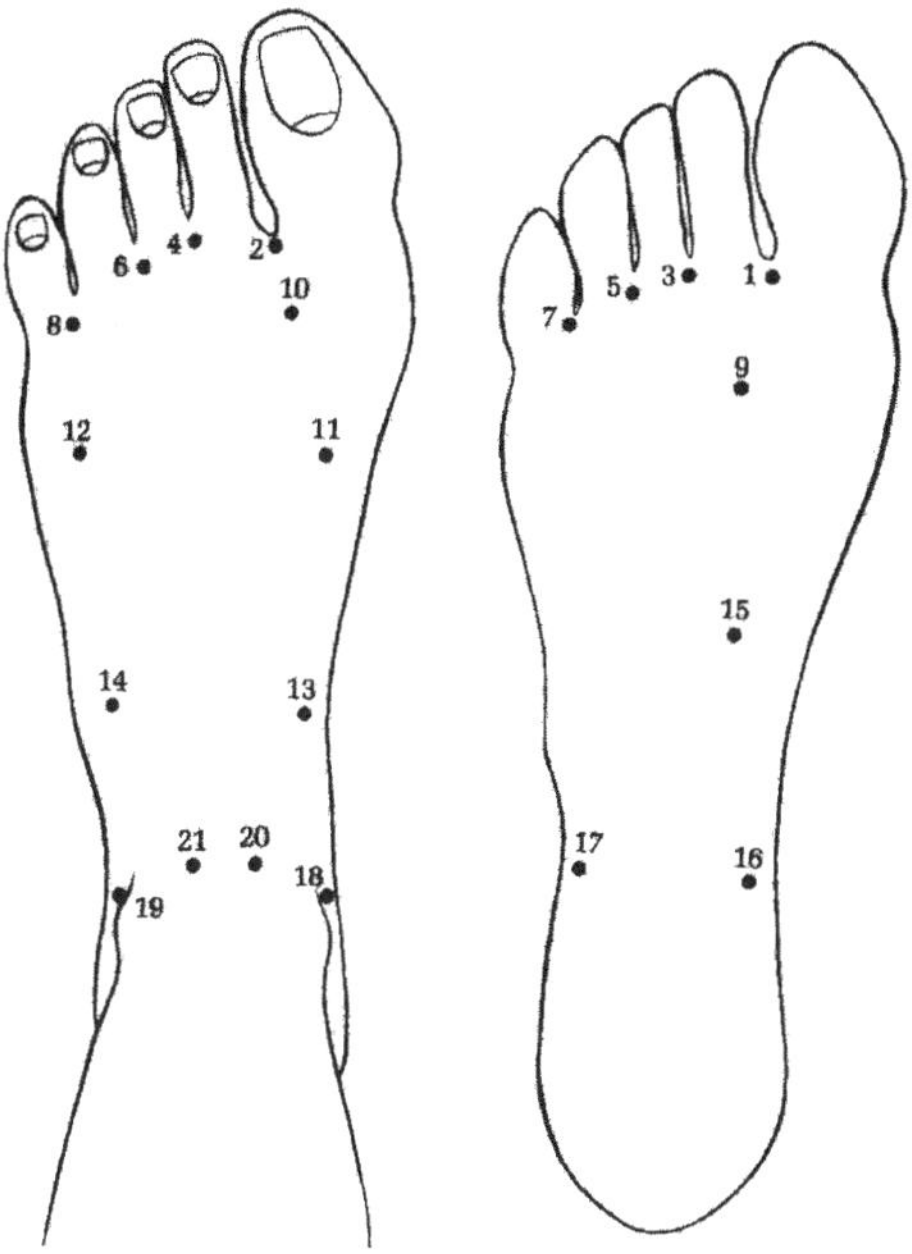

図８　足のツボ

１番から８番・八風（はっぷう）	Ex-LE10	足痛、関節リウマチ
１番・行間（こうかん）	LR2	生殖器疾患、嘔吐、肋間神経痛
９番・湧泉（ゆうせん＊注）	KI1	腎疾患、心疾患、動脈硬化、高血圧
10番・陥谷（かんこく）	ST43	腹痛、足底痛
11番・太白（たいはく）	SP3	消化器系疾患、神経衰弱、不眠症
12番・束骨（そくこつ）	BL65	脳充血症、高血圧、目眩、腰痛
13番・公孫（こうそん）	SP4	胃腸病、嘔吐、頭痛、発熱
14番・京骨（けいこつ）	BL64	頸、肩こり、脳充血症、股関節痛
15番・然谷（ねんこく）	KI2	咽頭痛、扁桃炎、膀胱炎、足底痛
18番・商丘（しょうきゅう）	SP5	足関節炎、捻挫、心臓病、胃下垂
19番・丘墟（きゅうきょ）	GB40	足関節炎、胆嚢疾患、胃痛
20番・中封（ちゅうほう）	LR4	足関節炎、泌尿器疾患、生殖器疾患
21番・解渓（かいけい）	ST41	足関節炎、捻挫、目眩、ヒステリー

＊訳注）湧泉の国際表記方式の部位と著者が示す足のツボには指間の部位の取り方に違いがあるが、井穴の重要なツボとして、ここでは著者に従い部位を示している。

いので、好きなように強く圧しても構いません。敏感な所を見つけたら何回か確かめて、そこに親しみましょう。敏感な特定の所は特定の記憶を解放してくれるでしょう。

☆　足親指と足人差し指の骨の付け根のツボ9番・湧泉（ゆうせん）を中指を使って強く圧し、特に注意を払います。そして、ゆっくりと圧を解放します。9番を親指で10番・行間（こうかん）を人差し指で同時に挟み、この両点をよく揉みます。

☆　足裏を親指で、足表側を四指で圧します。そして親指を足の甲に移し、足の表全体をよく圧しながら、特に11番・太白（たいはく）、12番・束骨（そくこつ）、13番・公孫（こうそん）、14番・京骨（けいこつ）のツボを刺激します。

☆　また、足の裏に戻ります。足の裏のどこでも圧をかけられる様に、右手の指関節と拳を使います。足裏の中央の15番・然谷（ねんこく）をよく刺激します。

☆　親指で足の内側の踵から足の裏を揉んでゆきます。親指でリズミカルに、連続して交互に動かしてゆきます。このマッサージを行う時、手と足の間の感触を途切れさせない様にすることが重要です。そして、踵から足親指の肉部へと移ってゆきます。何か特別な感覚を得たり、少し痛みを感じることもあるでしょう。その時、吐く息と共に、その感覚を良く捉え、痛みを息の中に溶かしてゆきましょう。とてもゆっくりとマッサージを行い、腹の緊張を緩めます。呼吸とマッサージのリズムが感覚と共に完全に一体になるようにしましょう。

☆　左手で右足の爪先を後ろに反らします。そして、踵を張り出す様にします。こうすると、足裏の土踏まずの部分がくっきりと現れます。右手の拳で、この土踏まず全体をくぼみに沿ってしっかりと圧してゆきます。この時、腱は非常に張っていて痛いと感じるかもしれません。この足の裏を圧すと、突然エネルギーが沸き起こる感覚や心に暖かい気持ちが起こってくることが

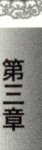

あります。その時感じる如何なるものをも、この非常に敏感な感覚を自覚と共によく探ってみましょう。

☆　どちらか一方の片足を両手で掴みます。足の裏をそり返すように引っ張ります。両手の感触と足が反る感触の両方を最大限に捉えます。次に、足の裏を畳む様に、両手で足の両側を持ってへこませます。

☆　踵に移り、足裏全体を摘みながら探ります。特に、16番と17番を強く圧してみましょう。

☆　右手で左足の爪先を掴み、左手は左足首の上辺りを握る様にして置きます。足をリラックスし、ゆっくりと円を描く様に足首を回転させます。始めは一方向に、その後反対方向に回します。手を動かす様にして、足は完全にリラックスします。もしある所でコリを感じたら、更にゆっくりと動かし、優しく呼吸をすることで、コリの原因を探ってゆきます。全身の緊張をリラックスさせましょう。足の動きがスムーズでしなやかになるまで、数分間回転を続けます。

☆　脚裏側のアキレス腱を激しくつまんだり擦ったりしましょう。

☆　足首やその周りの全てのツボを圧します。足首のツボは図7の12番・束骨と13番・公孫、また図8の18番から21番が含まれます。

☆　爪先を快地良くマッサージができる様に足を支えます。腱と爪先の間をなぞる様に揉み始め、徐々に足首へと移ってゆきます。足の側面もマッサージする様にしましょう。

☆　次にもう少しゆっくりと、足のマッサージを繰り返します。ツボを圧したときに微妙な感覚の変化を感じたら、できる限りその感覚を広げ、感覚の中に溶け込む様に心がけ、圧を感じ続けます。もし痛みや不快な箇所を見つけたら、気を抜かずに丁寧にマッサージを行います。

　では、次の簡単なテストをしてみましょう。体重を両足でバランス良く立つ「立禅」を行います。大地と両足がどの様につながっているのかを感じられますか？　両足の感覚の違いに気付きますか？　片足が軽く、もう片足が重く感じますか？　片足にエネルギーや活性状態を感じながら、もう片方の足には対照的に鈍い感覚を感じますか？

☆　では、右足のマッサージを繰り返します。

このマッサージの章で解説した全てのツボ（図9）は、クムニェの実習やマッサージを行うことで、身体と心と感覚の中に秘められた内なる財宝を探る地図です。これらのツボに慣れ親しみ、緊張を生み出す特殊な感覚に慣れてゆくと、心身が具現化する本質を深く理解することができるでしょう。

この内的探求を深めてゆくと、更なるツボを発見することがあります。あなたの実習が進むにつれ、心身の経験を図に現すことができるかも知れません。それは、他者をより健全な領域に導く心身の地図でもあります。

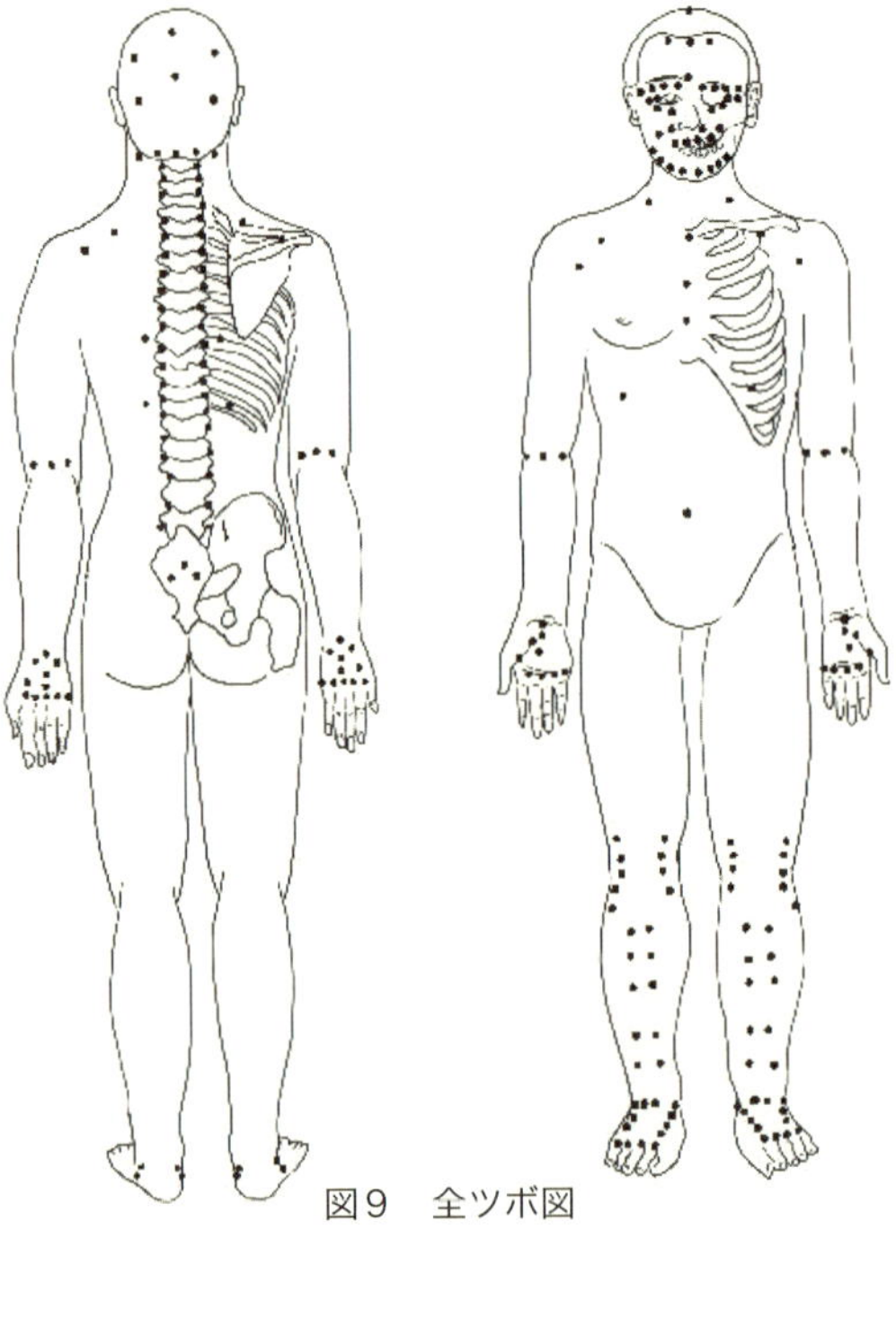

図9　全ツボ図

第四章
クムニェの実習指導法

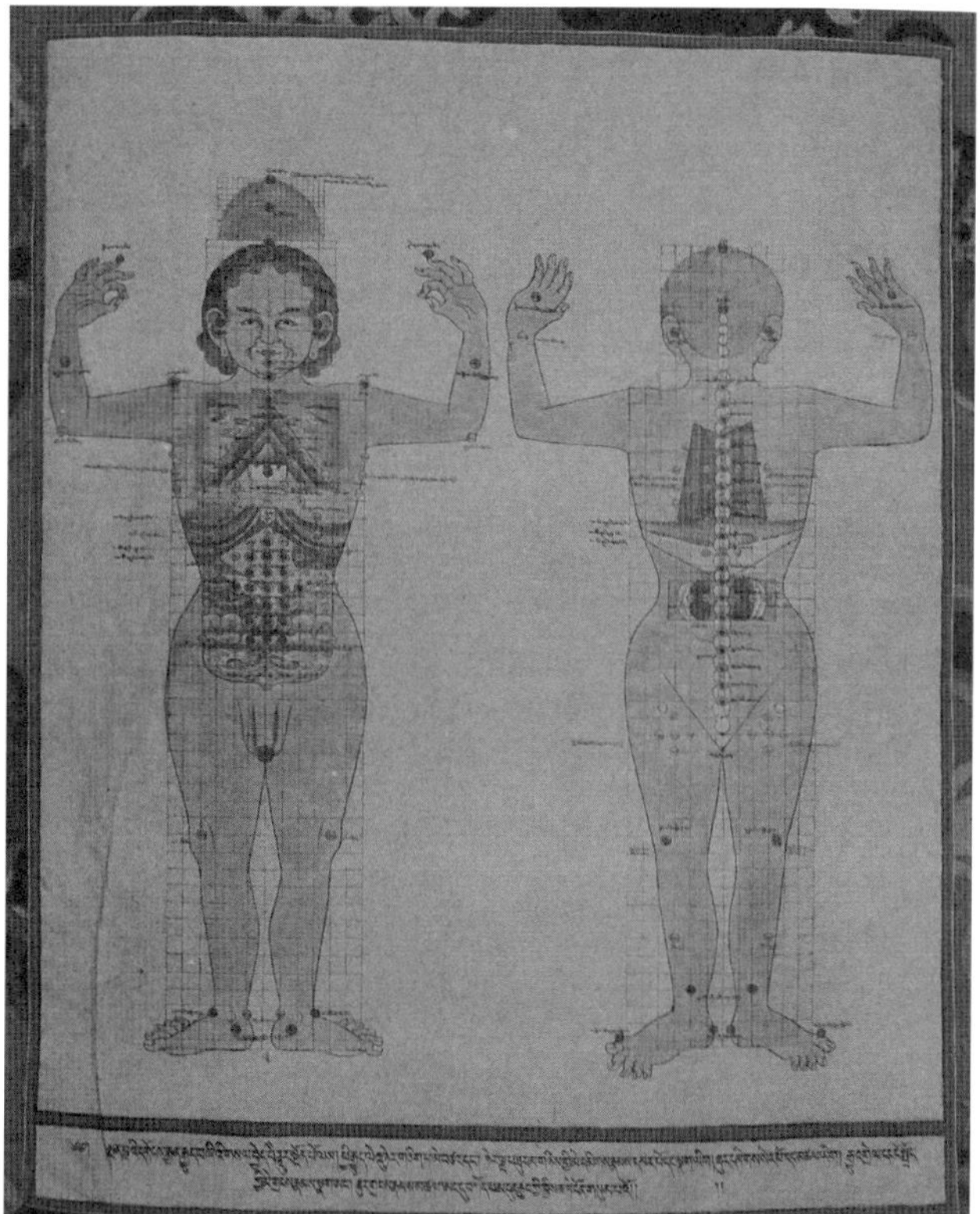

四部医典 (rGud-bzhi)　第七十三火灸穴位図

クムニェの実習指導法

クムニェを実習することで心身を統合し、本来の純粋な性質を引き出します。私たちの日常生活は、エネルギーが活性化され、豊かで持続的なものになります。虹の痕跡を追うことなく、私たちは直接自分自身を満たすことができるので、否定や不満、混乱から自由になります。

クムニェの実習は、身体面だけでなく感情的、精神的側面にも、私たちを育む肯定的なヒーリングプロセスを活性化してくれます。ここでの実習は、身体と心の全てに触れる様に組み立てられており、実習を深める中で、全側面を統合することができます。身体意識、感覚意識、精神意識を刺激することで、身体の肉体構造に影響を与えるだけでなく、微細なエネルギーや感情的システムにも深く染み渡ってゆきます。各々の実習は、身体的心理的の両側面の緊張を緩め、心身のバランスをもたらす感覚を刺激します。

身体の中でより深い感覚を感じられると、私たちは五感や思考を介して、それらを更に広げてゆくことができます。湧き起こる様々な感覚に呼吸と意識をつなぎ合わせると、エネルギーが活性化し、ヒーリングプロセスへと深まってゆきます。初めは全ての感覚の根源にたどり着くことができないかもしれませんが、感覚が豊かになるにつれ、それは短時間で成長してゆきます。もしも憤りや恐怖などの否定的な感情が生じたら、紅茶にミルクを加える様に、肯定的な感覚や記憶と共に、それらをよく混ぜ合わせます。肯定と否定の量が同じになるとゼロになる様に、より多くの味を加えることで美味しいものを作ることができるのです。

一度、感覚の流れが刺激されると、身体と心の全ての側面が互いに結ばれます。ここでの各練習は、身体、呼吸、感覚、心、環境の相互関係が調和し、精神性を探める機会となってゆきます。心と呼吸が感覚を育み、感覚は身体、呼吸、心を育み、そして身体と心が一体になります。

私たちの心理的肉体的エネルギーが活性化し持続すると、意識は明晰さを増し、自分に自信がつきます。そしてコミュニケーション力がより充実します。喜びの器はより広げられ、更に元気で無我に生きることができます。自然の存在の美しさを体験し、私たちが普通、触れることができない経験の次元さえも知ることができます。

私たちは集中力によって光明を得、その経験はより広い視点へと解放されてゆきます。内宇宙と外宇宙が分け隔てられることなく、それは統合されたものとなります。私たちは如何なる空間にも境界線がないことを認識し、全ての空間は既に解放されており、魅力的なものであると知ります。バランスのとれた経験を深めてゆくと、私たちは解放的で自発的で、人生のあらゆる側面を受け入れられる姿勢を育んでゆくことができます。全ての行動は健全な態度の顕われとなり、日々の生活が光明の性質を持ちます。

身体と五感と心を相互に深めてゆく練習は、あらゆる活動に喜びと、生き生きとした感覚をもたらす連続的な体感プロセスとなります。内なる温もりの感覚を深く捉えられる時には、生クリームの様な豊かで濃厚な質を深め、常に新鮮で限りなく増え続ける優しい性質を、自分自身や周りの人々に分かち合うことができます。この様に、私たちは増々この喜びの質を広げてゆくことができるのです。全ての動作や言葉、全視線が、微細な相互作用として、クムニェの実習を行なってゆくことができます。

クムニェを実習する理想的な方法は、朝には呼吸法と動作の練習を、晩にはマッサージを一日に二回ほど行うと良いでしょう。この章で示される二つの練習のグループは、始めの数ヶ月間に朝の練習の計画として取り入れると役に立つものが含まれています。本書の五、六章では、より多くの動作練習が含まれています。もしも一日に一回のみ練習をする場合は、いくつかのマッサージを特定の動作練習に加えて行なっても構いません。

　各グループには、１０の練習があります。グループ１の各練習段階は五、六章のレベル１に対応し、グループ２の練習は五、六章のレベル２に対応しています。各グループでの練習を二から三ヶ月ほど行います。グループ１の練習を深めてゆくには、１０の練習の内、まず二つか三つの練習を選び、毎日、約十五分間、各練習を行います。数週間後、更に一つか二つの練習を追加し、毎日二つか三つの練習を実践し続けます。

　三ヶ月ほどでグループ１の練習を深めたら、次に全く新しい練習に変えるよりも、グループ２から一つか二つの練習を追加した方が効果的でしょう。一度、内なるリラクゼーションを味わうと、身体はあなたにとって真の導き手となるでしょう。

　もしも練習が上手できなくても、自分自身に優しくし、やり過ぎないように心がければ、あなたの身体があなた自身を練習の質へと導いてくれるでしょう。これは最も重要な動作練習のコツであることを忘れないでいましょう。妊娠している場合は、呼吸法と練習１８、２２、２４、３０の様な緩やかな動作を行います。首に傷を持っている場合は、練習１７を行うことは勧めません。背中に怪我をした場合には、脊椎を前後に曲げる練習はしない方が良いでしょう。如何なる練習を行うときにも、常に自分の判断で注意深く意識して、非常にゆっくりと動作を行います。過去三ヶ月以内に手術を受けた場合には、上述した様な穏やかな練習を注意深く行って下さい。


　練習を行う時には、非常にゆっくりと滑らかな動作をしましょう。ゆっくりとした動作は、感覚や身体的プロセスの微細な変化に敏感で注意深くいることができます。常に自覚を保ち、決して機械的に行ったり無自覚で行うことなく、感覚の質を深めてゆく様にしましょう。鼻と口の両方から均等に呼吸することで、常にエネルギーのバランスを保ち、感覚はこのバランスの内で刺激されてゆきます。

　感覚、呼吸、身体の中に自覚と共に入ってゆきましょう。外界に気が散漫になることなく、むしろ感情や緊張、感覚の内側に目を向けます。その後に、知覚が徐々に自覚へと深まってゆきます。余り深刻になりすぎると硬直するので、軽快さと内なる自覚と共に練習の質を深めてゆきましょう。

感覚の中に深まるほどにリラックスの質が拡大し、その深まりは覚醒と喜びの力として、あなたの人生に安心感を与えてくれるでしょう。身体が感覚によって育まれると、健全な感情を保ちより感覚の質が深まる様に、あなたの人生を価値あるものへと導いてくれます。

グループ1

これから様々なクムニェの練習を行う上で、練習を始める前に先の「クムニェの準備練習」の第二章を再度熟読すると良いでしょう。その後に、このグループの練習を読み深めましょう。そして、ある一つの練習を選び実習します。数種類もの多くの練習を行いたいと思うかもしれませんが、その時は、特に好きな二つか三つの練習を選び、多くを行う前に数週間に渡って、集中的に練習すると良いでしょう。心と身体の両方を癒す五感に目覚め、感覚の扉を開くには、一つの練習にじっくりと向き合うことです。決して焦らない様にしましょう。

実習を行うに当り四十五分が良い時間の長さですが、二十分でも効果を得られるので、まず始めは各練習に十五分から二十分かけて行います。一つの練習に二分から三分ほど費やし、繰り返し三回ほど行っても良いでしょう。そして、五分から十分ほど静かに座ります。

後々には、もっと長い間練習をしたいと感じるでしょう。もしも強い感情が起こった時は、練習を行う前にしばらく静かに座り、リラックスしましょう。もしも気分が優れない時には、やり過ぎない様に注意して下さい。

　このグループの練習には、特に肩、首、頭、背骨など、上半身の緊張をほぐすものがあります。特に、練習１９、２０、２１などのストレッチ運動は、午前中に行うと気持ちが良いでしょう。伸ばしすぎたり、速く行いすぎたりしないで下さい。そのやり方は筋肉を痛めたり、心が重くなる原因となります。ゆっくりと鼻と口の両方からバランス良く呼吸をし、ストレッチをする時に緩めながら、軽やかな性質を味わいましょう。感覚とエネルギーが全身に染み渡ってゆくことが感じられると、更に深い感覚をハートで感じられます。

　これらの簡単な練習は、私たちに内在する豊かな資質を自然な方法で開発することに役立つでしょう。練習を行っている間、特に何も起こらないと感じるかもしれませんが、変化は日常生活の性質に徐々に生じ始めることでしょう。経験のあらゆる側面がより明晰になり、生き生きとした感覚が得られます。嗅覚、視覚、聴覚、味覚、触覚などの五感はより敏感となり、充分に機能するでしょう。それは、人生に於ける特別な意味と価値を見出すこととなります。

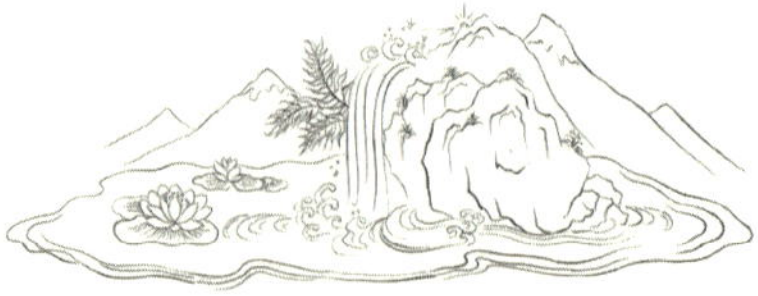

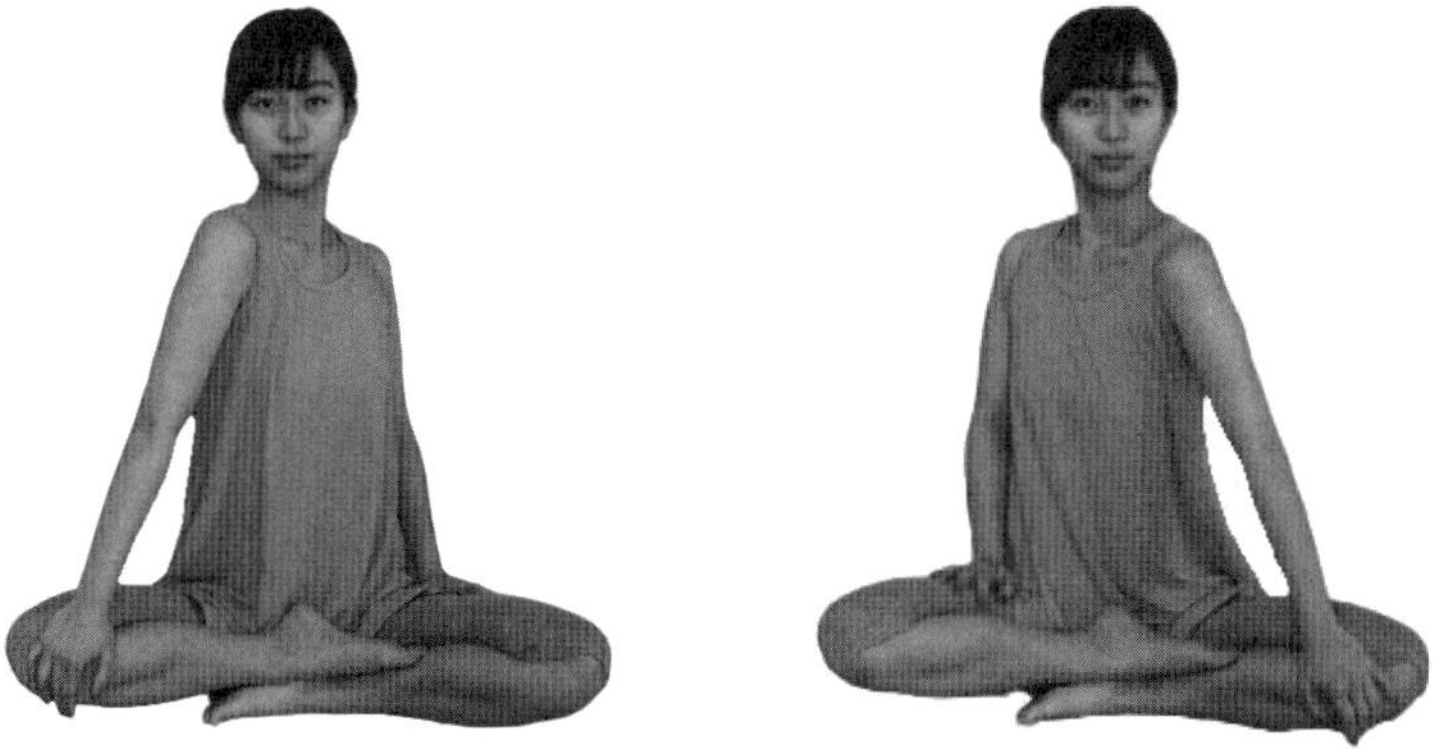

練習１５

練習15　溶きほぐす

座布の上に足を組んで座り、腕を伸ばして手を膝の上に置きます。正面を向き、鼻と口で軽く呼吸をします。右肩をできる限り前に、また左肩をできる限り後ろに、ゆっくりと動かしてゆきます。右腕を真直ぐ伸ばし、左肘を曲げてゆきます。この一連の動作を約十五秒位かけて行います。そして、ゆっくりと左肩と左腕を前に出しながら、右肘を曲げ、右肩を後ろに引いてゆきます。頭は正面を向いたまま、両肩が頭と独立して動く様に心掛けます。日頃、私たちは頭と肩を一緒に動かしているので、始めは少し不自然さを感じるかもしれません。ゆっくりと肩を動かし、身体に沸き起こる微妙な感覚を感じ取りましょう。この一連の動作の終わりに、背中と首の辺りを感じます。そこには暖かな感覚を覚えるでしょう。

互いに両肩左右、三回か九回づつ行います。そして、終わったら元の座法で五分から十分ほど静かに座ります。この動作がもたらす感覚を身体中に広げてゆき、更には身体から溢れ出す感覚を全宇宙へと振り注ぎましょう。

この練習は上半身、特に肩の筋肉をリラックスさせます。また、お尻もリラックスすることができます。

練習16　感覚に触れる

座布の上に足を組んで座り、両手は膝の上に置きます。腹の力を抜きましょう。息を吸い込みながら、ゆっくりと両肩をできる限り高く持ち上げてゆきます。手も肩の動きに任せて膝から腿の方へ滑らせてゆきます。肩をいっぱいにまで上げたら、しばらくその姿勢を保ちリラックスします。更に、もう少し肩を持ち上げてみましょう。両肩の間に首をすくめている様な感じです。

少しの間、息を止め、喜びに満ち溢れる子供の様に、新鮮で暖かいものを首の後ろ辺りに感じ取ります。そして、ゆっくりと息を吐き、両肩を後ろに引きながら回すように降ろしてゆきます。その時、首の後ろと背骨の感覚を感じ取ります。腹の力は抜いたままで、手と腕も十分リラックスさせます。あなたはその辺りに温もりと柔らかさを感じ取ることでしょう。肩を前、上、後ろ、下へと、三回から九回、ゆっくりと回してゆきます。一回転に少なくとも一分間はかけます。回している間、気持ち良く回転を変えられる所を見つけたら、やはり三回から九回、逆方向に動かし始めます。この一連の動作を終えたら元の座法で五分から十分ほど座り、この練習で得た感覚を体中に広げてゆきます。

この練習は立ったままでも行うことができます。その場合、肩を回す際、両腕の力を抜いて、脇に添わせる様にします。

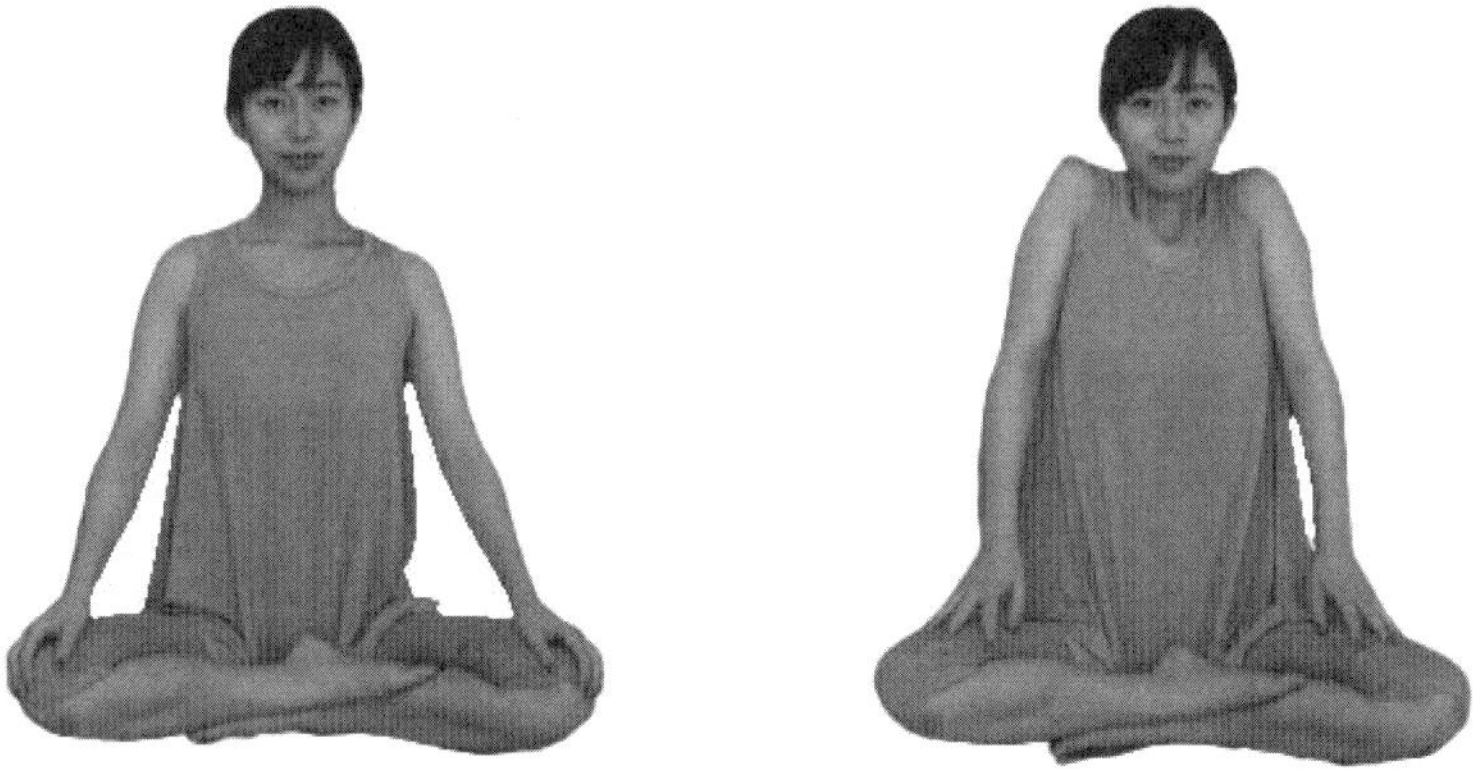

練習１６

練習１７　輝く思考

もしあなたが妊娠していたり首に何かの傷害を持つなら、この練習は最良とは言えません。あなたの首の筋肉がとても固いなら、特にゆっくりと行うと良いでしょう。練習は全て、鼻と口の両方でゆっくりと正確に呼吸をします。呼吸が早くなったり不正確だと、この練習で嫌な気分や良くない結果をもたらすので、気を付けて行なって下さい。

座布の上に足を組んで座り、両手は両膝に置きます。口は微かに開き、静かに呼吸をし、ゆっくりと顎を胸の位置まで降ろしてゆきます。そして次に、目線が天井に向くまで、ゆっくりと頭を持ち上げてゆきます。非常にゆっくりとしたこの顎の上下運動を、数回繰り返します。次に、右耳を右肩の方へと倒して戻し、また逆に左耳が左肩の方へと倒して戻すという動作を、とてもゆっくりと行います。これを数回、繰り返します。

次に、静かに目を閉じて、頭頂で大きな円を描く様に、ゆっくりと頭を時計回りに回転させます。両肩の力を抜き、頭と一緒に動かさない様にします。首の筋を余り伸ばし過ぎない様にし、力を抜きます。ゆったりと大きな円を頭で描きましょう。耳は肩に近付け、顎は胸に近付けます。凝って痛い所を見つけたら、筋肉を緩めるように伸ばしながら、頭を前後にゆっくりと動かします。あなたはそのコリと関係する思考や記憶に気付くかもしれません。動作がほとんど感じられなくなるまで、心と呼吸と感覚と共にゆっくりと回してゆきます。全身や指先にも敏感でいましょう。

　頭を回している間、頭蓋骨や脊髄の付け根、後頭部など、できる限り感じ続けましょう。そこに暖かな家庭の温もりの様な、安らかな感覚を覚えることでしょう。この感覚を深められる限り感じ続け、背骨を通して体中に広げてゆきます。感覚が身体よりも大きくなる様に、また身体の外にも広げてゆきましょう。

　三回から九回、時計回りに回転させたら、心地良く逆方向に変えられる場所を見つけて、また三回から九回、逆時計回りに回転し始めます。この全動作中は、鼻と口の両方で正しく呼吸することを常に覚えていましょう。最後の回転で、徐々に頭を動かしながら、ゆっくりと動作を止めてゆきます。そして、湧き起こる感覚とエネルギーを味わいながら十分ほど座っています。

　この練習は首、頭、肩のコリをほぐし、固まった思考とイメージの質を溶かし、内なる輝きをもたらしてくれます。

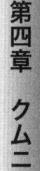

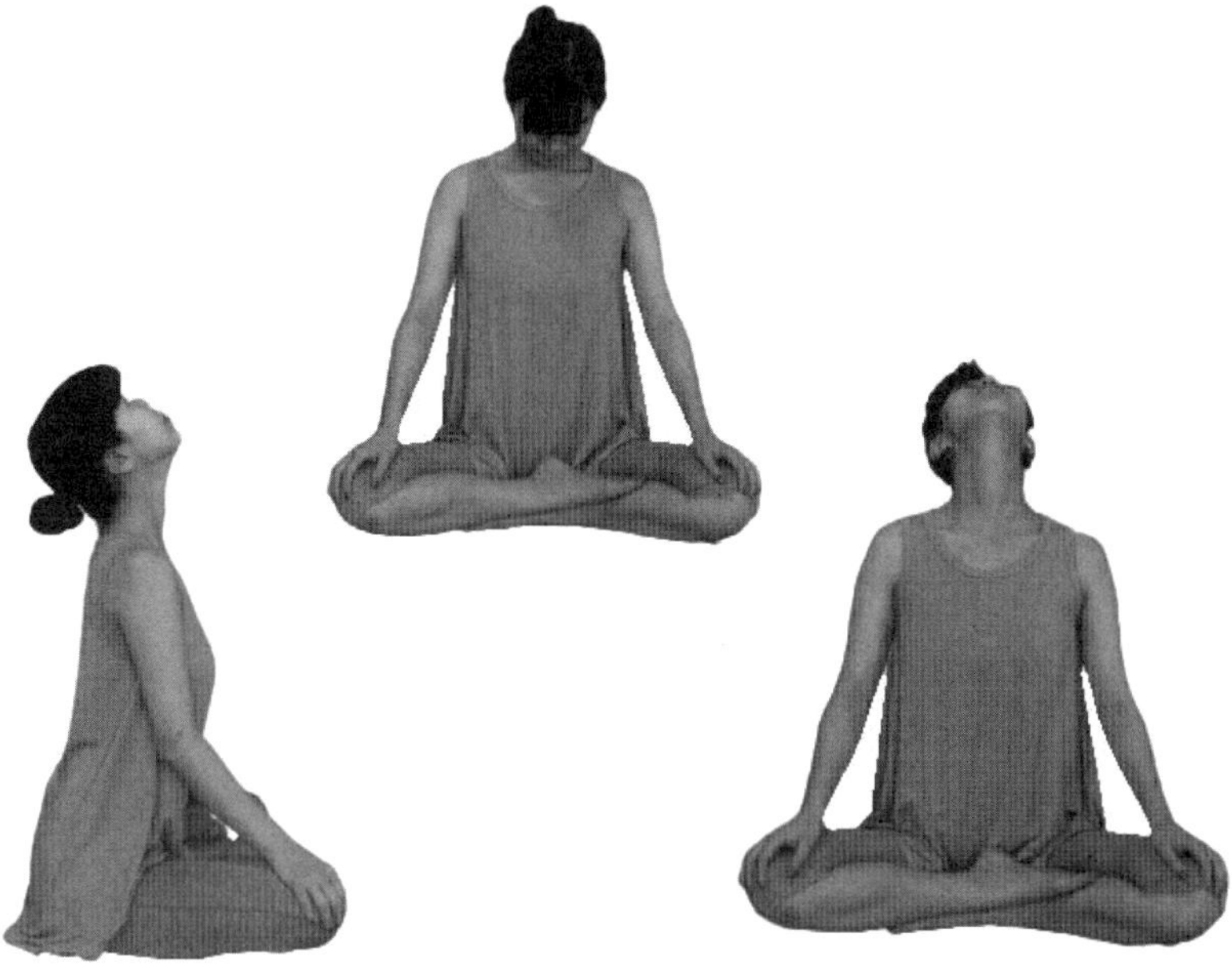

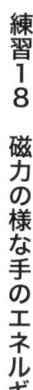

練習１７

練習１８　磁力の様な手のエネルギー

この練習は手をよく刺激したりマッサージした後に行うと、とても効果があります。

座布の上に足を組んで座り、手を膝に置きます。肘を曲げ、手の平を下に向けたままゆっくりと腕を胸の位置まで持ち上げてゆきます。肘の力を抜き、身体からほんの少し離します。優しくムラのない呼吸を鼻と口でします。ゆっくりと徐々に手をほんの少し上げたり下げたりします。手の下で小さな炎が燃えている様に、熱が感じられるまで優しくゆっくりと気張らずに動かします。半眼で、視野全体の中でその動きを感じましょう。肩の力を抜き、どんな動きも感じられなくなるまで、手の動きをゆっくりとしてゆきます。手の平や首、背骨の後ろに、あるいは胸に熱が感じられますか？

もし熱が感じられないなら、きっと早く動かしすぎです。肘の力を抜き、手首を外に垂らしておきます。空間をそっと撫でている様に、軽く動かします。動きをさらに小さく、優しく、蜂の羽ばたきの様に気が付かないくらいの微かな振動が感じられるまで、手の動きを更にゆっくりとします。手の平の熱が感じられますか？　指に、何か掛け巡っているものを感じられますか？　たぶん、今まで味わったことのない、ピリピリとした感覚を覚えることでしょう。

手の平か指に何かを感じたら、それを正面に差し出し、ゆっくりと手の平を上にして空気を支える様にしています。肘で脇を押え、胸をほんの少し突き出します。手の平は上向きにしたまま、ゆっくりと手を互いに寄せてゆきます。熱やエネルギーを感じましょう。両手が触れ合う直前で、両手の間の感覚をできる限り味わいます。まだ、このエネルギーが感じられますか？　この間、両脇の力を抜き、肘をしっかりと留めておくことが大切です。これを三回から九回続けます。

手の平を上に向け、肘は脇に添えておき、手を小さく早く、また力強く、互いに近付けたり離したりします。腹の力を抜いて、肩から手までしっかりと気を巡らせてゆきます。首は真直ぐしっかりと固定し、できる限り早く手を左右に振ります。三十秒から一分間、この動作を続けて行います。

徐々に手の平の動きをゆっくりと降ろしてゆき、互いの手の平を握る様にして、膝の上で手を休めます。頭はやや前に屈し、肩の力を抜ききります。この気を手で包み込む様にして、手首を休ませます。そのまま、五分から十分間座り、体から湧き起こる感覚に敏感でいましょう。一週間から二週間かけて、これを十回以上練習した後に、次の練習へと進みます。

☆　座布の上に足を組んで座り、手を膝の上に置きます。鼻と口の両方で、静かに均等に呼吸をします。腕を胸の位置までゆっくりと持ち上げ、思う様に手を動かします。そして、手の平の内側からのエネルギーを感じましょう。ゆっくりと手の平を上下左右に動かします。その時、ある冷たさや暖かさを感じるかもしれません。異なった方法でこのエネルギーを味わう様にします。重いものを持ち上げたり、何かを押え込んだ

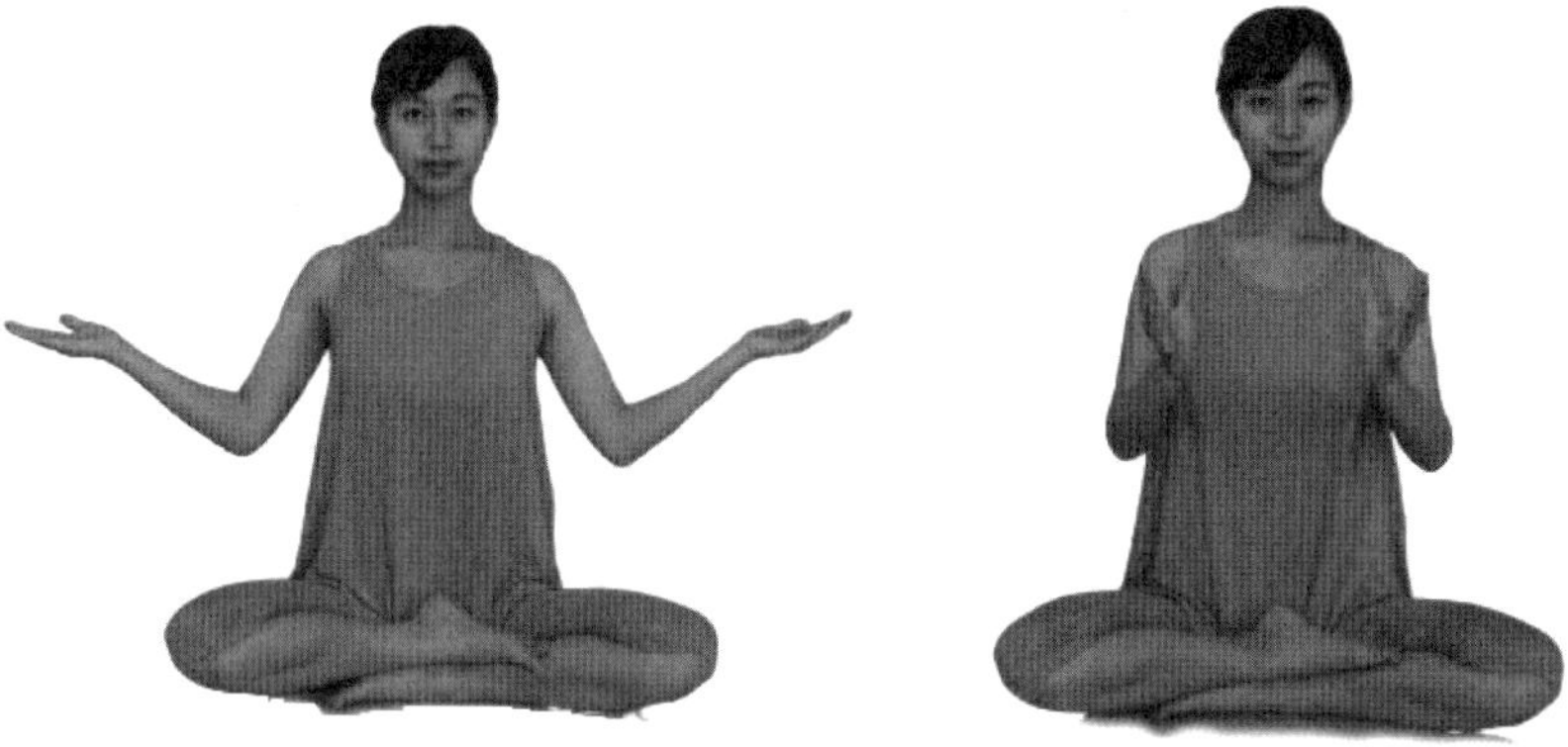

練習１８

りする運動で手を鍛えてみるのも良いでしょう。あるトーンの感触やある種のエネルギーの輪郭を感じるかも知れません。更に、エネルギーの球体内部まで感じられることもあるでしょう。

　では、ゆっくりとこのエネルギーと遊んでみます。ひねったり、引き寄せたり、合わせたり、離したりし、しっかりとした球体を作って遊びましょう。遊んでいるうちに、このエネルギーの感覚以外には何も感じられなくなるまで、あなたの心と感覚を一体にしてゆきます。

　さて今度は、肘で脇を挟み、手の平は向い合わせ、指先を前に向けます。そして、手を素早く左右に振動させます。指も一緒に動かします。最初に、大きく手を広げて、エネルギーを押し付ける様に固めて強めます。肩から手にかけて力をみなぎらせると、手により一層重みを感じるでしょう。重みや密度というエネルギーの異質な感覚を追求してみるのも良いでしょう。エネルギーと共に空気にも触れていることに気付きます。空気の中にエネルギーが潜んでいます。絹に触れている様に、または甘露水を味わう様に、このエネルギーの異なった質感を感じ取りましょう。

　ではゆっくりと、動きを緩めてゆきます。そして、頭頂、喉、胸、丹田と身体の色々な部分に、直に触れることなく、手を近付けてゆきます。ゆっくりと手を動かしてゆき、エネルギーの異なった磁場の質感をそれぞれ確認しましょう。そして、ゆっくりと手を伸ばしてゆき膝の上で休めます。数分間じっと座り、この「磁力の様な手のエネルギー」を味わい続けます。

　数週間に渡って、この練習を二十五回以上各毎回十分間ずつ行なう様にします。数をこなしていくうちに、様々なエネルギーの質に慣れ親しんでゆくでしょう。

☆　前に述べた練習を重ねて、手にエネルギーを感じられる様になったら、手の平を更に力強く擦り合わせます。そこで生じたエネルギーを、身体の各器官に満ちてゆく様にしましょう。意識に軽く集中して、素早く力一杯擦ります。両手を顎の位置までもってゆき、呼吸は鼻と口との両方でゆったりしながら、このエネルギーを肌で感じましょう。段々と速くこすってゆき、身体中にこのエネルギーを取り込みます。

　では、ゆっくりと動きを遅くし、力を脱いてゆきます。次に直接目に触れることなく、手の平でゆっくりと目を覆います。目に染み込んでゆくエネルギーを感じましょう。目を塞いだまま、静かに三分から五分間座り、このエネルギーのもたらす効果をゆっくりと味わいます。身体の色々な場所にエネルギーを感じることができるでしょう。呼吸とこのエネルギーを一つにして、その感覚を拡げてゆきましょう。

　最後に手を離し、ゆっくりと目を開け、静かに自分の周りを、ありのままに見ます。感情やその性質の違いが何なのか感じられますか？　呼吸の本質は、一体何なのでしょうか？

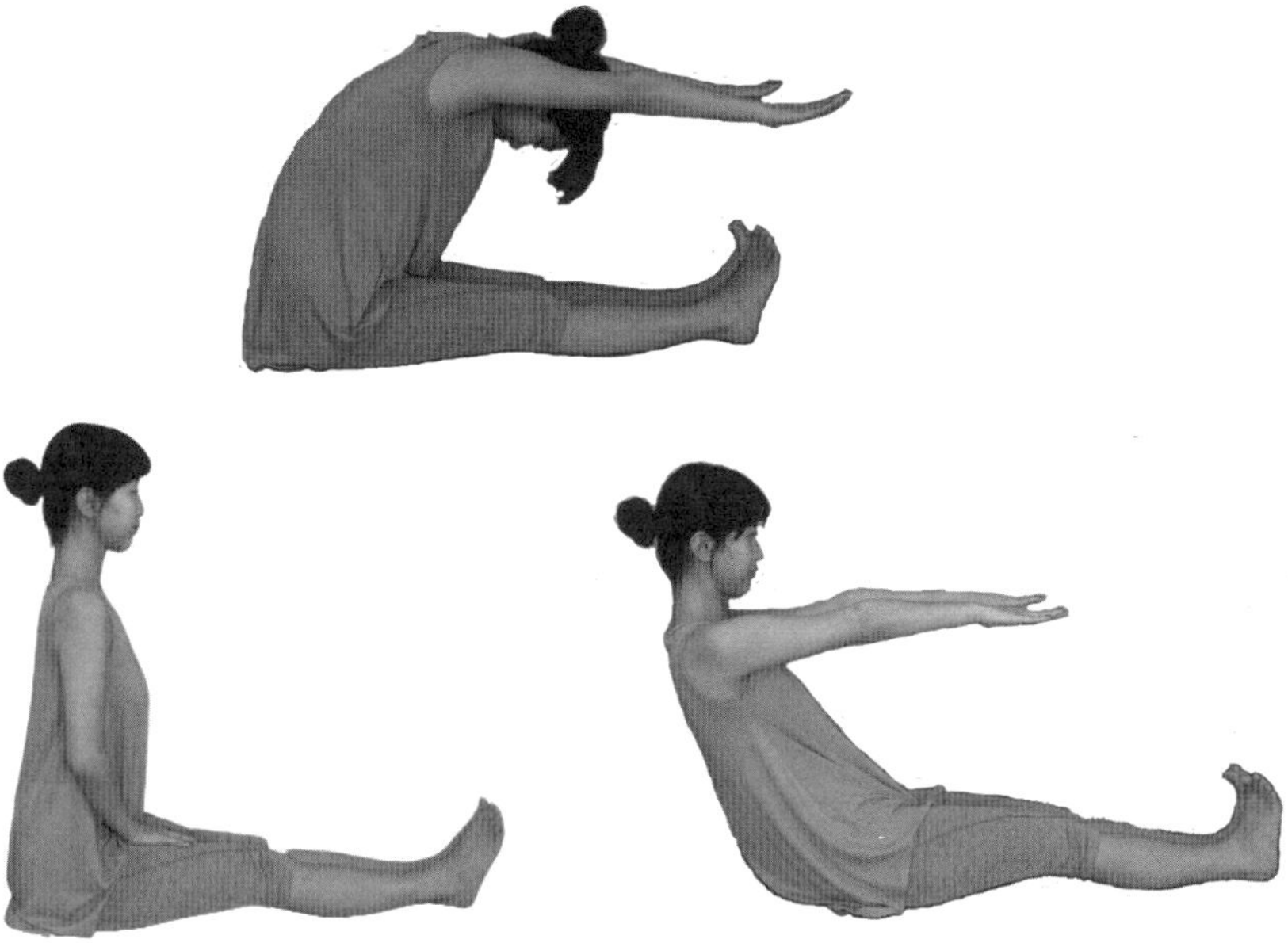

練習１９

練習１９　エネルギーの再生

座布は使用せずに、直接に床に座ります。足を真直ぐ前に投げ出し、自分の心地好い足幅に開きます。背筋をピンと伸ばし、膝に手を軽く置きます。足首を立てると自然に爪先は顔の方を向きます。この姿勢を一連の動作の間、保ちましょう。動きが終わるまで、こうしています。手の平を下に向けて、腕をゆっくりと肩の高さまで持ち上げてゆきます。ゆっくりと腕の間に頭を倒して、更にゆっくりと足の爪先の方へ上半身を倒してゆきます。無理して伸ばすのではなく、自然と爪先に届く所で身体感覚を静かに味わいます。どこまで倒せるかは、全く問題ではありません。しばらくこの姿勢を保った後に、ゆっくりと元の姿勢に戻してゆきます。差し出した腕は真直ぐ前方に伸ばしたまま、上半身が後ろに傾く位置になるまで、ゆっくりと頭を上げていきます。

更に動作の速度を落としてゆき、無理することなく、また前屈姿勢を行います。そして姿勢を戻していく時には、さらに速度を落とし、湧き起こる感覚を味わい、時間と空間の性質を感じましょう。この動作を行なっている間は、鼻と口との両方から、静かにムラなく呼吸することを忘れずにいましょう。

この練習を三回から九回行ないます。終わったら元の座法で五分から十分間座ります。そして、あなたの周りをとりまく空間が、湧き起こる感覚に満たされるまで、静かに呼吸し、その感覚を深めてゆきましょう。

練習２０　身体エネルギーに触れる

もしもあなたが妊娠していたり、背中や首に障害を持っているなら、この練習は勧められません。

両足を自然な足幅に開き、背中を真直ぐに伸ばし、バランスよく立ちます。鼻と口の両方で滑らかに呼吸をし、腕を前方から頭の上までゆっくりと持ち上げてゆきます。手の平は前方を向いています。膝の力を抜いてリラックスし、身体は真直ぐに伸ばした姿勢でいます。そして、徐々に腕を前方に伸ばす様に、腰から上半身をゆっくりと前屈をする様に曲げてゆきます。頭、胴体、腕を同時に動かしながら、上方から前方へ、更に下方へと、とてもゆっくりと曲げてゆきます。胸、腹の緊張を抜き、下方まで曲げるにつれて、エネルギーの重心を少しずつ落としてゆきます。

動作を頭で支えない様にしましょう。頭をゆったりと自然に垂らす様にして、首の筋肉の緊張を抜きます。身体の背中側、特に脊椎と足の裏側の感覚を感じ取り

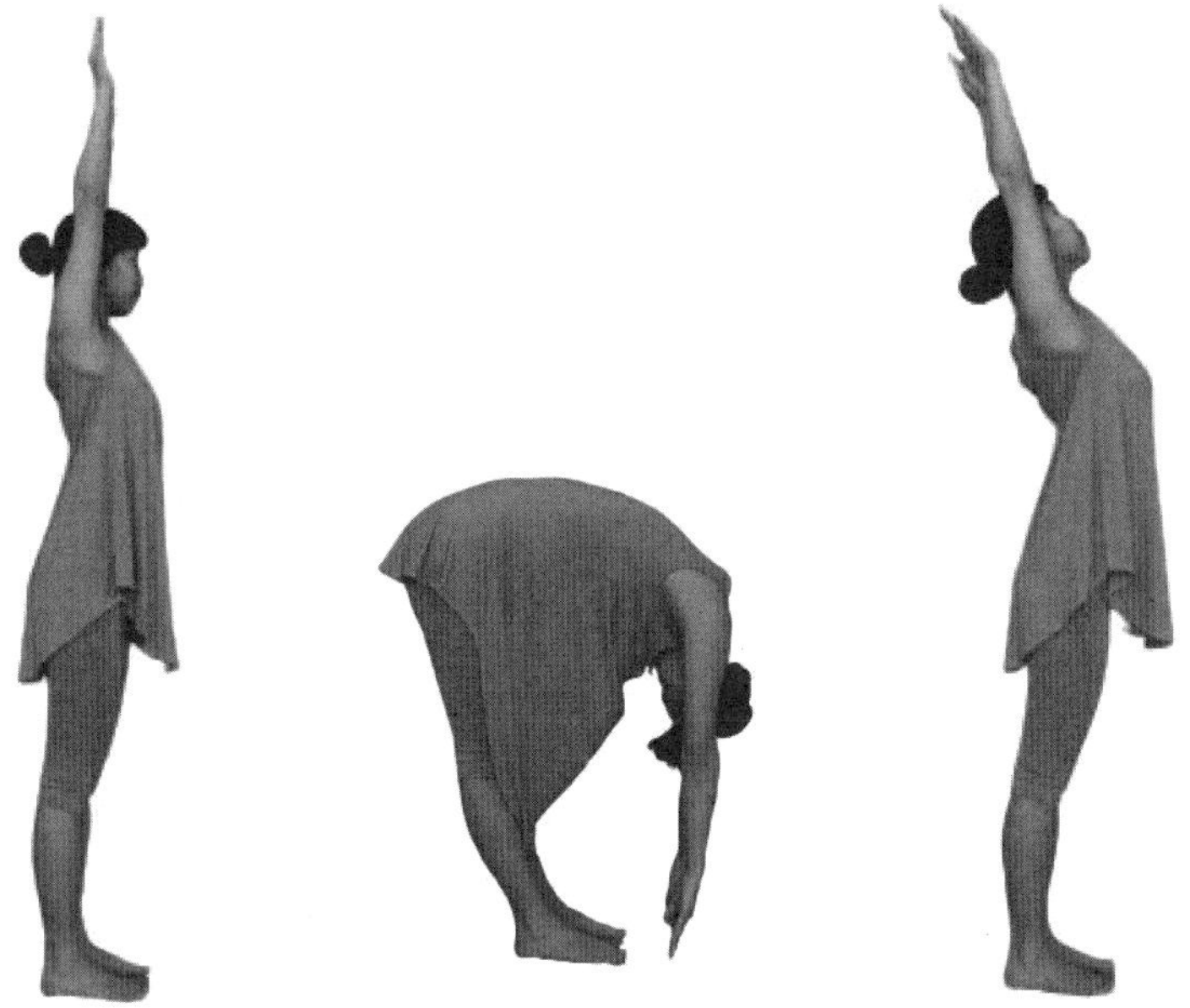

練習２０

ましょう。膝は、真直ぐにしています。指が床に近付いた時に、しばらく床に触れており、背中の感覚に軽く意識を留めます。身体の声を聞く様に、しばらく静かにしていましょう。指の間を少し離して、ゆっくりと広げます。エネルギーの流れが塞ぎ止められない様に、腹から緊張を抜きながら、充分に息を吐き出しましょう。

さて、ゆったりと正しい呼吸をし、腕の間に頭を入れたまま、とてもゆっくりと上半身を起こしてゆきます。起き上がる時、特に喉に注意を向けます。そこに解放感を感じるかもしれません。上半身が元の真直ぐな姿勢に戻った時も、腕で頭を挟んでいます。更に、身体を後方へ僅かに反り曲げます。膝を真直ぐにし、腹と下半身の力を抜いてとてもゆるやかに動きます。張りつめることなく、少しだけ後方に反ります。この姿勢で、ゆるやかに息を吐いてゆくと、体の前側、特に腹、胸、喉に開放感を感じることでしょう。

頭蓋骨の底部に注意を向けながら、首と頭をゆっくりと、真直ぐにしてゆきます。たぶん、そこに暖かさや、やっと安らぎの場所を見つけた様な、親しみと平和な感覚を感じるかもしれません。再びできる限り、腹、首、背中をリラックスさせながら、優しくゆっくりと動かし、前の様に、前屈の姿勢へと曲げてゆきます。特に脊椎の下方部分に、この練習がもたらす自然治癒エネルギーを引き出してくれます。椎骨の開放感と自由さを感じましょう。この前屈動作での始めでは、背中の上方でより解放感を感じるかもしれません。更に曲げた時、背中の中間部辺りに開放感を感じるかもしれません。そして、手が床に近付いた時、自然治癒エネルギーが背中の下部で、より強く感じるでしょう。

身体を起こし始める時、ゆっくりと気付かないくらいわずかに動いているので、あなたは体に起こる微妙な緊張を感じ取ることができます。緊張の場所を見つけた時、できる限り感覚を完全に開いて、そこを味わいます。たぶん身体のコリの中にセルフ・イメージやその性質に気付くことができるかもしれません。コリや堅さを充分に捉えられた時、それを解き放つことができます。この動作の中で感覚との一体感を味わうことができるでしょう。感覚自体があなたを動かし、ついに「あなた」はもはや存在しないと感じられるまで、全身の細胞をエネルギーで満たしてゆきます。そして、そこにはただ感覚があるだけと感じることでしょう。

この練習を、三回から九回行います。終わりに五分から十分間、この動きで目覚めた感覚を拡げながら、静かに座りましょう。

この練習は、首の後、脊椎、足の後側の緊張をほぐします。そして、身体エネルギーと感覚を再び活性化させることができます。

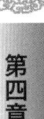

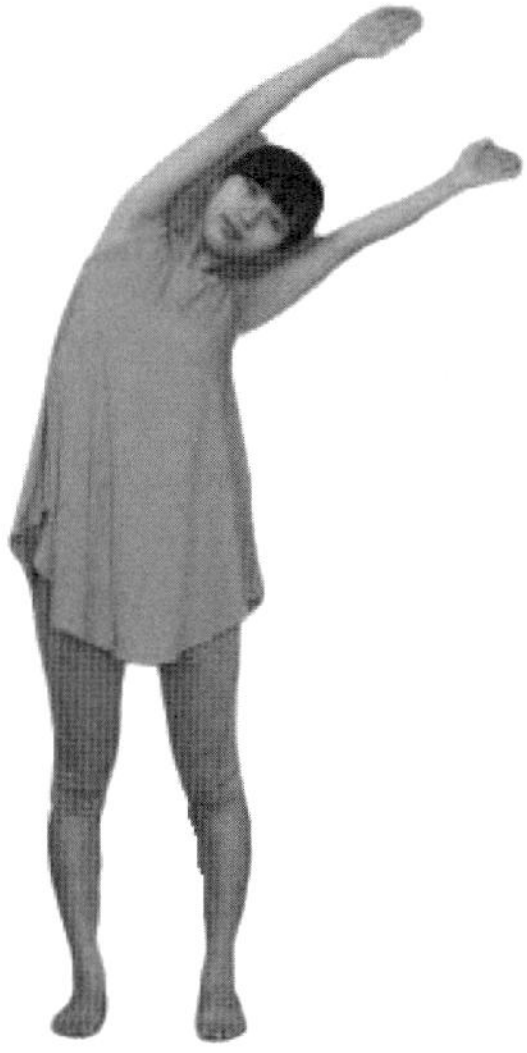

練習２１

練習２１　心身を癒す

背中を真直ぐにし、腕は両脇に自然に降ろし、バランスの良い足幅で立ちます。鼻と口で息を吸いながら、両腕をゆっくりと前方に肩の高さまで上げ、更にそのまま真上まで持ち上げてゆきます。手の平は前方に向いています。息を吐きながら、両腕を伸ばし、ゆっくりと上半身を右側に倒してゆきます。膝の力を抜いて、真直ぐに保ちます。

身体を倒してゆく時、重心が両足にバランスよく掛かり、脇もしなやかな曲線を描きながら伸びる様にして、腰骨をわずかに左へ突き出します。腰、首、肩の力を緩め、左の腰から臀部、そして肋骨を扇の様に開いてゆきます。左腕は耳にきっちりと付け、右腕は、床の方に少しだけ降ろす様にします。口はかすかに開き、一定のリズムで息を吐き出します。

息を吸いながら、真直ぐな位置まで上半身を戻し、息を吐きながら、更に続けて左へと倒してゆきます。腹の力を抜き、その感覚すらも忘れてしまうくらいにリラックスしましょう。身体の中の感覚を十分に味わいながら、できる限りゆっくりと動かします。右から左へという一連の動作を三回から九回と、回を重ねるごとにリラックス感を深めてゆきましょう。

一連の動作が終わったら、五分から十分ほど元の座法に戻り、練習を通して得た感覚を体中に広げてゆきます。この動きは両手を向き合わせた状態で行なってもよいでしょう。

この練習は身体の側面の筋の緊張を解き解します。

練習22　飛ぶ

足を肩幅に開いてバランスよく立ちます。背中を伸ばし、腕の力を抜いて脇に添えます。ゆっくりと両腕を脇から離し、徐々に頭上まで上げてゆきます。両腕を真直ぐ上に伸ばし、頭上で手の甲が互いに付く様にします。目を閉じて、身体でエネルギーの感覚を味わいましょう。腿をリラックスさせ、背骨を少し後ろに反らします。次に、ゆっくりと腕を大きく開きながら、同じ間隔でバランス良く、両腕を元の位置まで徐々に下ろしてゆきます。頭上から元の姿勢まで一分くらいかけて、ゆっくりと降ろしてゆきましょう。この動作をしている間、まるで内なる眼で感覚を見つめている様に、微妙な感情の動きに注意を払いましょう。心臓のチャクラにエネルギーを流し込みましょう。あなたは腕や手の辺りに熱やエネルギーを感じるかもしれません。

ではもう一分掛けて、腕を再び頭上まで上げる動作

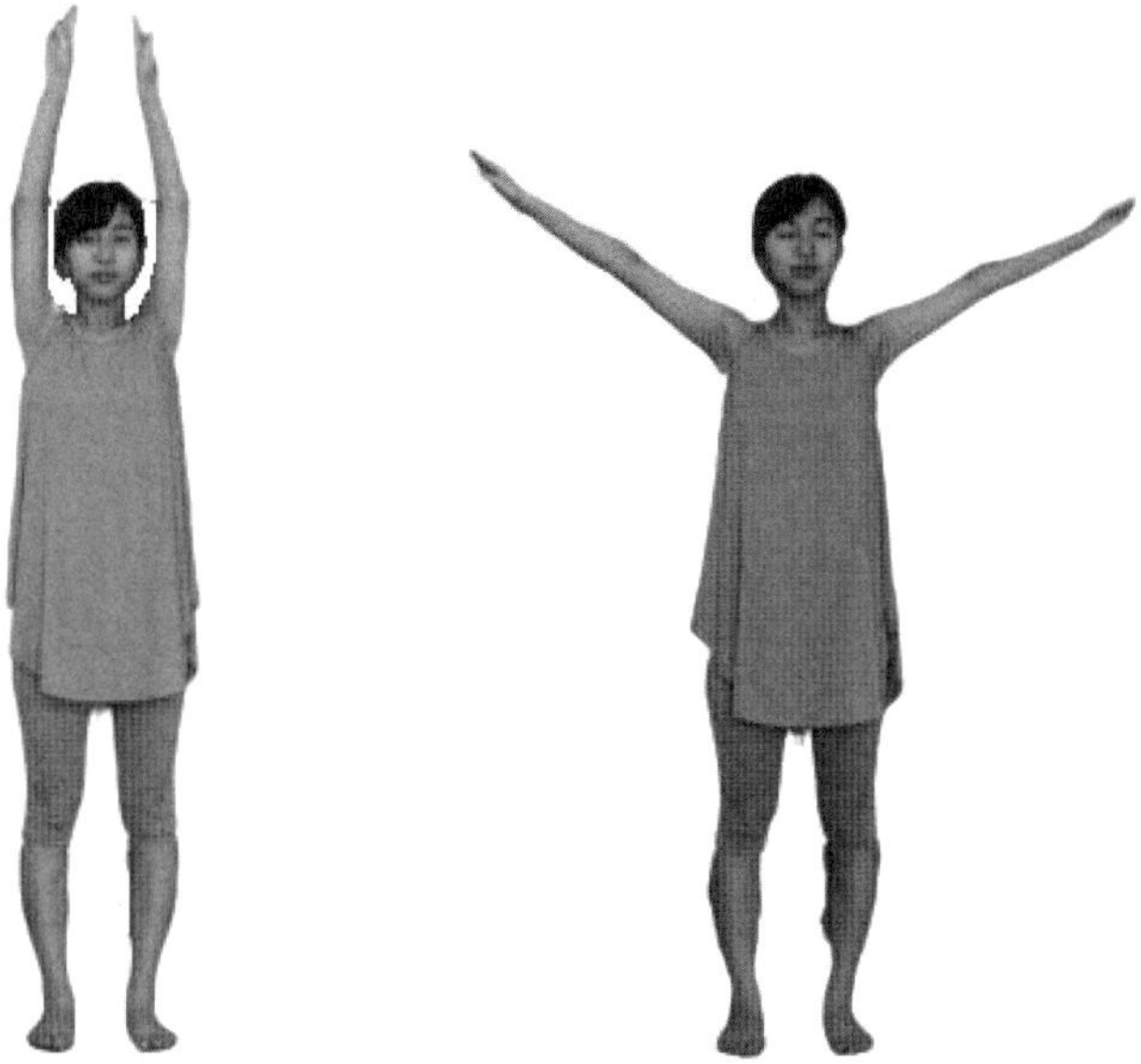

練習２２

をします。その時は特にエネルギーの流れに気を付けます。あなたは心臓のチャクラから指先へと、力強いエネルギーを感じるでしょう。ゆっくりとした一定のリズムの中に、エネルギーの流れは徐々に増大してゆきます。腕が真直ぐ頭上にある時、腿と足をできる限りリラックスさせ、軽く伸びをしてみましょう。この伸びは、心を清らかにし、落ち着かせてくれます。そして、その一瞬の中で感覚をより深めましょう。

この動作を九回続けます。前よりゆっくりとこの動作を行い、両腕を上下する動作の間隔を各二分間とってみましょう。一連の動作を終えたら、約五分ほど元の座法で座り、身体、呼吸、心を一つにして、エネルギーの流れを感じ続けましょう。

この練習は、休みない思考の流れを静めてくれ、心臓のチャクラに開放感を呼び覚ましてくれます。

練習23　心身のバランス

裸足で床か大地に立ち、バランス良く足幅を開き、背筋を真直ぐに伸ばします。左足をゆっくりと持ち上げながら膝を曲げます。左手でくるぶしの辺りの足首の内側を掴み、内股の辺りに踵がくる様に、爪先を下に向け、左足裏を右内腿にぴったりと付けます。不安定にならない様に、踵を腿に軽く押し付けます。左膝を外側に向けて突き出し、両手はゆっくりと腰に当てます。この時、眼は半眼で前方を真直ぐ見て、軽く意識を集中し、この姿勢のまま無理なくバランスを保ちます。重心を左膝に置き、腹の力を抜きます。この状態を一分から三分間保ちましょう。姿勢を変えたり、グラグラしないで、右足の腿に押しつけていた左足の力を、ほとんど感じない位までに緩めてゆきます。

では、左足を右の腿からゆっくりと離し、床に降ろしてゆきます。左足を床につける寸前の感覚に特別の注意を払いましょう。ゆっくりと両足でバランスよく立つ姿勢にもどったら、次に右足を上げ、反対側で同じ動作を繰り返します。左右どちらのバランスがとりやすいかに気を付けましょう。

左右で各一回とし、この動きを三回続けます。それから、元の座法で座り、十分から十五分間、この動作で得た感覚がどの様に身体中に広がるかを感じます。自然な心の状態に戻ってゆくプロセスが自覚できたかどうかに気を付けましょう。始終、バランスを保つことができましたか。

もしも、あなたがこの練習を規則正しく行えば、バランスのとれた状態で、その時の心の状態に応じて、違った感覚のトーンが生まれてくることに気付くでしょう。あなたが感情的な時には、バランスを保つ事が難しいでしょうし、身体に緊張がある時もバランスを失いやすいでしょう。練習をしながらリラックスを深めると共に、身体の中で湧き起こってくる感覚の内側へ深く入り込んでゆきましょう。

この練習は膝から上を緊張させ、仙骨と背骨のエネルギーの働きを活発にしてくれます。

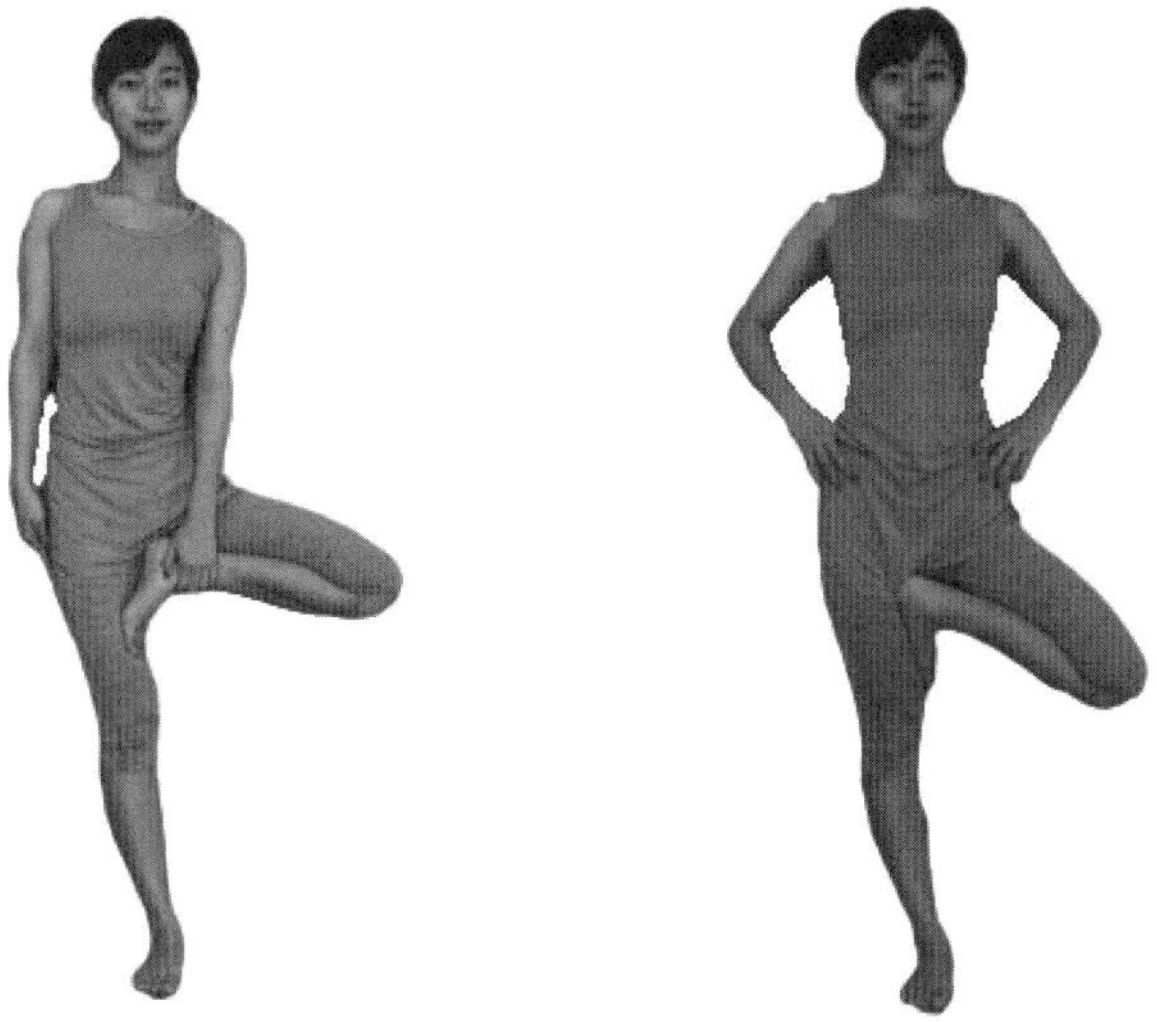

練習２３

練習２４　存在と身体

両足を肩幅に開き、バランス良く立ちます。背筋を伸ばし、両腕の力を抜いて脇に降ろし、鼻と口の両方でゆったりと呼吸をします。目を閉じ、体中から、特に胸と喉から緊張を取り去りましょう。数分間その状態を保ちます。僅かな筋肉やエネルギーの変化も、あなたの全身のバランスに影響を及ぼしていることを感じ取りましょう。

それでは、ゆっくりと目を開け、真直ぐ前を見て、非常にゆっくりと歩き出します。とても小さな歩幅で、五センチか大きくても十センチを越えない歩幅で歩きます。最もスローなイメージを描きながら、ゆっくりとした速度で歩きます。そして更に、意図的に速度を落としてみましょう。

足を持ち上げ、足を踏み出す。この一つ一つの動作の中に何かを学ぶチャンスがあります。足を持ち上げる前に、腹と胸の力を抜く様にします。足を踏み出す瞬間に、膝と腹と胸の力を抜きます。指や爪先、皮膚や骨の力さえも抜いてしまい、身体の各部に静けさと温かみを感じ取りましょう。非常に軽く足を踏み出して、各々の一瞬の中にもバランスを取る様に心掛けます。身体の両側のバランスを取り、精神集中にもバランスを取り、呼吸にもバランスを取るのです。そうすると、身体が柔らかくひとりでに動いてゆくのが解るでしょう。

足を持ち上げ、踏み出す間にも、例え様もない静けさに気付きます。エネルギーの各チャクラ、特に喉のチャクラに緊張があると、この静けさを乱してしまいます。ですので、足を地面から持ち上げる瞬間に、腹、膝、肩、両手、背骨、更に喉の力を抜いてゆきます。意識を余り緊張させ過ぎたり、集中させ過ぎたりしない様に、心の緊張を緩めましょう。そうすると、足を持ち上げる時と踏み出す時の、まさにその中間でバランスが取れ、緊張が解れ、静けさを感じ取ることができるのです。

足を持ち上げる、足を踏み出す、足を降ろすという各々の動作にも、同じ様に注意を払い、各々同じくらいゆっくりと時間を掛けます。特定の感覚に気を取られない様に注意をして、全ての感覚を開放します。聴覚や視覚も共に解放します。目や耳や思考が働く様に感覚を充分に働かせましょう。思考と同じ様に感覚を働かせるのです。あなたの体験全ての側面に同じ重みを置いて、身体と感覚が完全に一体となって働く様にしましょう。この様にゆっくりと歩きながら、オーム・アー・フーンとマントラを心の中で唱えてみます。実際に発音する必要はありません。内なる耳でそのマントラを聴きましょう。

このゆったりした歩行練習を四十五分間行います。非常にゆっくりとした歩行ですから、九メートル位を四回往復することになるでしょう。次に練習する時には、そのまた半分の速さで、四十五分間に九メートル位を二回往復します。

このゆっくりしたバランス歩行を三時間ほど練習し

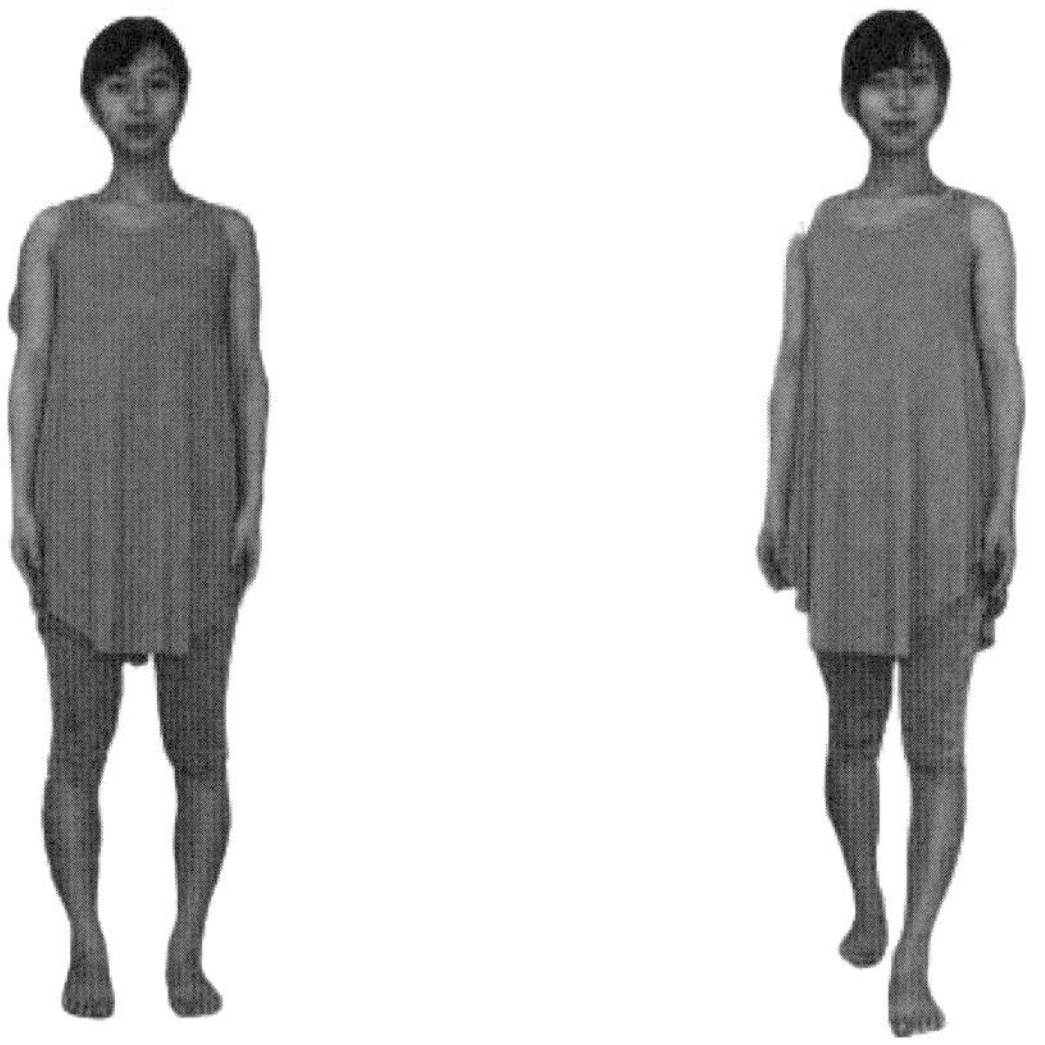

練習２４

たら、幾つかの応用練習をしてみましょう。

　あなたはどこかで、仕事をしていると想像します。少し遅くなったので、もう家に帰りたくなります。目を閉じて、「早く家に帰らなければ」という思いを実感してみます。そして、その思いを抱いたままで歩くのです。動作に変化が起こりますか。どんな感覚が身体に起こりますか。次にもっと速度を落としてみます。一分間、非常にゆっくりと歩きます。身体の内的な感覚の微妙な変化に注意を払ってみましょう。


　では、もう一つ別の応用練習を行なってみましょう。飛行機に乗らなければならないと想像してみます。家族との大事な約束があるので、急いで行かなければならないのです。気持ちは大変焦っており、少しでも速く行きたいのですが、身体は非常に、ゆっくりとしか動かないのです。焦りと緩慢さ、大変な速さと大変な遅さを等しく感じる様に心掛けながら、この歩行練習を行います。

　次に、震えんばかりの焦りを強調します。飛行機に乗りたいのですが、辿り着けないのです。欲しいものが手に入らない様に、心は全く乱れてきます。大きな不安、欲求不満と苦痛の入り混じった、怒りにも似た不安を意図的に掻き立ててみます。そして、さらにゆっくりと歩くのです。身体のどの部分が一番緊張していますか。手や胸、胃腸はリラックスしていますか。意識の緊張を緩めずに、緊張している身体部分を暖めましょう。規則正しい呼吸を保つことができていますか。

次に、非常に速く歩きましょう。身体は勢い良く動きますが、心や意識や呼吸はとても落ち着いていて、非常にゆっくりです。呼吸も意識も、ほとんど静かな状態です。呼吸をしようとしているのでもなければ、意識的であろうとしているのでもありません。

再び速度を落として、静かに歩いてみましょう。身体と呼吸と意識の調和を取ることが出来ますか。身体と呼吸と意識の三つの中のどれも強調されることなしに、等しく静かでゆったりとしていますか。あなたが感じるエネルギーの性質とは何なのでしょうか。

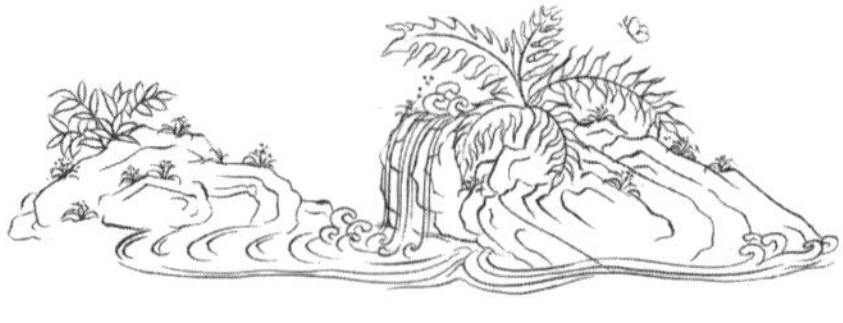

グループ2

先のグループ1の練習でリラックス感を得て、それを育み、満足感に触れ始める体験をしました。ここでのグループ2の練習は、練習の経験の質を更に深め、広がりと豊かさへと発展してゆく、新たな感覚のトーンを紹介します。

練習時に各々の実習から刺激を得る特別な感覚の味に注意を払いましょう。そして、練習を組み合わせたり連続的な練習を開発することで、身体を導いてゆきます。感覚のトーンの経験に名前を付けたり、ラベルを貼ったりしない様にしましょう。質感や重み、時間の感覚といった性質に慣れながらも、ただ単にそれらを感じるに留まるだけなのです。これらの微妙な感覚のトーンを説明する言葉がないのですが、あなたはそれを直接体験することができます。

これらの練習を数週間行った後には、五、六章の練習のいくつかを実習する準備ができていると言えます。五、六章のレベル1とレベル2の練習では、既に練習を行なっているリラクゼーションのプロセスを深めてゆくことになるでしょう。レベル3での練習は、クムニエの実習が更にどの様に発展してゆくのかを学ぶでしょう。焦る余り、五、六章に急いで進んだり、一度に沢山の練習を試すことのない様に気を付けましょう。

このグループの中から一つか二つの練習を決めて、先に進む前にその実習を充分に行ってから、次の練習に進んでゆきましょう。そうすることで、練習の意味が明確になり、それらが安定した質を持ち、その経験が信頼あるものになってゆくことでしょう。

練習25　内的エネルギーを静める

座布の上に座り、背中は真直ぐにし、手は腰の上に置きます。そして、上半身を丸める様に倒してゆき、時計回りにゆっくりと回転し始めます。鼻と口の両方でバランスよく呼吸をし、頭と首の力を抜いて腰からゆっくりと前方に曲げてゆきます。頭をゆっくりと動かし、床に近い所まで倒し、右膝をかすめ通ってゆきます。右側で起き上がり、天井を見ながら後方へ微かにアーチ型に反ります。動きを止めないで、非常にゆっくりと、そしてバランスを保ちながら、左側へ時計回りに円を描いてゆきます。口をゆるめて、微かに開けています。頭が下方にある時は充分に息を吐き、この回転を休んでいる時には、普通に呼吸をします。

時計回りに九回、回転した後、ゆっくりと方向を変え、逆時計回りに九回、回転します。この練習は、思考がほとんど起こることのない非常に静かな空間へと導いてくれることでしょう。もしもこの静寂さを味わえたなら、感覚を拡げながら、更に動作をゆっくりと行います。練習を終えた時、この動作によって得られた感覚に意識を拡げながら五分から十分ほど座ります。

この練習は、立って行うこともできます。両足は、足幅に開き、膝を固定しないで真直ぐに立ち、そして背中も真直ぐにしながら、腰に手を置いてバランスをとって立ちます。身体の正中線を貫くエネルギーの管を感じ取ります。前方へ、腰の位置か少し下まで、ゆっくりと曲げ、頭を下に垂らし、エネルギーの内部の管を時計回りで円を描く様に、上体を非常にゆっくりと回転し始めます。後方への曲げは、前方に曲げるよりも、小さな反りで構いませんが、回転は緊張することなく正しくスムーズに行ないましょう。リラックスして、重力にまかせます。腹、首、肩、顎の力を抜きましょう。鼻と口の両方で、楽に呼吸をします。

非常にゆっくりと、三回から九回、時計回りに円を描き、次に三回から九回、逆時計回りに円を描きます。

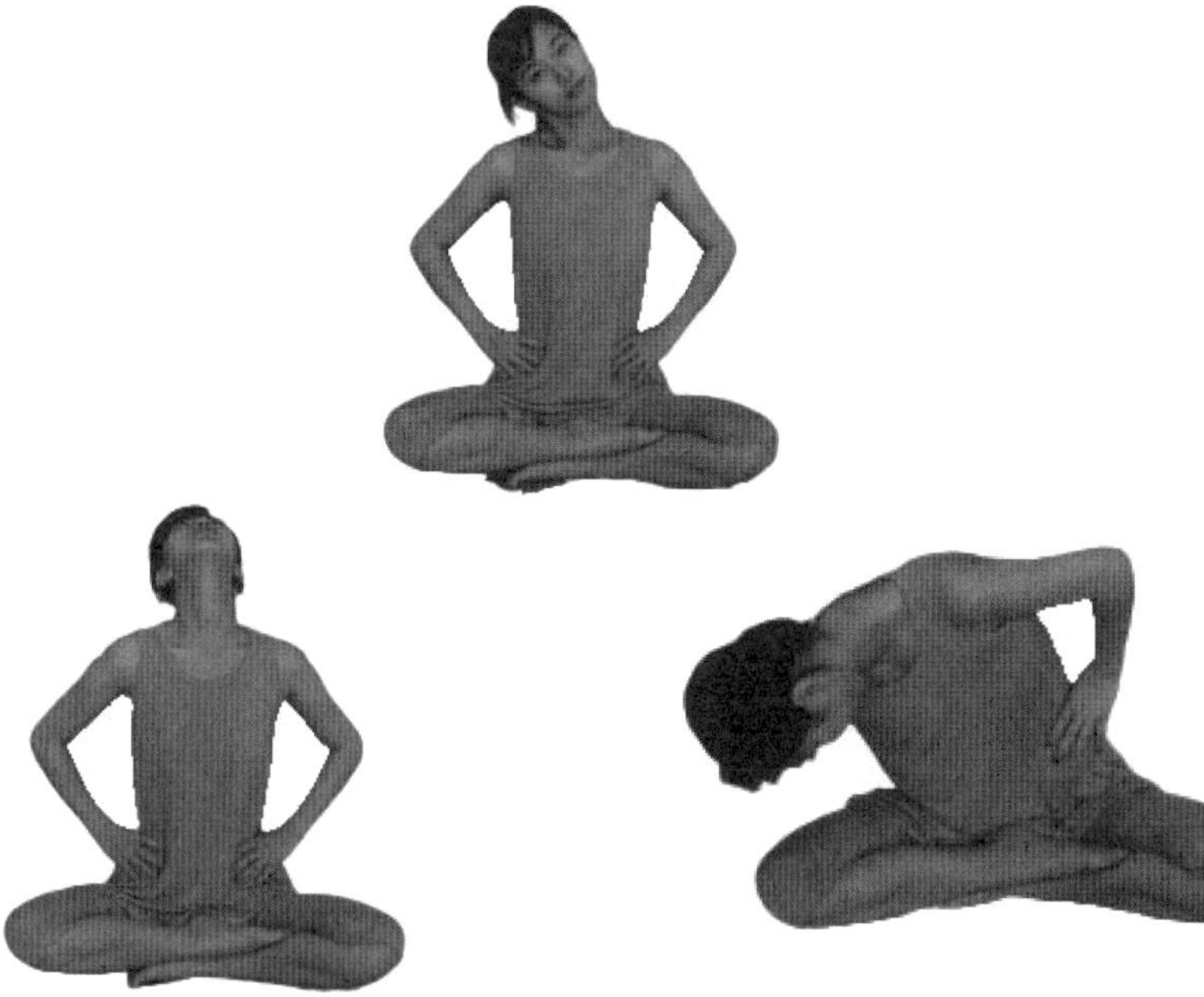

練習２５

この動作をしている時、脊椎に流れる感覚に意識を軽く集中し、その感覚をもっと味わいます。更に、骨盤の辺りに集中を拡げます。ここでの軽い意識の集中は身体を支え、エネルギーの流れを増大することを助けます。身体内の管のバランスを感じましょう。回転を終えたら、この動作によって刺激された感覚に注意をしながら、五分から十分間座ります。

次の練習の説明をします。両足を肩幅に開き、バランス良く立ち、腕は両脇に自然と添えます。両腕を頭上まで、両脇からゆっくりと持ち上げ、手の平を相向き合いにします。両手でエネルギーの大きな球を抱かえているとイメージします。この姿勢で両手に生じたエネルギー球をイメージし続け、腰の高さの位置まで腰を前方に曲げ、時計回りの円で、上体をゆっくり回転し始めます。骨盤と脊椎に流れる感覚に軽く意識を集中しながら、鼻と口の両方を通して、ゆったりと呼吸をします。

両手、両腕、そして頭部を通って、脊椎に流れ落ちてゆくエネルギー球から溢れ出るエネルギーを感じ取りましょう。あなたは空間の中で、静かに動いているエネルギー球と一体になるでしょう。三回か九回、非常にゆっくりと時計回りに回転をし、そして、三回か九回、逆時計回りの回転をします。この練習の終わりに、身体の内側と周りにその感覚を拡げながら五分から十分間、座ります。

これらの練習は、身体内の器官と、神経器官を静めてくれます。

練習26　内的エネルギーを刺激する

座布に足を組んで座り、背骨は真直ぐに、手は膝の上に置きます。丹田の辺りに意識を集中し、腹を右上から左下へ、ゆっくりと円を描くように回します。この動作で湧き起こる感覚を十分に味わいながら、ゆっくりと回します。腹を回す動作と共に胸も一緒に円を描いて回っていることに気付きましょう。

鼻と口で静かに呼吸をし、腹と胸をゆるやかに回すこの動きを深めてゆくことで、身体と共に内蔵全てのマッサージをしていることになります。このマッサージの実感が得られるまで数分間続けます。逆方向にも数回、回します。

動作そのものよりも内的感覚によってマッサージの効果が高まる様、更にゆっくりと回します。身体と呼吸と心を一つのものにしましょう。徐々に動作をゆるめ、自然に止まります。静かに座り、マッサージの感覚が身体の隅々まで満ちてゆく様に、この感覚をでき

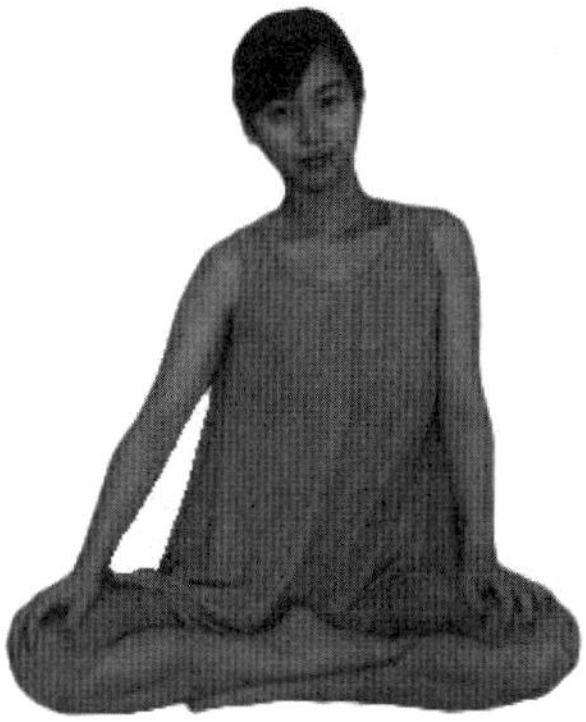

練習２６

る限り長く味わいましょう。感覚の増大を長く感じられるほどに、身体内のうずきがあなたを取り巻く宇宙全体との相互作用となり、活発に広がってゆきます。

感覚のトーンが弱まってきたら、身体を動かすことなく腹と胸をマッサージする様に試してみましょう。呼吸と共に、腹がボールの様に回っていると意識してみます。同じ様に、呼吸と共に腹を上下に動かしてみましょう。それができたら、感覚器官が内的エネルギーのみでマッサージをしているかの様に、意識を集中し、その意識だけでマッサージを深めてゆきましょう。

練習27　感覚を育むことに触れる

座布に足を組み、楽な姿勢で座りましょう。膝を十分に開いて、背中を真直ぐにします。手を腿の上に置き、指先を前方に向けます。この姿勢で、腕が真直ぐになる様に、手を腿に向けてゆっくりと押します。両肩をできる限り高く持ち上げます。肩ができる限り高く上がったと感じたら、身体を楽にしましょう。そうすると、肩をもう少し上げられるはずです。顎がほとんど胸に触れる所まで、首を両肩の間にすくめるようにします。喉と腹はできる限り緩め、鼻と口の両方で、ゆったりと呼吸をします。この姿勢を三分から五分間続けます。エネルギーを腹の辺りから胸の中に引き上げる様にします。エネルギーをバランスとれた状態で保ち続けます。

三分から五分位たったら、ゆっくりと肩の緊張をほんの少し緩めます。肩の緊張を緩める時に肩を回さずに、緊張を少しずつ、ただそのままゆっくりと緩めてゆきます。そして、肩が自然な元の状態になるまで降ろしてゆきます。肘は腕が緩んでゆくままに曲がってゆきます。少なくとも一分間その状態で楽にしています。エネルギーが、背骨を首から背中の下方と仙骨に流れ落ちるのを感じることでしょう。初めてこの練習をした時は、エネルギーが背骨を流れ落ち、その次に身体内に流れ、喉に流れ、そして背骨に戻り、流れ落ちてゆくことを感じるでしょう。上手になればエネルギーをあらゆる方向に、また全身にそのエネルギーを移動させることができます。

次に、練習を少し変えてみましょう。前述の様に、手を腿に向けて押し、肘を真直ぐに伸ばし、肩を持ち上げます。しかし、この時、腹を少しへこまして、背骨を少しピンと伸ばします。これは呼吸をコントロールしようとしている様ですが、その代わりに鼻と口の両方で、ゆっくりと軽く呼吸をします。そのままで、この姿勢を三分から五分間保ち続けます。もしも、首、上肩や背中の下方に少し痛みを感じたら、ゆっくりと肩を少し動かしてみましょう。エネルギーがその所で、

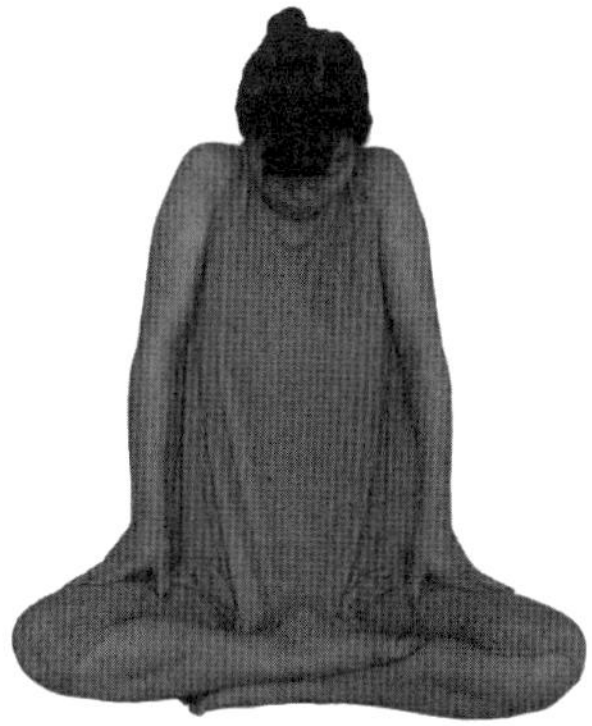

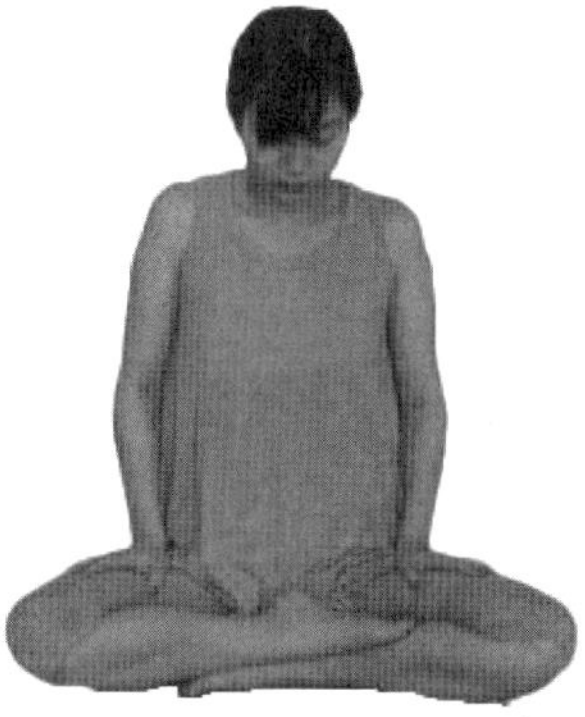

練習２７

容易に流れる様になります。

　三分から五分たったら、ゆっくりと緊張を解き放ち、深い微細な感覚を感じ取りましょう。自然な方法で緊張を徐々にゆっくりと、腕から全身へと解き放ってゆきます。ゆっくりと時間を掛けて行いましょう。胸と首の後ろに暖かさを感じるかもしれません。また、胸と喉、頭に開かれた感覚を感じるでしょう。身体を越えて拡がる感覚を感じましょう。この練習を三回から九回行います。何かを抑制したり集中したりすることなく、できる限り楽に開かれた感覚に留まりましょう。


　この練習を完成させるためには緊張を高め、それを解放することで生じる感覚の刺激を深めながら、十分から十五分間、元の座法でしばらく座ります。

　この練習は、上半身特に背骨上部にある骨の間の筋肉と靭帯を極度に緊張させることがコツです。そして、エネルギーを背骨と関節に循環させせてゆきます。この練習は立ちながら行うこともできます。

練習28　知識体

もしもあなたが背中や首に怪我をしていたり、過去三ヶ月の間に手術を受けている人、妊娠している人は、この練習は注意深く行い、指示された数よりも少な目に行いましょう。

座布に足を組んで座ります。この時、骨盤が足よりも上に位置する様にします。両手の指が互いに向かい合う様に、両手を膝に置きます。両肘は外を向いています。ゆっくりと頭を前方に倒してゆき、顎を胸に近付けて行きます。

この姿勢で、できる限りゆっくりと腰の辺りから上半身を前に傾してゆきます。両手で両膝をしっかりと圧します。この時、両肘を少し前方に押し出す様にします。徐々に腹を背骨側にへこませる様にし、そのましっかりとこの前屈の姿勢を保ちます。鼻と口の両方で軽くバランス良く呼吸をしています。

息を吐く時は、背骨の各部分、肩甲骨の間や背中の中央部、背中下部、また仙骨辺りを意識し、背骨を広げたり伸ばしたりする様にします。各背骨の間に宇宙のエネルギーが広がる様に感じましょう。力むことなく姿勢をできる限り前方に傾したら、背骨底部に軽く意識を集中してみます。そこには空間の広がりと、温かみを感じることができるかも知れません。

できる限りこの感覚膨らませながら、背骨の上部へと引き上げ、そして全身に広げてゆきます。そして三分から五分間、この屈んだままの姿勢でいます。呼吸を数えることで、時間を計ることができます。

背中を伸ばそうとする直前に、全指が前に向く様に手の位置を変えます。背中を起こす時、両手を強く脚に圧を加えます。軽い震えの緊張が起きるかも知れません。その震えと一体になって、その感覚に注意を払いましょう。震えが続いてもその震えを通り越して、呼吸が静まり柔らぎ、心理的な高まりを感じることでしょう。その時、心は澄み渡った状態になります。

ゆっくりと力を抜いてゆき、この動作によって引き起こされた感覚を膨らませながら、五分程静かに座り

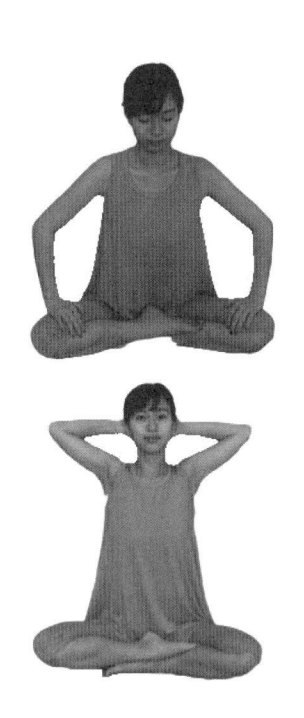

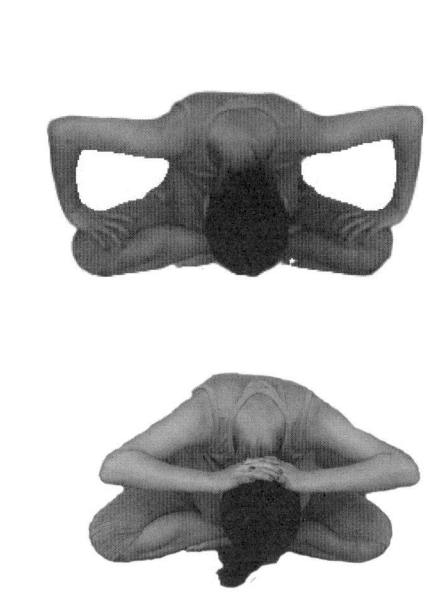

練習２８

ましょう。三回から九回、この動作を繰り返して行います。各々繰り返した後、五分間ほど静かに座ります。この練習を全て終えたら、身体中の感覚を膨らませながら、また十分から十五分程座り、感覚を味わいます。

この練習を発展させるためには、前屈の時間を段々長くして二十分ほど行います。その場合には、回数は一回だけにします。そして、前屈と同じ時間、その後で座る時間をかけます。

この練習は、目の緊張や全般的な疲れを取ります。また筋肉の成長を助け、関節部の機能を高めます。

この練習の応用は、もう少し難しくなります。軽く足を組み、座布の上に座ります。この練習をする上で、足の位置がバランスに大きく影響するので、一番バランスが取れる位置が見つかるまで、何度も違う位置で試してみるのが良いでしょう。

両手の指を組み、首の後に当てます。両肘は外を向いています。ゆっくりと両手で首を押し下げてゆきます。顎が次第に胸に近付いて行きます。この姿勢で、ゆっくりと腰から前方に倒してゆきます。鼻と口の両方で軽く、バランス良く呼吸をし、腹は背骨にしっかりとへこませ、そのまま前屈の姿勢を保ちます。息を吐く時には、背骨の各部を広げる様に、また伸ばす様に行いましょう。余り力を入れずに、できる限り前屈みになったら、背骨底部に軽く意識を集中し、その感覚が光輪の様に広がって行く感覚を味わいましょう。

では次にゆっくりと身体を起こし、背骨が真直ぐになったら、エネルギーが胸を昇り、喉に流れ込むのを助ける様に胸の筋肉に力を入れます。そして、ゆっくりと両手を両膝に降ろし、二、三分間座ります。鼻と口の両方で軽く均等に呼吸をしましょう。

この練習を三回から九回繰り返します。各々の動作を終えたら、少しの間、五分から十分間座ります。背骨底部や胸や喉の感覚が体中に広がり、あなたが宇宙空間の一部だと感じられる様、この感覚を膨らませてゆきましょう。この感覚はマンダラのように四方八方へと広がってゆきます。

練習29　クリアーライト

この練習は、妊娠中であったり首や背中に怪我をしていたり、またこの三ヶ月内に手術を受けたりした場合は、気を付けて行いましょう。

まず、堅い椅子に腰かけ、足は床に着け、踵は二十センチほど離して向き合う様にし、足先を外側に向けます。手指が後方を向く様に、座った位置よりも後に手を置きます。口と鼻で軽く呼吸をし両手に体重をかけてゆき、背骨と首を後方に反らせてゆきます。口の力を抜いて開いたままにしておきます。三十秒から三分ほど、そのままの姿勢を保ちましょう。それから、ゆっくりと首と背骨を真直ぐに戻しながら、反った姿勢で刺激を得た感覚を感じ取ります。首の後と尾てい骨に熱を感じるでしょう。膝上に手を置き、身体中を貫く感覚を隅々にまで広げてゆきます。更に後二回ほど同じように繰り返し、最後に五分から十分静かに座ります。

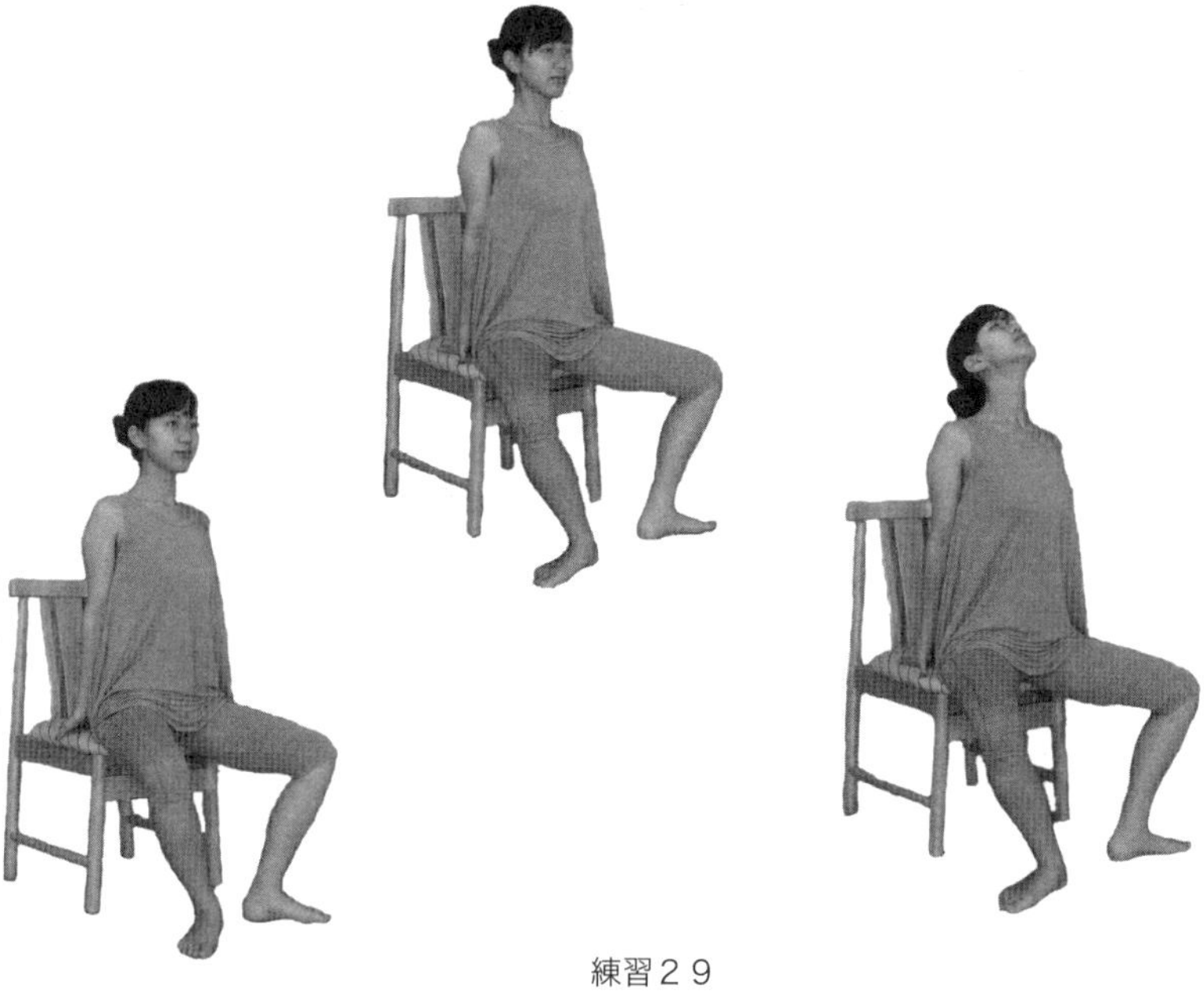

練習２９

この練習の応用として、指を前に向けて、腰の両脇に手を置いて行う方法もあります。
この動作は、心理的緊張を解きほぐすと共に、潰瘍や胃の痛みを癒します。

練習３０　自覚の広がり

座布に座ります。そして、両手の平を上にして右手で左手を包むように膝の上に置き、法界定印を組みます。腹と胸を緩め、首を両肩の間に落ち着かせ、脊骨の緊張をリラックスさせます。ゆったりと手の平を前方に向けながら、両腕を頭上に持ち上げてゆきます。あなたの前方に巨大なエネルギー球をイメージします。そして、ゆっくりと両腕を開いてゆき、両手を開いてゆく弧がエネルギー球を撫でる様に動かしてゆきます。両手と両腕がエネルギーに触れる感覚を感じましょう。
両手の平を上にしてエネルギー球の底を持つ様にし

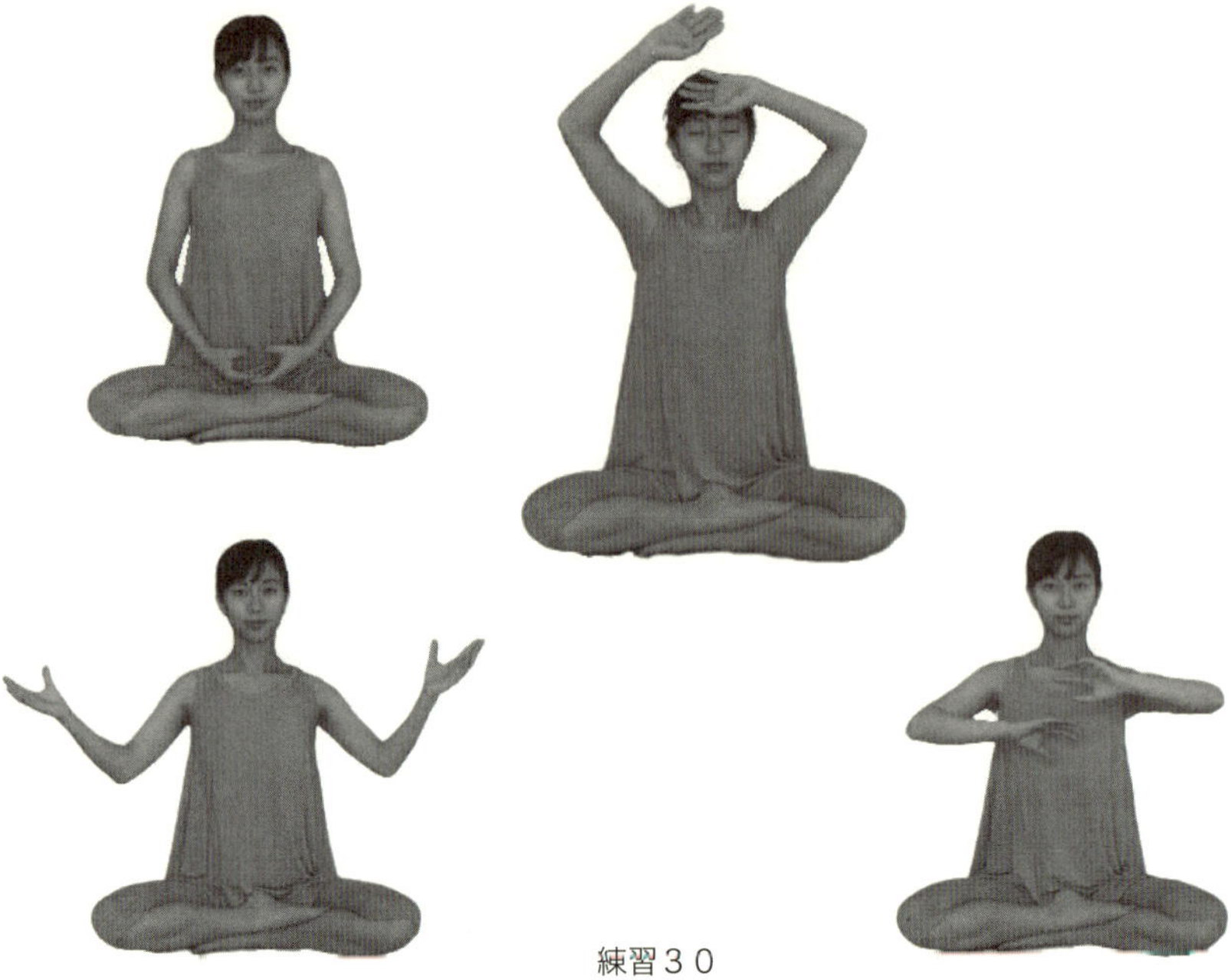

練習３０

ます。左手の上に右手首が触れない様に交差します。そして、両手首をねじる様に前方に回し、両手を上方に引き上げてゆきます。ゆっくりとゆったりと動作を止めず、両腕を前方に差し出す様に、この連続的な動作を行います。広大な空間に触れる様に、腕と肘、両手をリラックスさせ、両腕を頭上へと開いてゆきます。両腕を上方からバランスよく円を描く様に降ろしてゆき、元の手首を交差する膝の位置に戻ってゆきます。この一連の動作は、空間にエネルギー球を捉える特別なデザインを描く様にし、繰り返し動作を行います。

この動作を三回か九回、連続的に行います。動作を繰り返す中で、身体中に広がる目覚めた感覚に気付き、より深いリラックス感を得ることができるでしょう。腹と胸をリラックスさせ、鼻と口で柔らかに呼吸します。そして膝の上で休む両手の中に「エネルギー球が回り続ける」感覚を得るでしょう。身体の内側と外側にエネルギーの感覚が広がり続ける間、五分から十分ほど座ります。

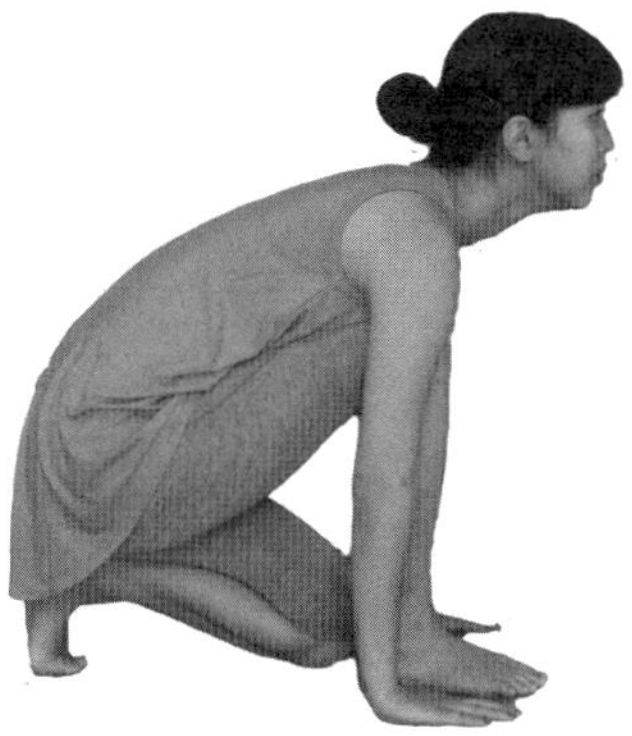

練習３１

この練習は、背中上部と肩の緊張をほぐし、自覚と集中を深めます。十五分から三十分間座った後に、再びこの練習を行ってみましょう。

練習３１　無上の喜びを知る

床の上に両太腿を垂直にして、膝立ちします。右膝を持ち上げ、左膝の右側に、左爪先から十センチ位離して右足を床に置きます。左踵の上に座り、床に右の踵をつけます。この練習の動作全体を通して、右足は床に平に置きます。左手の平は左膝の左側に、右の手の平は右足の右側に、十センチほど離して床に平に置きます。両手、膝、足は、一直線になっています。次に徐々に頭を下げてゆき、左足爪先の上に重心をかけてゆくことで、骨盤をゆっくりと持ち上げてゆきます。この動作の間、爪先の感覚に気を付けて、敏感でいましょう。爪先に余り重心をかけ過ぎない様にしましょう。手の平を床に付ける姿勢で、胸をできる限り持ち上げ、頭は天井の方を見ます。穏やかに鼻と口の両方で呼吸し、背中に軽く集中しながら十五秒から三十秒間、この姿勢を保ちます。次に、頭をゆっくりと降ろしてゆき、徐々に緩めて垂らしてゆきます。そして骨盤をかすかに持ち上げ、両手、左膝、右足を地面に強く押し付けます。鼻と口の両方で、ゆったりとした呼吸を保ちながら十五秒から三十秒間、しばらく感覚を味わいます。左足を真直ぐにして、緊張を解き放ちます。最後に元の座法で、二、三分静かに座ります。

今度は足を逆にして、この動作を繰り返します。始めに一方を、次に他方を三回づつ、この一連の動作を完全に行います。各々繰り返した後、少し休憩をとりましょう。最後に五分から十分間、元の座法で静かに座り、あなたの身体の内側や周りに刺激した感覚を拡げてゆきましょう。

この練習は首の緊張を柔らげ、下半身のエネルギーを背中や首にまで刺激を与えてくれます。

練習32　心身とエネルギーの統合

両腕を脇に自然と添え、背中は真直ぐにして、バランスよく自然な状態で両足を開いて立ちます。指は真直ぐに伸ばし、両手の間隔を数センチほど離し手の甲を向き合わせ、腕を前方に肩よりもやや高めに上げてゆきます。手の平に鉄の扉があると想像し、それを両方に押し広げてゆく様に、腕をゆっくりと開いてゆきます。腕が肩よりも後方にくるまで力を込める様に押し開いてみましょう。鼻と口の両方で、ゆるやかに乱れることなく呼吸を続けます。胸、腹、腿をリラックスさせ、尾てい骨に軽く意識を集中します。背中の中程から上部にかけて痛みを伴う緊張を感じる様な場合は、更にゆっくりと穏やかに動かしてゆきましょう。

今度は、鉄の扉が手の甲の側にあると想像し、それを押す様に両手をゆっくりと前方にもってゆきます。前方にもってくる時、先程の開いてゆく時とは違う感

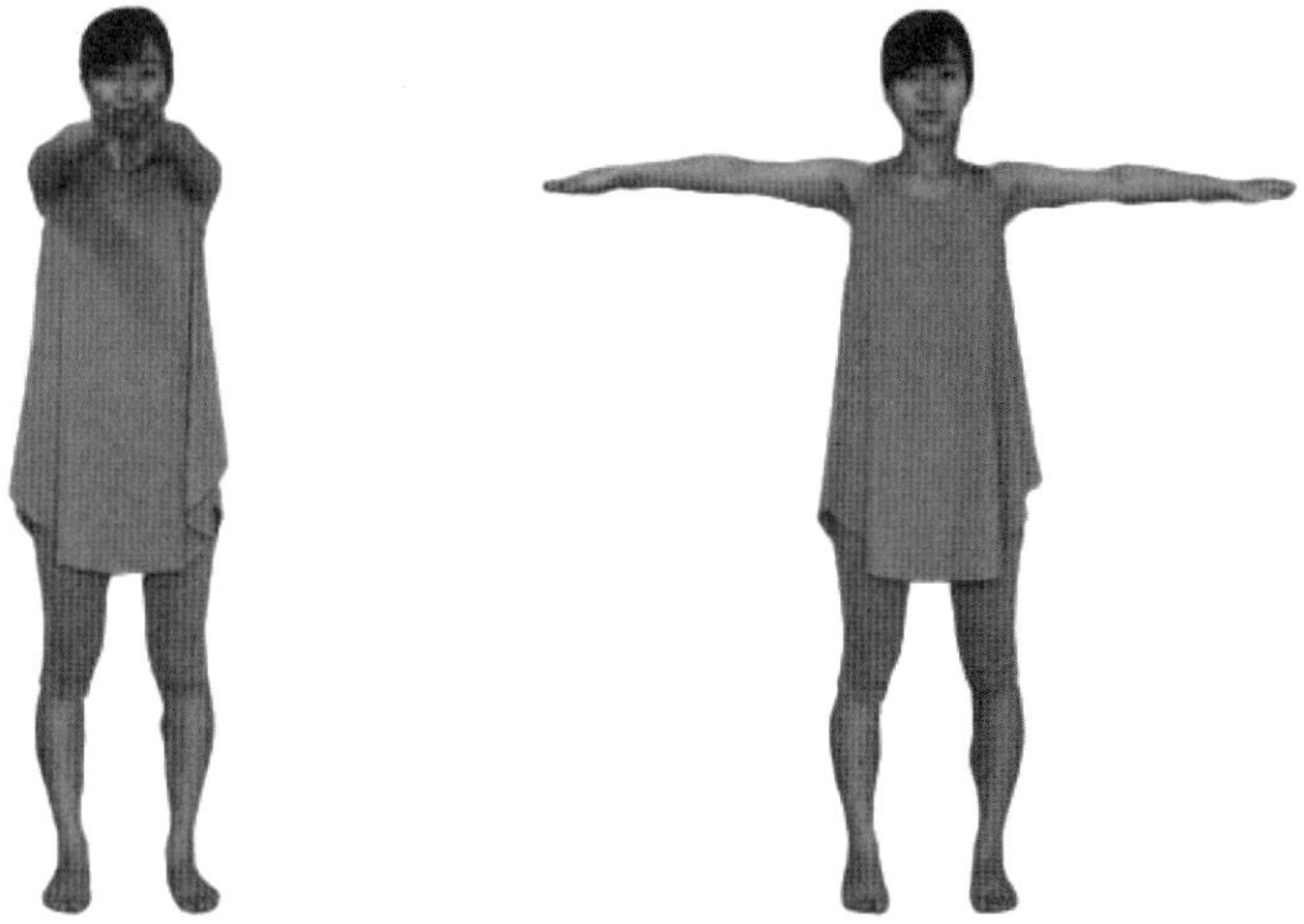

練習３２

覚が生じることに気付くはずです。尾てい骨に緩やかに意識を集中しながら、手と腕の辺りのエネルギーを感じ取りましょう。

腕の緊張をゆっくりと緩めながら両手を脇に降ろしてゆきます。二分間そのままで立ち、エネルギーの感覚を押し広げてゆきます。次に、一つの動作を繰り返すごとに腕を両脇に納め、この動作を三回か九回続けます。終わったら少なくとも五分間は座り、体中に流れているエネルギーを感じ取りましょう。

この練習は、気や血液の巡りを良くし、心身を覚醒させてくれます。疲れていたり眠かったり、すっきりしない時には、更に効果があるでしょう。

練習３３　下半身の活性化

背筋を真直ぐ伸ばし、バランスよく立ちます。大股に脚を開き、爪先は少し外側に向けます。太腿に軽く手を置き、親指は腿の内側に向けて添えます。軽やかに鼻と口の両方で呼吸をします。肩の余分な力を抜き、背筋をピンと伸ばしたまま、真直ぐ前方を見ています。この姿勢から、エネルギーが強く脚に働きかける場所を見つけるまで、膝を曲げてゆき、骨盤を低く降ろしてゆきます。脚が震えてくるかもしれません。わずかに上下に身体を揺さぶったり、足幅を狭めたり広げたりして移動させ、エネルギーが湧き起こる位置を探ってゆきましょう。背中を真直ぐにし、両脚にバランス良く体重をかけます。

身体を低くしていくうちに、それ以上の動きを拒む緊張と出逢うはずです。緊張する場所を捜し当て、そこを優しく解きほぐしましょう。そして更に身体を低く降ろしてゆきます。あなたの身体エネルギーの流れやバランスを乱す微妙な緊張を、この練習の中でよく調べてみましょう。

その場所を見つけたら、会陰と肛門の緊張をほぐし、十五秒間そのままでいます。呼吸は穏やかにしますが、膝に圧迫を感じるはずです。十五秒が経過したらゆっくりと、脚を真直ぐに伸ばしてゆき、広げていた足幅を狭めます。両脇にそえた腕の緊張をほどき、座るか或いは立ったままで数分間います。そして、活性化した感覚を拡大させてゆきます。

この練習をまず三回してみます。一回ごとの間に少しの休息をとるのがコツです。全ての動作を終えたら元の座法で五分から十分ほど座り、身体感覚の広がりを味わいましょう。回数を重ねてゆくにつれて、緊張の場に少しずつ長く留まるようにしてゆきます。身体を低くしてゆく時には息を吸い、伸ばしてゆく時には息を吐きます。

この「下半身の活性化」の動作は、閉じていた下半身のエネルギーを解き放ってくれます。

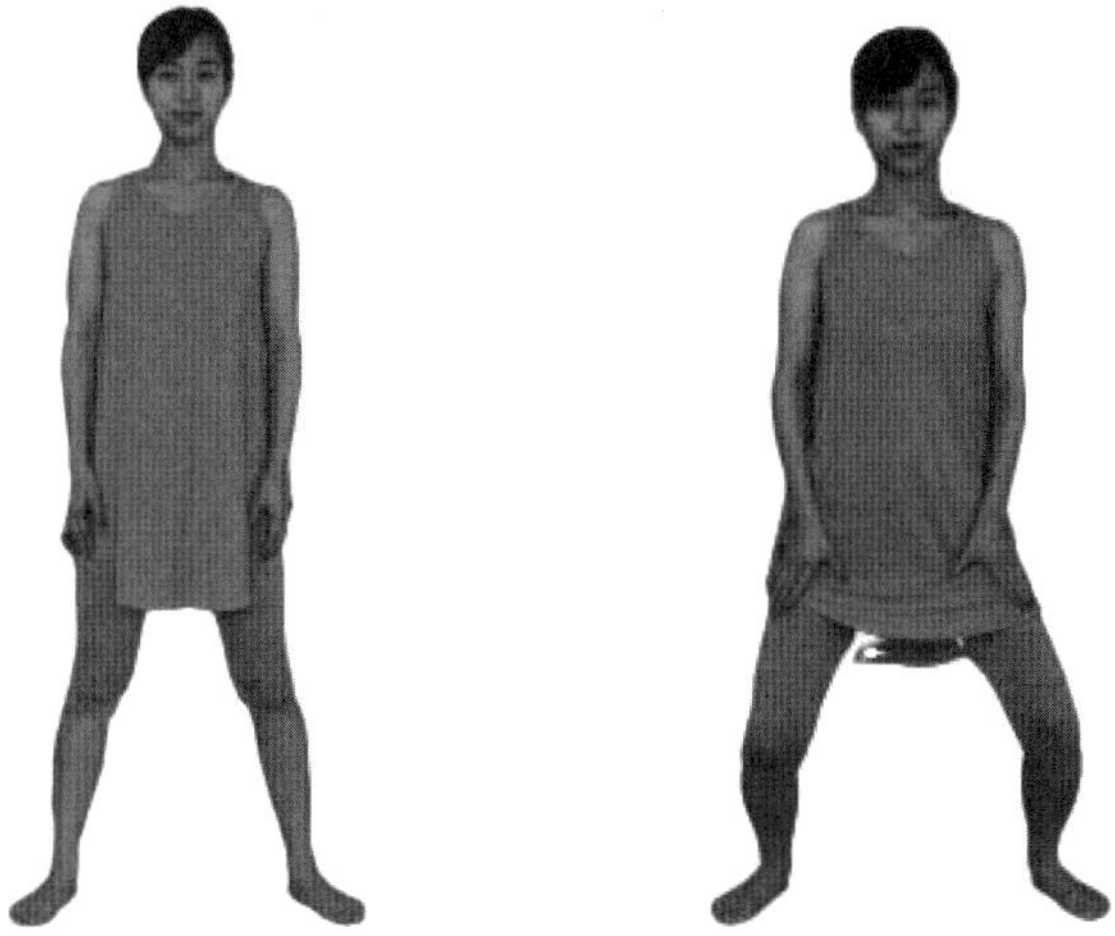

練習33

練習34　内なる輝き

足を十五センチ位開いて背筋を真直ぐ伸ばし、バランス良く立ちます。指を互いに組み首の後ろに持ってゆき、手で首を支える様にします。ゆっくりと手の方に向かって首を後に倒してゆきます。肘を目いっぱいに広げ、膝は少し曲げ、胸は天井に向けて持ち上げてゆきます。背骨底部の無駄な力を抜いて楽にし、上半身は弓なりに反らせます。この姿勢で、できる限り息をゆっくりと吐き出します。腕の内側の筋肉や身体の横の筋肉が、つっぱるのを感じ取りましょう。胸に湧き起こってくる刺激を深く捉えます。

次に、息を吸い込む時は、ゆっくりと確実に行います。両手で首の後ろを押しつける様にし、顎が胸に近づく位置まで、首を前に倒してゆきます。肘を閉じて手は垂らし気味にします。低い姿勢に移ったら、肩の筋肉と背中上部をリラックスさせて、息をしばらく止めて

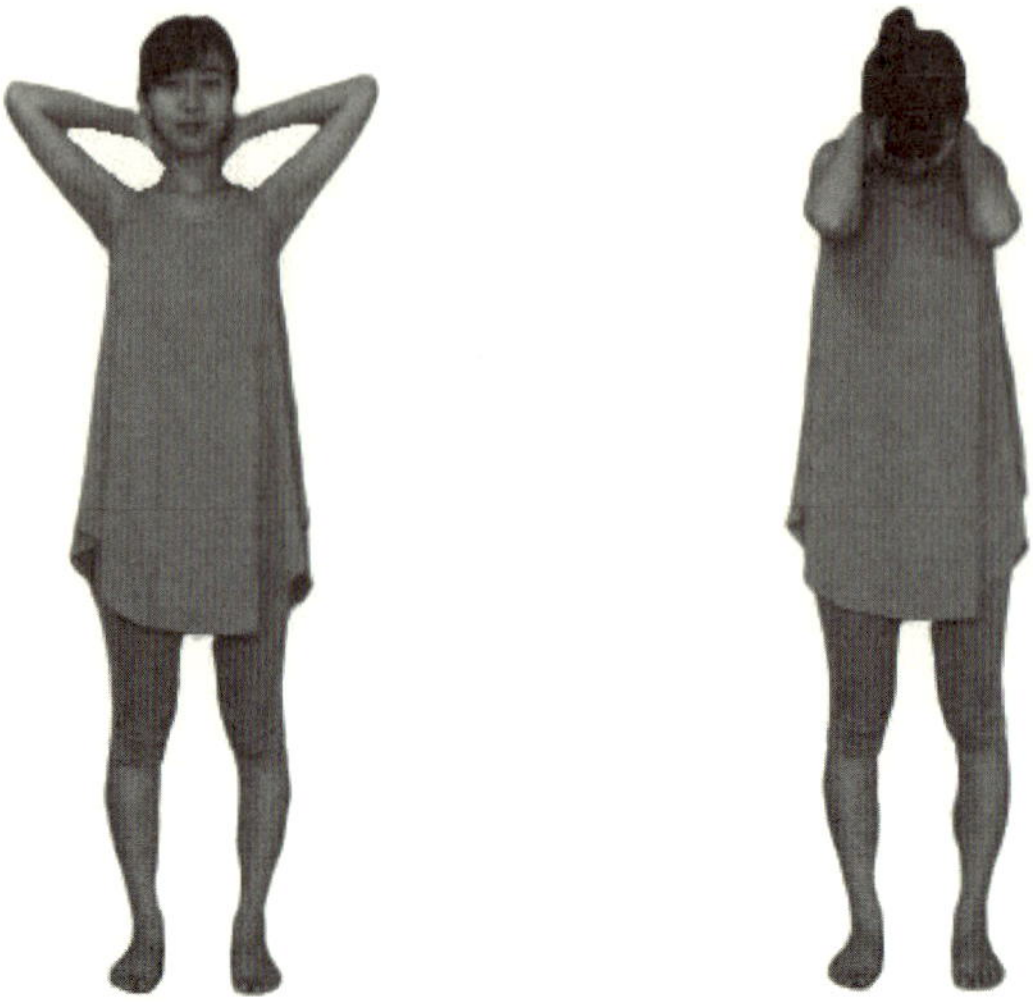

練習34

みましょう。そして、更に息を吸い続けます。ゆっくりと手を首に押し当て、肘は大きく広げ、息をゆっくりと吸いながら、天井に向けて胸を持ち上げる動作を行い姿勢を開いてゆきます。

開いては閉じる動作を、三回から九回繰り返します。呼吸はゆっくりとそして徐々に整えてゆきます。全ての動作を終えたら元の座法で五分から十分間座り、この練習で活性化した刺激を全身に広げてゆきましょう。

心臓の辺りを身体的に開いてゆくこの練習を深めていくほどに、深淵で開かれた慈愛に溢れる感覚が、身体全体に満ちてゆくことを味わうでしょう。それは、あなたの身体を飛び超え、外と内の空間に広がってゆきます。

「内なる輝き」のこの練習は、腹の痛みや、緊張をも解放してくれます。

第五章
身体、五感、心のバランスと統合

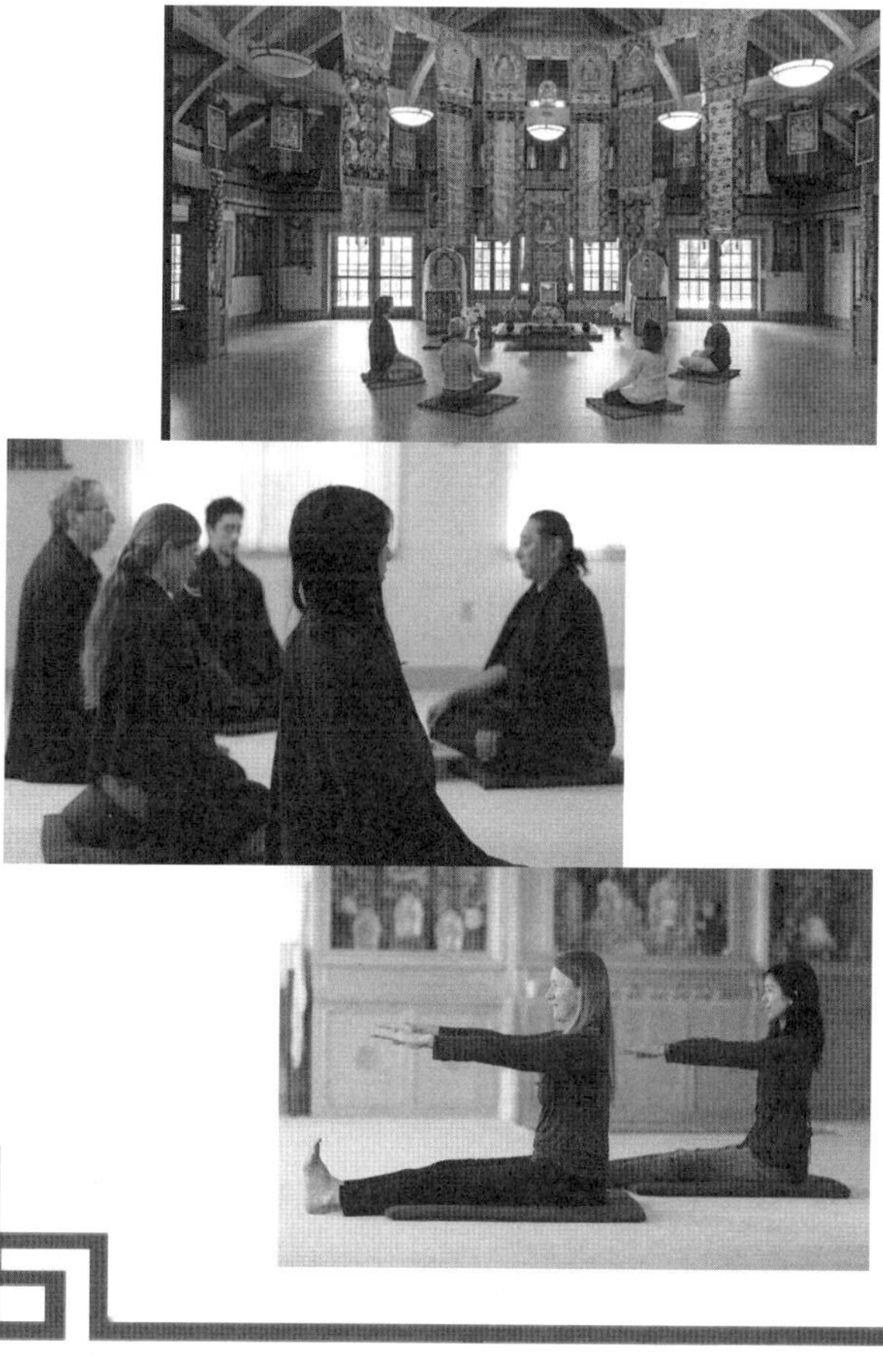

ラトナリン、ニンマインスティチュートでのクムニェの実習風景

身体、五感、心のバランスと統合

私たちは一般的に、バランスとは身体的な平衡や安定だと考えています。しかし、このバランスの理解は限られています。この章では身体と心のバランスをとるために、呼吸や五感、そして自覚を統合する特定の練習や動作の方法を提示し、それを発展させてゆきます。バランスとは、身体と心の全体に浸透し、流れる様な感覚とエネルギーが自然な状態であることです。この心身全機能のバランスを保つことこそが、クムニェの目的なのです。

バランスの基盤と身体と心の統合のポイントは、緩めること、リラックスです。普通、リラックスをすることは、人生からの逃避や時間を消費すること、自覚や活力が欠けた白昼夢の様な状態と考えられています。しかし、真のリラックスの本質とは、バランスなのです。私たちが真にリラックスしている時には、刺激や感覚を拡大して、身体と心の統合へと導く、新たな感覚の領域と開かれた次元に触れることが可能です。私たちは、心身の流れが一緒に働き、エネルギーを生み蓄えることを学びます。それは心が明晰で輝き、身体が元気で活力ある状態なので、思考と感覚がスムーズに流れてゆきます。私たちが本当にリラックスする時には、そこにはもはや体験をしている「自我」は存在せず、経験そのものとなります。全存在が経験の中に完全に含まれているため、そこには身体、五感、心を「所有する」者は存在しません。

しかし、時に私たちの身体と心は、互いに上手くコミュニケーションを取ることができず、どちらかに栄養を適切に与えることができなくなります。そして、活力、集中力、自覚を維持することができなくなり、上手く機能せずに、精神的肉体的な不均衡を起こしやすい傾向へと陥ります。深刻な心理的問題やストレスがもたらす病気の多くが、身体、五感、心に流れる微細なエネルギーの不均衡に関係しています。刺激が混乱を生み、エネルギーが低下し、心は不安定になります。活力の自覚を失うと、まるで空き家の様に、身体と五感は精神的、身体的、知覚的な自覚の低下を引き起こします。そして、強い感情が更に状況を悪化させてゆきます。

身体的精神的エネルギーのバランスを保ち統合することで、この様なパターンから解放してくれます。良き経験を深めることで、存在を育み、満足を知ることができます。私たちの視点が変化し、良い経験も悪い経験も長く続くことはなく、感情的な極端さに影響されることがないと、物事を新しい方法で理解することを学び始めます。人生のあらゆる側面が成長の機会であると知ることで、如何なる状況をも開いてゆくことができる知識が生じるので、私たちの経験自体を制御したり修正したりする必要がないのです。私たちは、全ての経験が生き生きとした健康的な性質であることを理解するので、人生のあらゆる側面が貴重で恵みあるものと知ることができます。私たちの内なる平和は存在の調和を示し、全ての物事が人生に関わってきます。

人生における人間関係、状況、感覚、感情、そして「否定的」と呼ぶものでさえ、感謝できる様になります。私たちは世界との関わりがより流動的で熟達してゆくと、コミュニケーション能力が向上します。そして、幸福や繁栄を誰かに守ってもらおうと他人に依存することがなくなります。私たちは五感と感覚、思考と自覚を広げてゆき、通常「プライバシー」という限られた空間と時間を超えて拡大しようとしてゆきます。遂には、私たちの存在の中に、利用可能な無限の知識があり、それを深めることができると理解できます。そして、その内的資質の美しさ、豊かさ、価値に導く方法が、ここに示されていることを知るでしょう。

クムニェの各レベルでの練習方法

この章の練習は、３つのレベルに分かれています。各レベルからレベルには、発展段階があります。提示された練習の順序で行っても構いませんが、各発展段階において、それら全てをしなければならないと思う必要もありません。あなたにとっては、ある練習が他の練習よりも有効かもしれません。またレベル2やレベル1の内、異なる順序で練習を実行するか、レベル3の練習を実習しても全く構いません。様々な練習の組み合わせを試してみましょう。あなたにとって最も刺激的な感覚をもたらす練習が、あなた自身を導いてくれるのです。練習の順序と組み合わせを変えることで、練習をすることが面白くなり、バランスを持つものになります。

できるなら、一日四十五分を目安に練習しましょう。その様な時間がないなら二十分でも効果があるでしょう。毎日二つか三つの練習を選び、各練習を三回行うことから始めましょう。又は、好きな三つか四つの練習を選んで、自分の中で深く感じたことを確信するまで、その練習を続けます。それには二から三週間かかるでしょう。その後、次の六週間か八週間かけて、練習の数を徐々に十ほどに増やしてゆきます。座る練習だけでなく、立つ練習も合わせて行なってみましょう。動作練習と一緒にマッサージや呼吸法をしたいと思うこともあります。

あなたが選んだ練習の流れやコンビネーションが何であれ、慌てて行わない様にしましょう。スピードや内容は重要ではありません。クムニェの練習は、一般的な身体運動とは異なることを忘れないで下さい。クムニェは身体の肉体的機能を改善するためにデザインされたものではありません。勿論クムニェは肉体的にも良いのですが、適切な練習を行うことで感覚のトーンが刺激され、五感が覚醒します。そして、その感覚を養い拡大することで、身体、五感、心の全体がより機能的に改善されてゆきます。

クムニェの各練習は、感覚のトーンや特別なエネルギーへと導くシンボルです。練習する時は、できる限り感覚の質を深めてゆきましょう。自らの経験に敏感でいましょう。その時起こる感覚や刺激が、練習の説明に記されているものと一致しなくても、心配しないで下さい。ここでの説明はただの指標です。身体と心に起こる体験からの感覚に呼吸と自覚を合わせ、特別なトーンを浸透させてゆきます。

感覚が広がってゆくとリラクゼーションの様々な段階に精通してゆきます。練習の初めには、あなたは練習をしていることを見ている様な感覚になるかもしれません。あなたと刺激の間に隙間があります。リラックスが深まると、そこに軽い集中力を以って練習の深みを探求し、同時にバランスよく呼吸を行い、動作によって刺激された感覚を更に深めてゆく様に、経験はより豊かで質の高いものとなります。この様に「練習自身が実習している」という感覚が起こってきます。

繰り返し練習を行なってゆくと、身体、五感、心が同時に機能する意識を得て、動作によってより活性化された深い感覚を探求する機会を得ます。精神的身体的なエネルギーが相互に触れ合い、そして統合されてゆきます。その後、「自己」の感覚は全くなく、常に拡大してゆく自覚しかないと感じるかもしれません。

ここでの練習のいくつかは、直ぐに効果があると分かります。他のものは、徐々に影響を与えてゆきます。特定の練習は、いくつかのセッション後でさえ、全く影響していない様にも感じます。ある練習で深い感覚やエネルギーを生じない様であれば、あなたが何かの緊張を抱えて、感覚の流れを妨げているのかもしれませんし、おそらく特定の姿勢を余りにも堅苦しく抱え込んでいるのかもしれません。その姿勢を少し動かして、緊張を緩め、エネルギーの質の違いを感じてみましょう。もしもある練習がほとんど効果がない場合は、しばらく休みましょう。後で、前の練習に戻ると効果を見出だすこともあります。

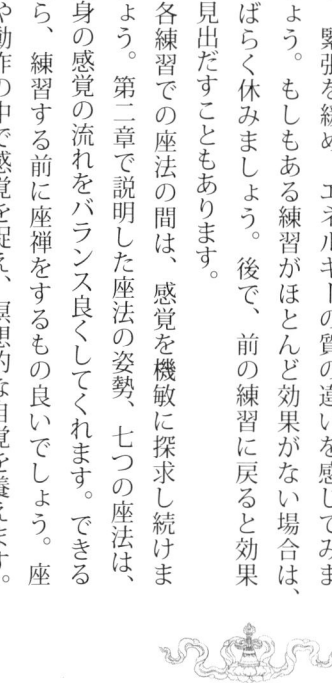

各練習での座法の間は、感覚を機敏に探求し続けましょう。第二章で説明した座法の姿勢、七つの座法は、全身の感覚の流れをバランス良くしてくれます。できるなら、練習する前に座禅をするもの良いでしょう。座禅や動作の中で感覚を捉え、瞑想的な自覚を養えます。練習を終えた後の如何なる行動もが、クムニェの姿勢になることでしょう。

食べること、歩くこと、見ることの間、常に感覚を広げてゆきましょう。リラクゼーションによって全ての経験に目覚めているので、あなたの人生はいつも広がり、深まる瞑想の一部となるのです。

レベル1

クムニェの練習を始めるときは、締め付けず快適な衣服を着て行います。特に腰の辺りなど窮屈な服は、動作を制限し、実習で生じる感覚を逸らしてしまうので避けるべきです。靴、時計、宝飾品、眼鏡やコンタクトレンズは外します。実習の前に食事をしたいなら軽めにし、食後一時間は間を空けてから練習を始めましょう。

これから行う練習は、座位か立位で行います。座位の練習では骨盤が足よりも高くなる様に、座布が必要になります。最も心地よい動作を行うための座位を見つけるまで、脚を組み直したり座り直したりしてみましょう。結跏趺坐で座るのが余りにも不快なら、真直ぐな椅子に座りましょう。

このレベルでの練習のほとんどは、上半身の肩、胸、背中、腕、首、頭の緊張を解放します。これらの領域の緊張が緩むにつれて、心でより感じられる様になります。ここでの練習は貴重な癒しのエネルギーを発展させるものなので、深くじっくりと関わって下さい。第三章のマッサージと練習を既に身に付けている方は、より効果が分かるでしょう。可能な限り集中的に練習を行い、一日位練習ができなくても心配しないで、自分を励まし、練習を続けましょう。仕事などで非常に忙しい時でも、五分から十分ほどの仕事の休憩に行うことでも、有益な効果があります。

練習中に、深い感覚に触れることができないことも、時にはあります。これは、身体と心が余りにも興奮したり緊張して、上手く相互にやりとりができないことを示しています。あなたの心は思考やイメージでいっぱいなので、感覚を鮮明に感じることができないのかもしれません。余りに動転しすぎて、感覚を育むための穏やかで均等な呼吸法ができなくなっているのでしょう。この様な心の不安定な状態では、身体的なバランスも取れていない可能性があります。

心身のバランスが不安定と感じる時は、実習する前にしばらく静かに座り呼吸に軽く集中します。呼吸が軽く柔らかくなる様にしましょう。リラックス感を穏やかに感じ始め、心が落ち着いてきた時、ゆっくりと練習を始めます。リラクゼーションが深まるにつれて、波のような流動的な性質が沸き起こってくるかもしれません。その感覚は、魔法の様に甘くて滑らかで流れるようなものでしょう。練習に慣れてくると、この感覚を広げることができ、リラックス感は、この流れるリズムが毎日の行動に行き渡っていることに気が付くまで深くなってゆきます。

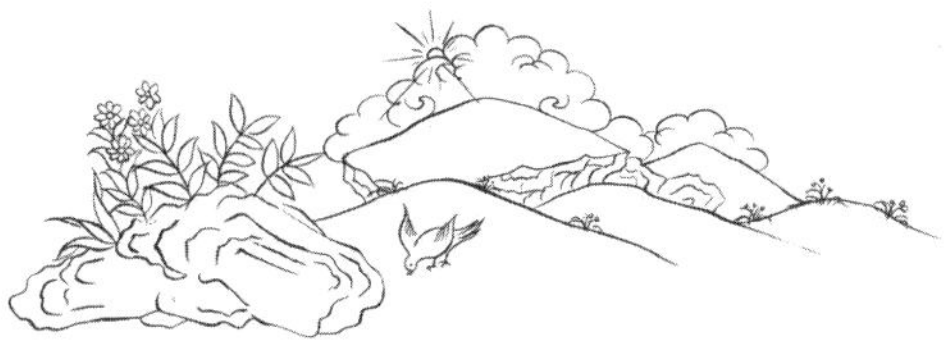

練習35　心をほぐす

妊娠をしていたり、首に怪我をしている人は、この練習をしない方が良いでしょう。

背筋を伸ばし、座布に座ります。手の平を下に向け、両腕を伸ばしながら、肩の高さまでゆっくりと上げて腕が横に一直線になる様にします。目を閉じて鼻と口の両方で軽く息をしながら、非常にゆっくりと頭を時計方向に回します。一回転し終わったら、次に右腕を更に上げてゆき、徐々に後ろに回しながら下方から前方へと回し始めます。できる限り大きく回す様に心懸け、この頭と腕の回転運動を調和させて行います。

初めはこの運動がスムーズに行えず、ぎこちなく感じるでしょう。この様に頭と腕を同時に動かすことは難しいと思うかも知れません。それは私たちが普段の生活で、この様に頭や腕を回すことに慣れていないからです。意識が普段の動きに慣れてしまっていて、日常習慣の動作を変えたくないと感じているためです。この習慣的感覚が自然な感覚やエネルギーに変わるまで、この動作を繰り返し練習してみましょう。腹の力を抜き、できる限り規則正しい呼吸をしましょう。規則正しい呼吸が動作と一体に感じられる様になると、回転運動が滑らかに広がりを持つ様になってゆきます。

頭と右手の回転運動を調和させて、ゆっくり三回転します。それから、頭と腕の両方の円運動の方向を変え易い点を見つけて、逆方向に方向を変えゆっくりと三回転します。左腕は、ずっと肩の高さに保っていましょう。その方が運動がし易いはずです。

身体と呼吸と心を統合して、この動作によって引き起こされる感覚に深く集中してゆきます。両腕と首筋に心地好い温もりを感じることでしょう。その温もりが背骨を伝って流れ落ち、体中に広がる様にします。

回転運動が終わったら、ゆっくりと両手を膝の上に降ろしてゆき、感覚が身体の内や外に広がって行く感覚を味わいながら、三分間ほど休みます。もしも必要なら、回転運動の方向を変える前にも、手を膝に降ろし、

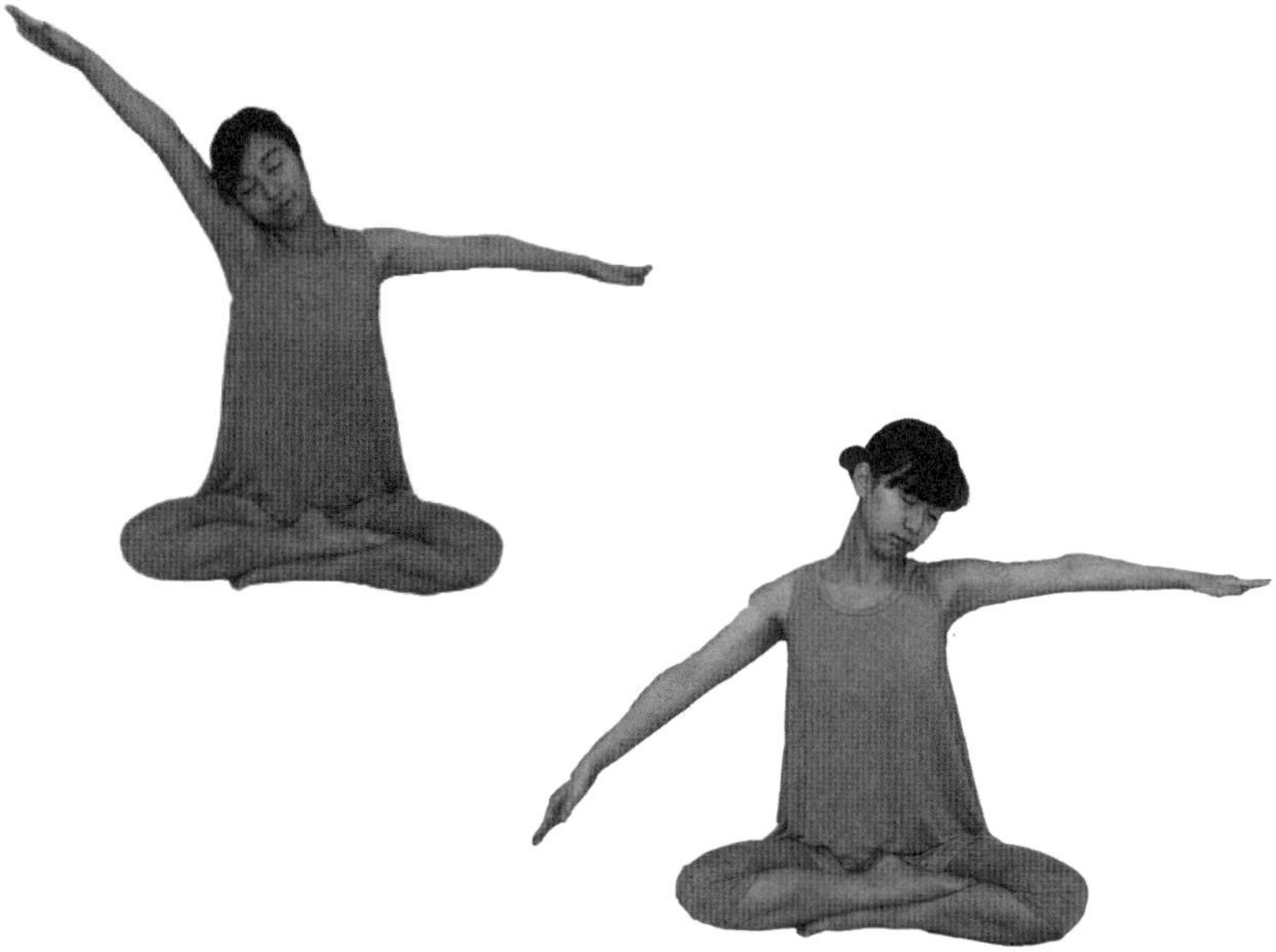

練習３５

わずかの間休んでも構いません。

次に、頭と左腕で前の一連の回転運動を繰り返します。その後で、軽く規則正しい呼吸をしながら、三分ほど休みます。

この練習の仕上げとして、一連の回転運動全体をもう一度繰り返すのですが、今度は頭と腕を互いに反対方向に回してみましょう。頭が時計方向に回る時には、腕は、前、下、後、上と回します。頭と右腕で始め、両手を膝に置いて三分ほど休み、そして頭と左腕を回すことを繰り返します。呼吸と感覚を一つにして、柔らかく規則正しくする様に心懸けましょう。最後に、静かに五分から十分ほど座り、その感覚を大きく膨らませ、充分に味わいましょう。

練習３６　感覚を覚醒させる

妊娠している人や、首に怪我をしている人は、この動作をしない方が良いでしょう。

背筋を伸ばして、座布に座ります。両腕を身体横側から数センチほど離れた位置に持ち上げ、手の平を後ろに向けます。手が床に触れない程度に座布に座り、腕を動かすために充分な高さを保ちます。

軽く目を閉じ、非常にゆっくりと右肩を上から後ろへ、そして下から前へと回し始めます。右手もそれに応じて円運動をすることになります。最初の一回転が終わったら、頭も時計方向に回し始めます。できる限り完全な円が描ける様に注意しながら、この二つの運動を調和させます。動作の時には鼻と口の両方で優しく呼吸をし、首筋に意識を軽く集中しましょう。調和の取れた回転運動を三回したら、肩と頭の回転方向を滑らかに変えて、さらに三回続けます。一連の動作が終わったら両手を膝に置き、しばらく休憩しましょう。

このゆっくりとした回転運動で覚醒した感覚が、背骨を下り全身に広がってゆくのを良く味わいましょう。

次に先程と同様に、手の平を後ろに向け、両腕を床から数センチほど離し、頭を時計方向に回す運動と調和させながら、左肩を非常にゆっくりと上から後ろへ、そして下から前へと回してゆきます。この様に、三回転させたら滑らかに回転方向を変え、さらに三回繰り返します。これらの運動が終わったら、両手を膝に置き、感覚を膨らませながら、三分ほど休憩しましょう。

この応用練習は、一連の回転運動全体をもう一度繰り返すのですが、今度は肩と頭を互いに反対方向に回しましょう。肩が、上、後、下、前、と回転する時には、頭は反時計方向に動きます。右肩と頭で始め、両手を膝に置いて、三分ほど休憩し、次に左肩と頭で同じ動作を繰り返します。頭が一番高い位置にある時には、肩は一番低い位置にあり、またその逆のこともあります。高い位置や低い位置の時、また頭と肩が一番近い位置、

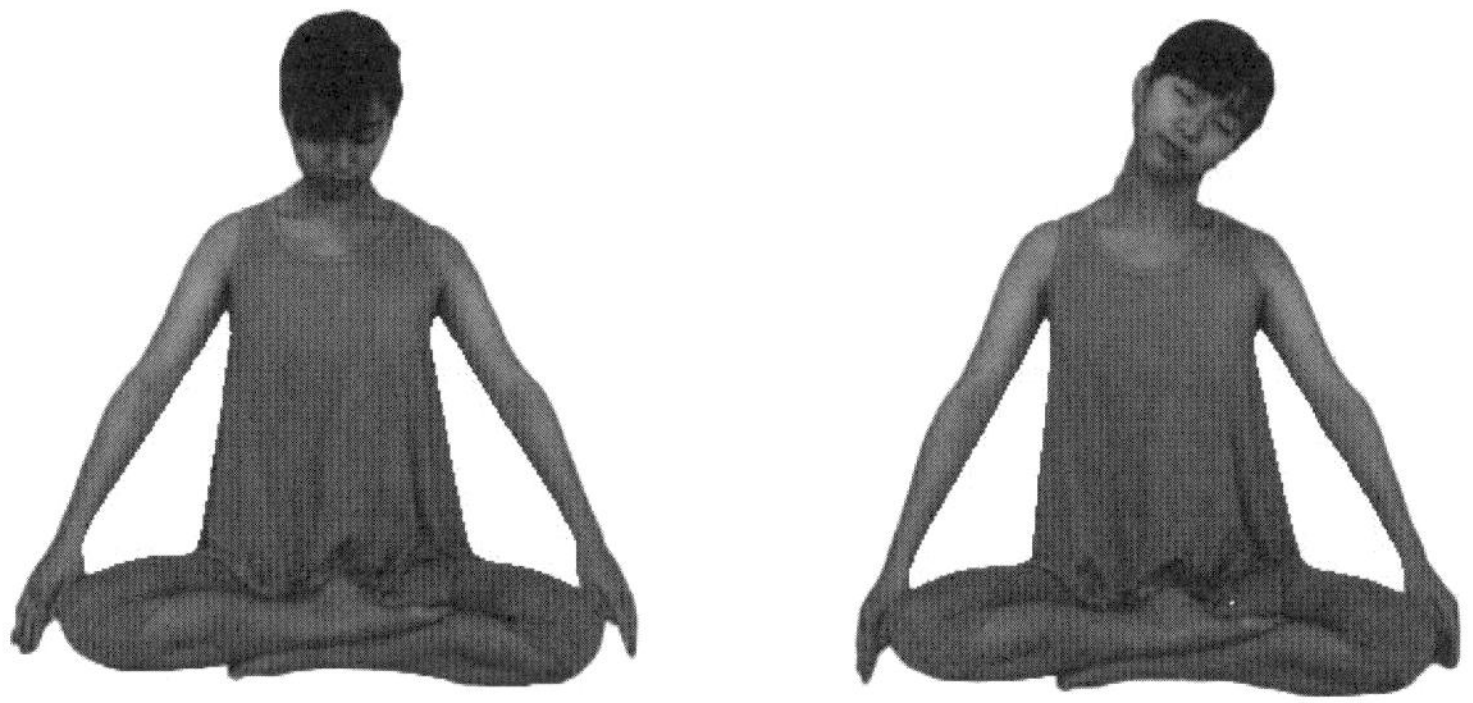

練習３６

反対に遠い位置にある時に、特に注意を払って円運動を大きくしてゆきましょう。あなたの感覚が完全な円の中に包まれるまで、この動作によって引き起こされる感覚を限りなく広げてゆきます。

全ての動作を終えたら、五分から十分間ほど感覚を身体の内や外に膨らませたり深めたりしながら、しばらく元の座法で座りましょう。

この練習は、首の後、両肩、背中の上部、時には背中の下部の緊張を解きほぐしてくれます。

練習37　感覚のバランスを取る

妊娠している人や首に怪我をしている人は、この練習をしない方が良いでしょう。

背筋を伸ばし両手は膝に置き、座布に座ります。両腕を胸の位置まで上げてゆき、肘を軽く曲げ、両手の力を抜きます。手の平は下に向け、指先は前方に向けます。二つの大きな時計の文字盤が前方に並んで、あなたと向かい合っていると想像します。左手は左の文字盤の三時の位置に、右手は右の文字盤の九時の位置に置いています。両手は十センチほど離します。

では、両手両腕を同時に、非常にゆっくりと、時計方向に回します。左手は三時の位置から始まって六時の方向に回り、右手は九時の位置から始まって十二時の方向に回転してゆきます。二つの円が重なり合わない様にして、徐々に大きな円を描いて行きましょう。

眼を閉じ滑らかなリズムでこの動作を行いながら、次に頭を時計方向に非常にゆっくりと回します。この三つの円運動を調和させ、バランスを取る様に心掛けましょう。腹の力を抜き、呼吸は鼻と口から柔らかく滑らかに行います。二分間この運動を続け、それから次第に速度を落としてゆき、やがて動きを止めます。両手を膝の上に降ろし、この円運動によって刺激された感覚を膨らませながら、二分間座りましょう。

その後にまたこの動作を繰り返します。今度は両手と頭を反時計方向に、左手は左の文字盤の三時の位置から十二時の方向に、右手は右の文字盤の九時の位置から六時の方向に回転させます。二分間この動作を続けた後に、感覚を体の内や外に膨らませながら、静かに五分ほど座ります。

三つの運動を調和させ、体と心のバランスを取ることができれば、感覚もまたバランスが取れ、感覚意識も安定してくるでしょう。

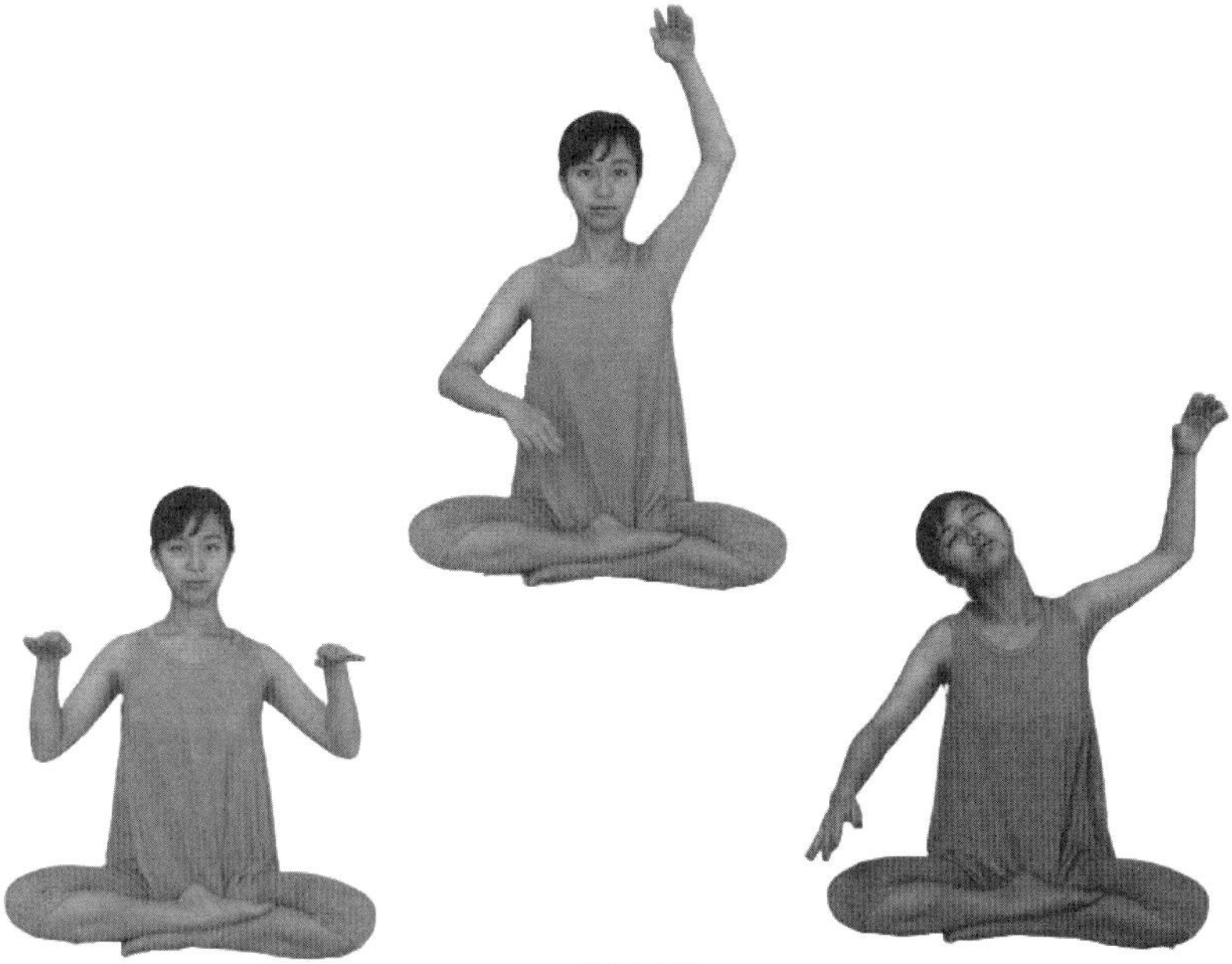
練習３７

練習３８　感覚を楽しむ

両足を肩幅に開き背筋を伸ばし、両腕と肩の力を抜いて自然体でバランス良く立ちます。そして鼻と口の両方で、柔らかく穏やかな呼吸をします。腹の力を抜き、どの様なやり方でも良いので、両肩を活発に前後左右に揺すり、気持ちが良い様にほぐしてみましょう。後頭部の力を抜き、そこに意識を軽く集中し、頭をだらんと前方に垂らす様にします。胴体や下半身が動かない様に注意しながら、コリや緊張を振り払う様に、三分間ほど両肩を揺すってみます。

そしてその後、七つの座法で五分間ほど座ります。この動作によって引き起こされた感覚を膨らませ、全身に行き渡らせる様にしましょう。

深い温かみのある感覚が首から背骨へと流れ降り、胸部や両腕に広がる感覚を得るかも知れません。首から頭にかけて自由な感覚が流れてゆく感覚を得るでしょう。

練習39　空間を泳ぐ

両足を適度な幅に開き、バランス良く立ちます。背筋を伸ばし、両腕を肩の高さで身体の正面に伸ばします。手の平は下を向いています。腹の力を抜き、鼻と口の両方で楽な呼吸をしましょう。両手、両腕を楽に真直ぐ伸ばしたまま、一方の腕を上げると同時に、もう一方の腕を降ろしてゆきます。

非常にゆっくりと動かしてゆきましょう。始めは両腕を小幅に上下させます。そして、徐々に動きを大きくしてゆき、最後はできる限り大きく上下に動かしてゆきます。一番大きく開いた時に、首と後頭部の力を抜きましょう。この練習によって呼び起こされる空間の特殊な感覚に注意を払いましょう。空間の中で水泳をしている様な感じがしませんか。

三分から五分ほど、両腕をできる限り大きく動かし続け、それから次第に動きの幅をゆっくり小さくしてゆき、最後は肩の高さで正面に伸ばした姿勢で止めます。ゆっくりと両腕を脇に降ろしてゆき、広がってゆく感覚を感じながら、三分間ほど静かに立ちます。

次に、ゆっくりと両腕を体の正面から頭の上方に上げてゆきます。手の平は前方を向いています。両腕の位置は常に平行で真直ぐに伸ばしながら、両腕、頭、胴体を一緒に動かし、腰を曲げる様にゆっくりと前屈をします。指がほとんど床に着く所まで曲げてゆきます。しばらくその姿勢を保ちます。そして、再びゆっくりと両腕を伸ばしながら背筋が真直ぐになる所まで身体を起こしてゆきます。この時、両腕は頭上に伸ばしています。

上半身を上下にゆっくりと振る前屈の動作を三回か九回続けます。この動作の間、両腕は常に真直ぐに伸ばしておきます。一連の動作を終えたら、両腕を頭の上から大きく開く様に横に降ろしてゆき、この動作によって敏捷になった感覚を膨らませながら、五分から十分間ほど静かに座ります。

始めの練習では背中、喉、首、後頭部などの緊張を解き放ってくれます。そして後の練習では、始めの練習で解き放たれた開放感を全身にもたらしてくれます。

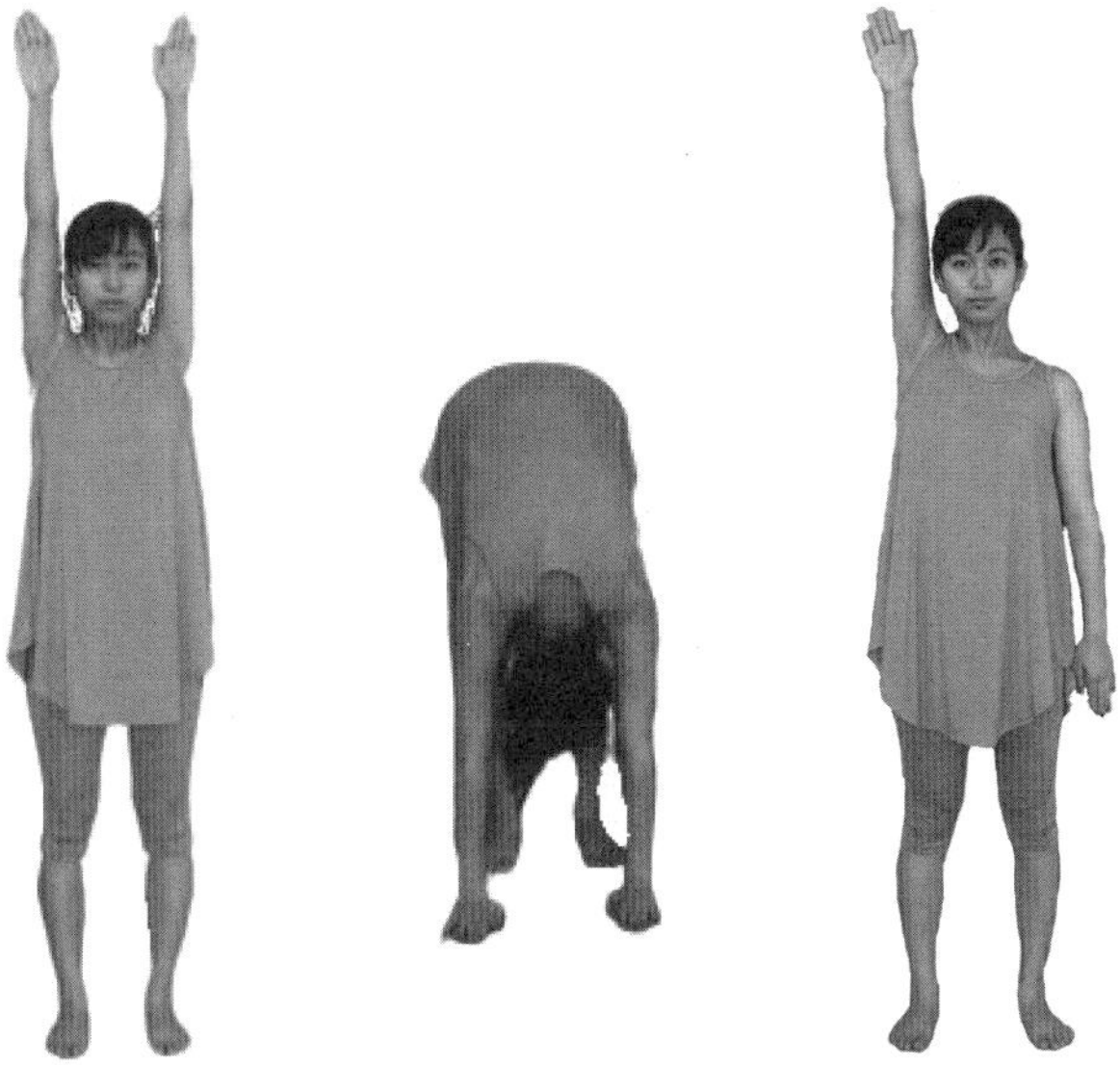

練習３９

練習４０　感覚の覚醒

この練習では、両手、両腕の位置が前の動作と異なっています。両足を適度に開いてバランス良く立ちます。背筋を伸ばし、両腕は楽にしておきます。両手の平が外側を向く所まで腕を内側にひねります。そして、親指で外側を指する様に、親指をピンと突き出します。両手をこの様な状態のまま、ゆっくりと両腕を前方へ肩の高さまで上げてゆきます。鼻と口の両方で楽に呼吸をし、腹の力を抜いてリラックスしましょう。

では、両腕は真直ぐに伸ばしたままで、力を抜いてリラックスします。非常にゆっくりと一方の腕を上に、片方の腕を下に動かし始めます。初めはわずかに上下に動かしてゆきます。ゆっくりと空間を移動してゆく両腕の内と外の感覚に意識を集中させましょう。次第に感覚を膨らませながら、両腕の動く距離を延ばしてゆき、最後にはできる限り大きな動作へとなってゆきます。腹の力を抜き、この腕の上下動作によって刺激される特別な感覚の味わいを充分に広げてゆきながら、柔らかく規則的な呼吸をゆっくりと行いましょう。

三分から五分ほどこの動作を続け、それからまた両腕をゆっくりと動かしながら距離を縮めてゆき、正面の肩の高さで両腕を停止させます。ゆっくりと両腕を脇に降ろし両手の力を抜き、この動作によって引き起こされた感覚を膨らませながら、三分ほど静かに立っていましょう。

もう一度、手の平が外側を向くまで両手を内側にひねり、親指が外側を指す様に突き出します。両手をこの状態のまま、ゆっくりと両腕を前方に上げてゆきます。両腕を平行に真直ぐに伸ばし、頭上まで上げてゆきます。それからゆっくりと腰から前屈し、指が床に触れる位置まで身体を曲げます。

頭は、両腕の間で楽にしています。腹の力を抜き、鼻と口の両方で楽に呼吸をします。次に、ゆっくりと頭を上げ、頭の上に両手を伸ばしたまま、背筋が真直ぐになる位置まで身体を起こします。この前屈運動をゆっくりと三回続けて行います。この手と腕の位置によって引起こされる特別な感覚を深く味わいましょう。

それでは次に、上半身の前屈の速度を少しずつ速めてゆきます。感覚と身体のリズムを一つに溶け合わせてみましょう。より速く動かす時には、腹の力を抜き、動作と呼吸を規則正しく滑らかに行いましょう。動作と感覚の繋がりに微妙な違いを感じ始めた時は、これらが調和をする速さにまで速度を緩め、それから再び速度を上げてゆきます。この様に更に、九回上下に振る動作を続けます。両腕に、ピリピリする様な特別な感覚を感じるかも知れません。

一連の動作を終えたら、両腕を上に伸ばした位置から、ゆっくりと外側に大きく腕を降ろしてゆき、両手の力を抜き、一分間静かに立っています。最後に七つの座法で座り、柔らかく規則的な呼吸で、五分から十分間ほど座りましょう。感覚が身体全体に行き渡り、身体を超えて彼方宇宙にまで広がってゆくのを実感するでしょう。

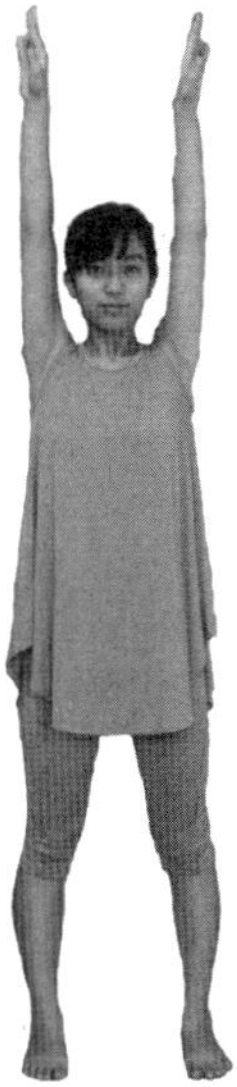

練習４０

練習４１　身体の鋭敏性

両足を肩幅に開いて、前方を向いて立ちます。背筋を伸ばし、両腕は楽にしておきます。鼻と口の両方で息を吸いながら、手の平を下に向け、ゆっくりと両腕を前方に肩の高さまで上げてゆきます。頭と胸は動かない様にします。息を吐きながら、ゆっくりと両腕を右方にできる限り移動させてゆきます。全身の力と、特に胸の緊張を緩める様に心懸けましょう。右腕がこの動作を導くかの様に真直ぐに伸ばします。左腕は肘のところで少し曲がっていても構いません。

次に、息を吸いながら、ゆっくりと両腕を正面に戻し、動きを止めることなく続けて、息を吐きながら両腕を左の方に移動させてゆきます。今度は、左腕が動作を導いてゆきます。左腕は真直ぐ伸びており、右腕は肘のところで少し曲がっています。この動作の間、腹の力を抜いて楽にし、身体を真直ぐにしてバランスを保ちましょう。

左右の動作を一回とし、三回か九回行い動作を完成させます。そして、五分から十分ほど七つの座法で静かに座り、この動作によって目覚めた感覚をじっくりと味わいましょう。

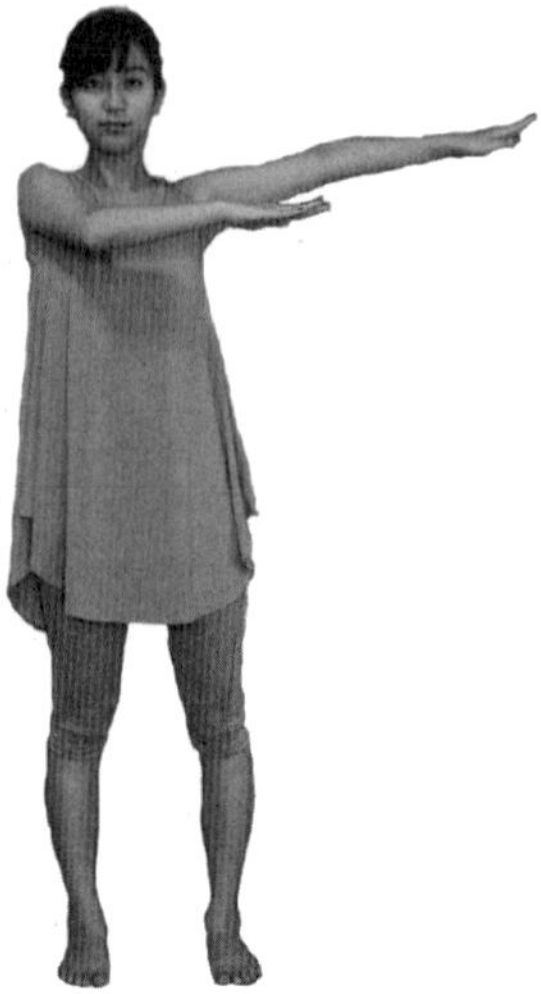

練習４１

練習４２　身体のバランス

この練習は、裸足で行います。腰に両手を当て、両足をほんの少し開き、背筋を伸ばして胸を張り、バランス良く立ちます。鼻と口の両方で柔らかな呼吸を行います。ゆっくりと右の踵を上げ、右足の爪先と左足に重心を掛けて立ちます。次に、両足のどこか一部をいつも床に着けている様にして、ゆっくりとした連続的な動作で、右の踵を降ろしながら、同時に左の踵を上げてゆきます。ゆっくりとした滑らかなリズムで左右どちらか一方の踵を上げ、もう一方の踵を下げ、床に付くまで降ろす足踏みの動作を繰り返してゆきます。主に爪先と指の付け根の膨らみの部分にバランス良く重心を掛け、保つ様にしましょう。

一方の踵が上がり、もう一方の踵が下がるそのわずかな間に、両足の爪先で立っているポイントに気付きましょう。このように爪先で立ち、高く背伸びしている時の「高さ」を強めましょう。それと同時に「低さ」

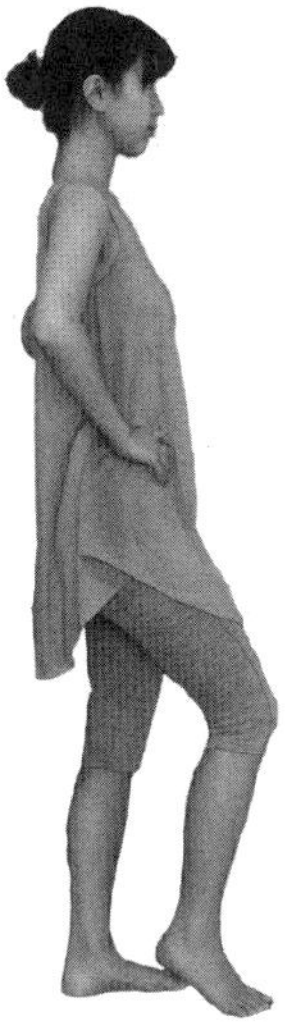

練習４２

も強めます。一方の踵が床に着く時、両膝を曲げ、まるで低い椅子に腰掛けるかの様に腰を降ろしてゆきます。背筋は真直ぐ伸ばしたままです。動作が強まり垂直方向の幅が大きくなった時の感覚の微妙な変化に気を付けましょう。

動作のぎこちなさがなくなり、不均衡さがなくなり、更に呼吸と動きがゆったりと滑らかになるまで、この動作を続けましょう。それができたら、この運動の速度を少しずつ速めてゆきます。しかも、この微妙な感覚を見失うことなく速さを保ってゆくのです。バランス感覚の中に身体動作が溶け込んでゆく広がりを感じることでしょう。しばらくして再び速度を落としてゆき、全ての動作を止めます。そして、七つの座法で五分から十分間座ります。身体内や心や五感に湧き起こる感覚を膨らませてゆきましょう。

この練習は、身体のバランスを保ち、爪先や膝、腿、腰のエネルギーを刺激します。

練習43　身体エネルギーを感じ取る

両足を適度な幅に開き、両腕は楽にしてバランス良く立ちます。目を閉じて、しばらく内的な感覚を感じ取り、リラックスしましょう。あなたの感情はどの様な状態ですか。落ち着いていますか。イライラしたり疲れていませんか。頭は考えごとで一杯ではありませんか。

それでは、ゆっくりと目を開けましょう。そして、開放感をもたらしてくれる自然な動作で動きを始めます。リラックスできる方法ならどんな動きでも構いません。鼻と口の両方で優しく呼吸をし、腹の力を抜きましょう。揺らしたり回したりという動作や優しくひねったり反ったり屈んだり左右に身体を動かしてみます。リラックスした感覚が、あなたの行う自然な動作を促し、心身の調和をもたらしてくれるでしょう。顎や首、両肩、背中の上部、両腕、両肘、手首、指、背中の中部や下部、骨盤、腿、両膝、足首、爪先など、このリラックスした感覚が全身に行き渡るようにしましょう。全ての関節に注意を払い、この解放感が広がってゆく動作を五分から十分以上続けます。

次に、徐々に違った性質の動作に挑戦してみましょう。速くて小刻みで軽い動きです。これは蹴る様な重い動きではなく、もっとリズミカルで振動する様な動作です。この動作を脚と手から始め、次第に全身に広げてゆきます。最後には全身がこの振動体となる様にします。凝った所を見つけたり感じたら、そこをこの振動によって優しく解きほぐす様にしましょう。

この震える様な動作を数分を続けた後、七つの座法に戻って、五分から十分間、この動作によって刺激された感覚を楽しみ味わいながら静かに座っていましょう。

レベル2

ここでの練習は、引き続き上半身のコリをほぐし、内的エネルギーの調和をもたらすので、より自由な感覚を促し、心身の繋がりが更に深く感じられる様になります。練習52と練習55は下半身を活性化します。

ある練習では、しばらくの間、特定の姿勢を保ち続けるものがあります。呼吸を数えることで、一定の時間を計ることも可能です。練習を始める前に、三分間ほど呼吸の長さを計り、一分当りの呼気の平均回数を調べておくと良いでしょう。

ある姿勢を保った後に、コリをほぐす時には、特に充分な時間を掛けましょう。コリをほぐす過程がゆっくりしている時には、エネルギーの自覚が深まります。そして、その感覚を持続することがより容易になり、全身に広げることができる様になります。性急な動作は、その呼気や刺激された感覚を遮断してしまいます。

あなたが選んだある特定の練習を、充分な時間をかけて探求してみましょう。そして練習を充分に極め、その動作がもたらす感覚の深さと、特別なバランス感覚に良く慣れてゆきましょう。急いで行うことなく、また度を越して行わない様にします。動作の過程で湧き起こる感覚に圧倒される様な場合には、しばらく動作を止め、その感覚をよく味わい観察してみましょう。自らが自分に課した自己の限界を、より深い感覚と刺激の中へ開いてゆくのです。いかなる限界も自ら作り出したものであると理解し、あなた自身をより大きな存在の可能性へと解放してゆきましょう。

あなたの体験は宇宙と同じくらい、広大なのです。

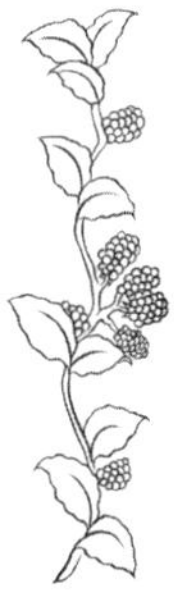

練習４４　五感に触れる

両手を膝に置き背筋を伸ばして、座布に座ります。自転車のペダルを逆に踏む様に、両肩を前から後ろへと交互に回転させます。連続した調和の取れた動作を行い、少々乱暴に速く行なっても構いません。両肩の力を抜き楽にして、頭部は動かさない様にします。脊柱や個々の脊椎骨の間が肩甲骨の運動で、マッサージされていると想像しながら、一分間続けましょう。

次にもっと優しく、ゆっくりと長く動かす様に動作の質を変え、マッサージ効果を高める様にします。このマッサージによって五感は刺激され、緊張が解きほぐされます。皮膚と筋肉の間にさえも感覚を自覚できる様に敏感でいましょう。この感覚は心臓のチャクラで高められ、何か懐かしい気持ちを呼び起こすかも知れません。このマッサージを三分から五分間続け、その後、同じ位の時間を掛け、この動作で呼び覚まされた感覚を膨らませながら静かに座ります。

☆　この練習を更に深めるために、次の応用練習をしてみましょう。左肩を、前から後ろへ二十一回、回転させます。次に右肩で同じように繰り返します。この動作によって刺激された感覚を味わいながら二分間、静かに座ります。

再び左肩を前と同じ様に、二十一回、今度はもっとゆっくりと回転させます。右肩も同じように繰り返し、その後二分間感覚と共に座ります。

更に、この運動を繰り返します。最初は左肩で次に右肩で、今度は更にゆっくりと行います。そして、この運動で湧き起こった感覚と共に五分間、静かに座りましょう。

この練習は立って行なうこともできます。

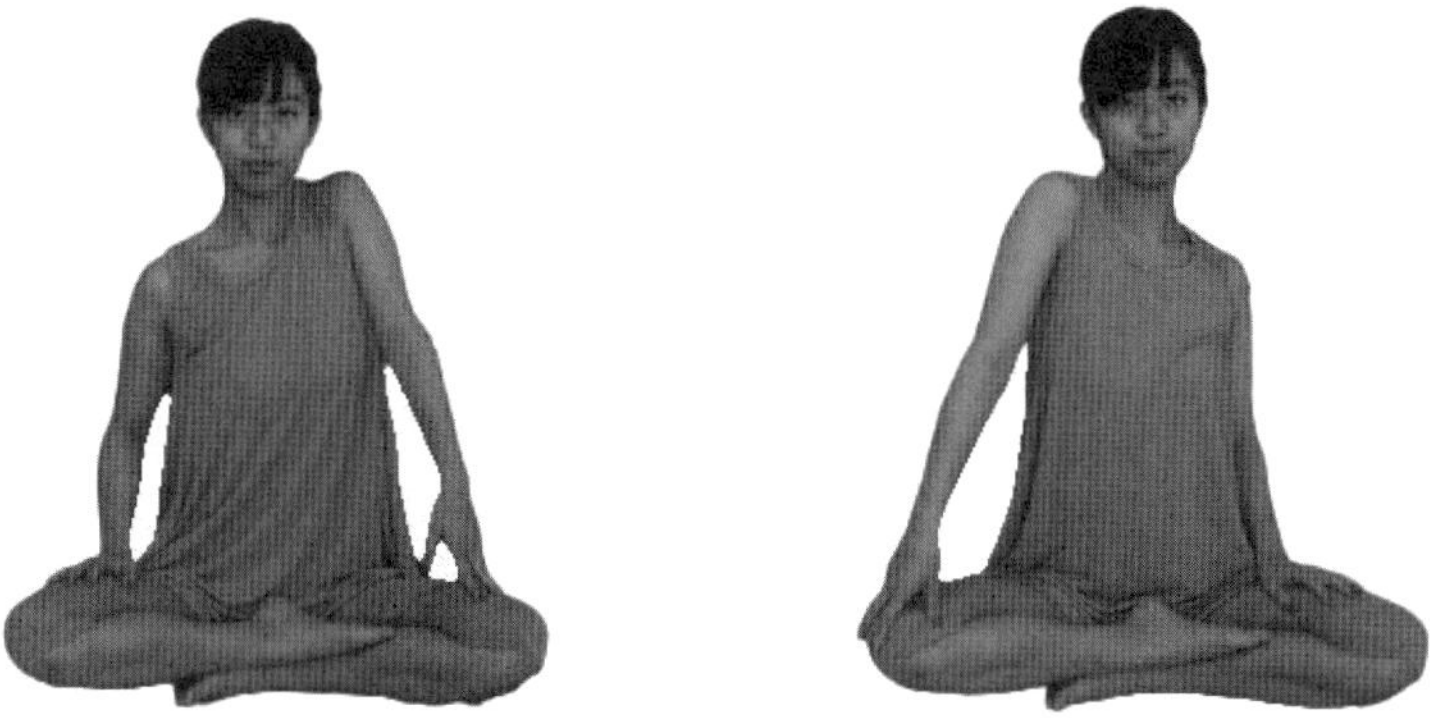

練習４４

練習４５　内的エネルギーのバランスを保つ

妊娠している人は、この練習をしない方が良いでしょう。また、首や背中に怪我をしていたり、三ヶ月以内に手術を受けている様な人は注意深く行って下さい。

この練習は、身体前方に顎で円を描くことになります。両手を楽に膝に置いて、座布に座り、口と鼻の両方で穏やかで柔らかな呼吸をします。ゆっくりと、顎をできる限り前方に突き出します。恐れず、できる限り突き出してみます。但し、首や背中に怪我をしている場合は、細心の注意を払い、顎を出す様にしましょう。胸と首は真直ぐにしたままで、顎だけ前に突き出す様にします。そうすることで、動作は強さとエネルギーに溢れ、安らぎへと導いてくれるでしょう。

頭を思い切り突き出したまま、鼻と口の両方で優しく呼吸をし、そして顎を胸の方にゆっくりと下げてゆきます。顎が胸に近付いたら、ゆっくりと首の方にできる限り引っ込めるようにします。首の後ろの筋肉はとても緊張して固くなり、少し震えるかも知れません。首の筋肉の緊張を維持したまま、両手と腹の力を抜き、首の筋肉と肩の筋肉を切り離す様にして、ゆっくりと顎をできる限り引き上げ、縦方向の首の円運動を続けます。それから、再びゆっくりと顎を前方に突き出すことによって、円運動が完結します。

非常にゆっくりと緊張を解きましょう。そうすることで、非常に微細な感覚のトーンに気付くことができます。そして三分ほど静かに座り、柔らかな呼吸をして、身体内の感覚を膨らませてゆきましょう。この動作をもう二回繰り返します。このそれぞれの反復の間に、三分間静かに座りましょう。そして最後に五分から十分間、この動作によって引き起こされた感覚を膨らませ、その感覚を自覚しながら静かに座ります。

この練習をした後に、首の筋肉をほぐすことが重要です。軽く柔らかな呼吸をしながら、頭を前後にゆっくりと動かしたり、回転させたり、耳が肩方向に動く左右に動かしてみましょう。この動作を終える度に、首を伸ばす運動を必ずして下さい。首筋の筋肉を優しくマッサージするのも良いでしょう。

最初、この練習は余り魅力のあるものではないかも知れません。顎を突き出したり、後ろに引いたりするような格好の悪い動作です。また、普段身体がしない様な動きでもあります。しかし、二、三回この練習をすると、頸部のコリを取るのに非常に効果的な運動であり、深い安らぎの感覚に導びかれることに気が付くでしょう。日々の練習の中で実践するだけでなく、特に疲れやコリを感じる時に行ってみるのもよいでしょう。

この練習は、首、頭、肩、胸、背骨のコリを取り、またその部分のエネルギーのバランスを保ってくれます。

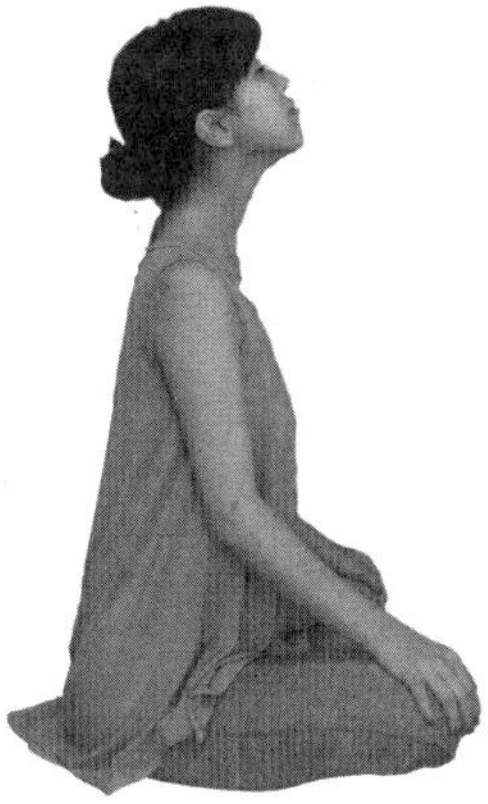

練習４５

練習４６　新鮮なエネルギーを味わう

妊娠している人は、この練習を行わない方が良いでしょう。また数ヶ月内に首や腰を痛めたり手術を受けた人は、この練習を注意深く行いましょう。

この練習では、顎は「ｍ字」の様に、二つの半円を並べたような動作をします。膝に手を置き、座布に座ります。鼻と口の両方で、優しく呼吸をしましょう。顎を前方に、ある程度強く押し出す様に、ゆっくりと張り出します。胸は真直ぐのままにしておきます。

この姿勢で、顎をゆっくりと弧を描く様に右に動かしてゆきます。顎が右の肩に近付くにつれ、天井を見上げます。顎が右の肩の上にある時には、徐々に、肩に向かって顎を下げてゆきます。視線は天井を見上げたままです。継続しながら、少し肩を後ろに向け、胃を緩めましょう。顎は肩の上においたまま、天井に向かって顎をゆっくりと持ち上げ、ゆっくりとまた元に姿勢に返ってゆきます。顎を右から左へと弧を描く様に戻してゆきます。あなたの顔が正面を向いた時は、顎を弧を描きながら少し胸の位置に向けます。

では次に、左側に止まることなく先ほどの動作を繰り返します。動作が終了したら、非常にゆっくりと胸から顎を持ち上げる様に離し、緊張を解き放ち、実習によって刺激された感覚の質をよく感じ取りましょう。練習を繰り返す前に、数分間座ってみましょう。

この練習は、非常にゆっくりと三回から九回ほどの動作を行いましょう。各動作を繰り返すごとに、感覚を捉える様にします。全ての動作を終えたら、この練習によって刺激され拡がってゆく感覚を感じる様に、五分から十分間ほど静かに座ります。

そして最後に、三つの方法でゆっくりと首の筋肉を緩めてゆきます。まず、頭をゆっくりと頷く様に前後に動かします。そして、揺り向く様に横に動かします。最後に、耳が肩に着くよう左右に倒す様に動かします。これを練習を終える度に行う様にして下さい。そして、最後に望むなら優しく首をマッサージします。

前の実習と同様に、これらの実習は、首、頭、肩、胸、脊椎などの部位の緊張を緩め、全身体のエネルギーのバランスを保つことが目的です。

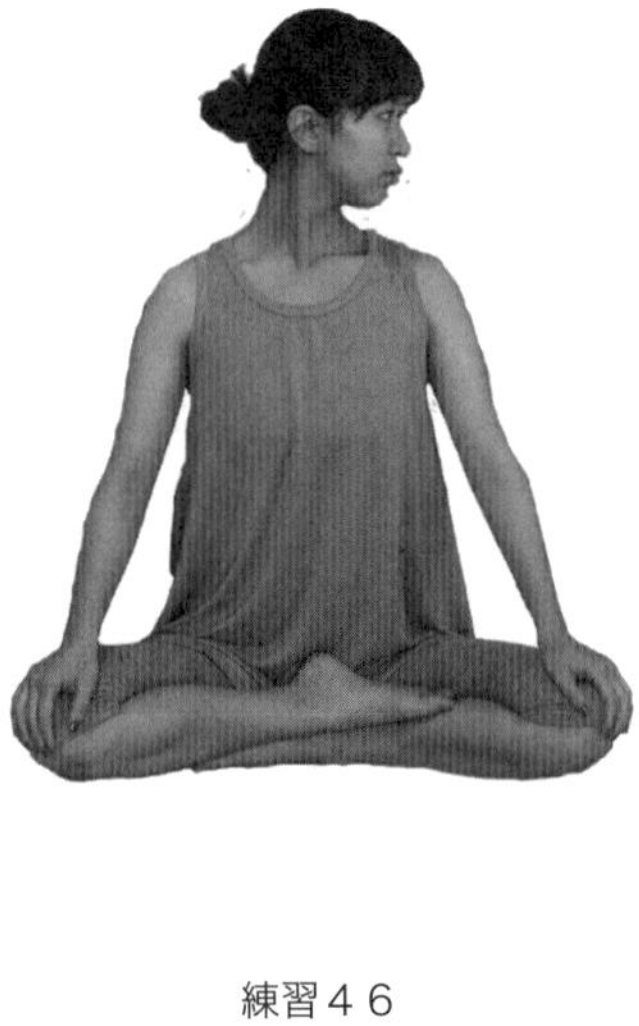

練習４６

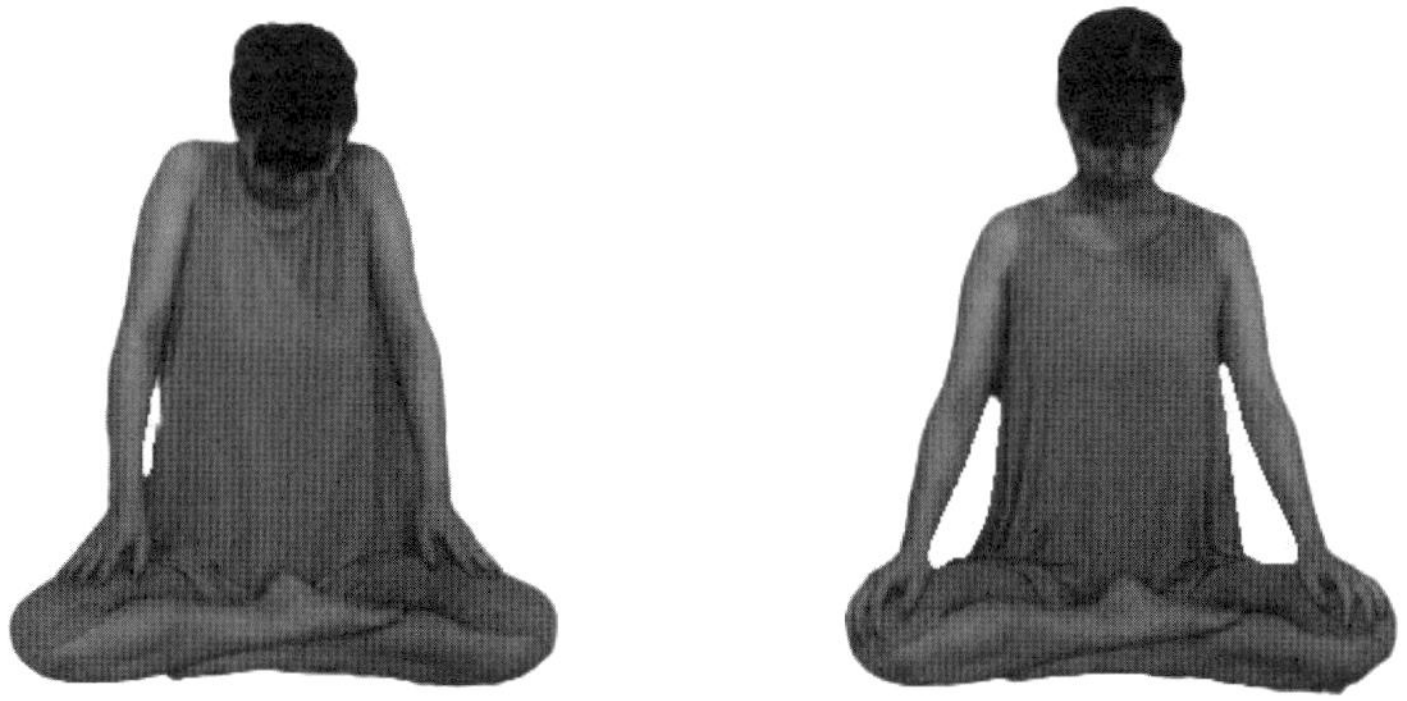

練習４７

練習４７　身体と心の統合

妊娠中の人は、この練習をしない方が良いでしょう。また、三ヶ月内に首や背中の手術をした人は、優しく動作を行いましょう。

座布に両足をゆったりと組んで座ります。両手を膝の上に置きます。肩を少し持ち上げ、両腕を真直ぐにし、少し後ろに動かします。

ゆっくりと顎を前に突き出してゆきます。ある程度、強目に張り出しますが、極端に伸ばしすぎない様にします。そして、鼻と口の両方から非常に優しくゆっくりと呼吸をし、胸に向かって顎を下方に弧を描く様に動かしてゆきます。呼吸を軽く均等に維持し、この姿勢を一分から三分ほど保ちます。

そして、ゆっくりと顎を持ち上げてゆきます。そして、顎、肩、首の緊張をゆっくりと解き放ち、その時に起こる微細な感覚の質を感じ取りましょう。これらの微細な感覚を体全体に広げてゆく様、全身の感覚を深めてゆきます。
数分間、間を取る様に休みましょう。その後、この動作をあと二回繰り返し、各動作の後には数分間休みます。練習の最後には五分から十分ほど休みましょう。練習を終えるたびに、首の筋肉を優しく緩めます。耳を肩の方に向け、ゆっくりと左右に、また前後にも頭を動かしてゆきます。更に両手で優しく首をマッサージしても良いでしょう。

前の二つの練習と同様に、この動作の練習は、首、頭、肩、胸、脊椎の緊張を解きほぐし、全身に広がるエネルギーの全体的バランスをとることに効果があります。

練習48　空間を楽しむ

両足を肩幅に開き、背中を真直ぐにし、両腕の力を抜きバランスよく立ちます。鼻と口の両方で均等に呼吸します。両肘と両手を胸の位置まで持ち上げ、全指を組み、両手が離れるくらいに力を入れて引っ張ります。指の爪は短く切っておきましょう。肩を少し後ろに動かします。

前方を優しく静かに見つめ、感覚は、足はしっかりと大地を掴み、膝は真直ぐに固定せず、上半身を右の方にできる限りゆっくりとひねってゆきます。この動作には、約一分ほどかけます。そして次に、ゆっくりと前方に戻り、止まることなく、左側に上半身をゆっくりとひねってゆきます。

動作中は手、腕、肩の緊張を維持しながら、呼吸を穏やかにし腹と腰の力を抜きます。そして、徐々に前方にもう一度戻ってゆきます。非常にゆっくりと緊張を解き放ちます。全身が目覚めてゆく感覚を、特に背骨や肩の感覚を深く捉えてみましょう。ゆっくりと両腕を降ろしてゆき、全身に感覚を拡げてゆきます。立ったままでも座った姿勢でも、少し休む様にします。

左右両方を各三回ずつ繰り返し、その後、数分間の休息します。最後に五分から十分ほど座ります。

この練習は、座って行うこともできます。

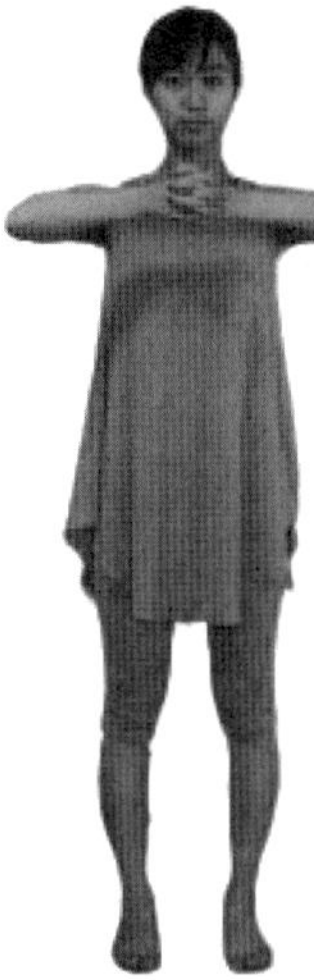

練習４８

練習４９　空間に行じる

両足を肩幅に開いて立ちます。背筋を伸ばし身体バランスを保ちます。鼻と口の両方で穏やかに呼吸をします。腰に手を当て、できる限り両手の感覚を感じます。脚を真直ぐにし、しっかりと両足で立ちますが、膝が強張ることのない様にします。

この姿勢から、上半身を右に非常にゆっくりと捻ります。頭と目を肩と共に動かし、腕、胸と徐々に右側に捻る動作をします。肘を外側に向け、両手で骨盤を保ちながら、右の腰骨をゆっくりと前方に押し、反対に左の腰骨を引く様にします。この動作を約三十秒ほど行います。その後、ゆっくりと前方に姿勢を戻します。そして反対側の左方向に上体を捻ります。両手で骨盤を保ちながら、ゆっくりと腰に手を押し当てます。

多少骨盤が動いても、小さな動きならそこで止まり、姿勢を正して再び始めます。始めに胴体を捻る時に細

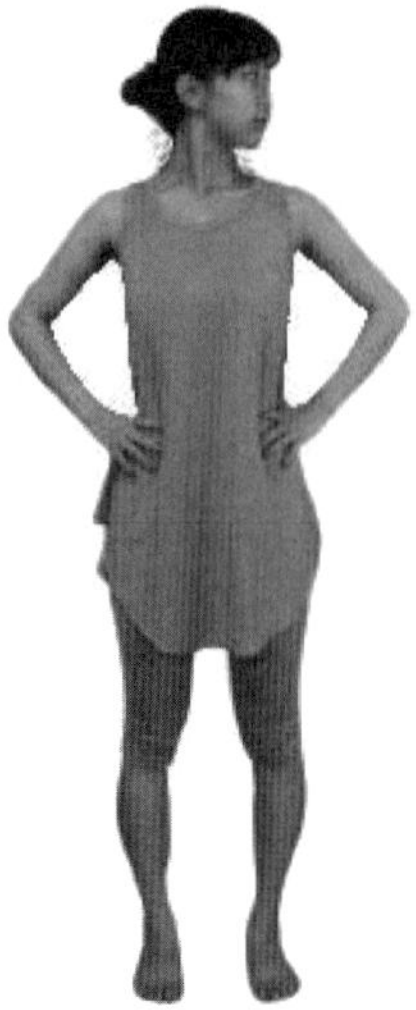

練習４９

心の注意を払うと、前方に上体を戻す時との違いに気が付くでしょう。そして更に、頭の動きにも注意を払いましょう。この練習を深めてゆくと、上半身の動きと下半身の動きの違いを学ぶでしょう。上半身が優しくほぐれてくると、下半身は大地に力強く根を張る様に安定し、集中力が高まります。この上下二部の身体的性質の違いの気付きは、特にバランス感覚を養います。

左右の動作を三回から九回ほど完全に行いましょう。そして、五分ほど元の座法で座ります。この動作から湧き起こるエネルギーの特別な性質を感じ取ってみましょう。

この練習は胸、背中、首などの筋肉の緊張を解きほぐしてくれます。また胃をリラックスさせてくれます。

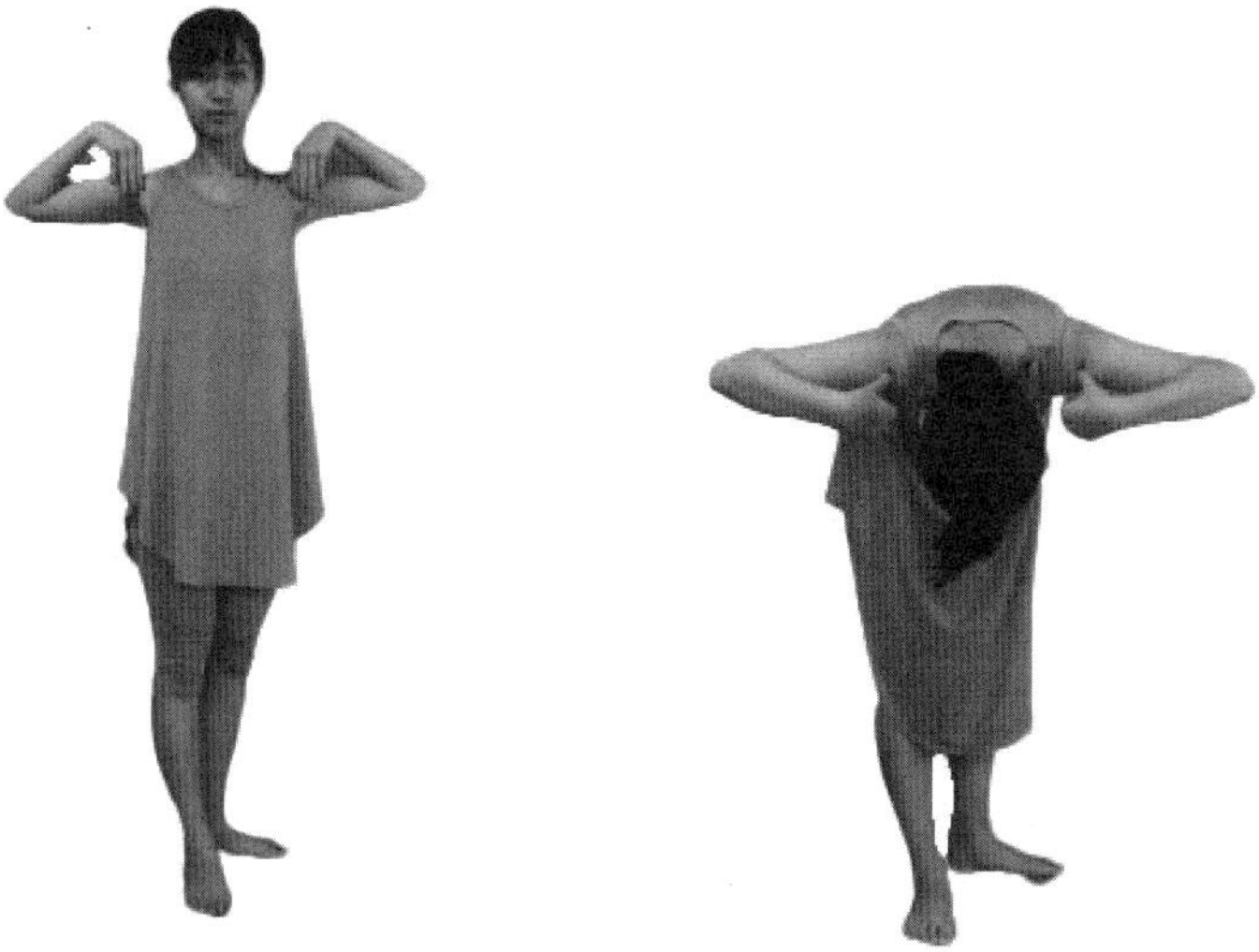

練習５０

練習５０　心と身体の相互作用

両足を肩幅に開き、背中を真直ぐにし、両腕の力を抜いてバランスよく立ちます。左足の爪先を外側に向け、右足は身体の三十センチほど前にし、爪先が前方に向く様に、左足の踵の線に合わせる様に右足を９０度に置きます。両腕を肩の高さまで持ち上げ、両手を肩に置きます。四指は肩の前側に親指を裏側に置きます。できる限り手と肩が接触する様に押し当てます。

この姿勢で目を開きながら、ゆっくりと上半身を回転し始めます。過度な負担をかけずに左肘を大きく回す様に、できる限り胴体を左方向に回します。前方では屈む様に頭を垂らします。上半身を強張らせず、動作を止めることなく、左方向に回転を続けてゆきます。上体が起き上がる時には、天井を見つめる様にします。そしてもう一回、左肘を大きくゆっくりと回す様に左回転を行います。そして更に回転を続けてゆきます。

鼻と口の両方から滑らかに呼吸をし、両手を肩に押し続けます。

非常にゆっくりと、三回から九回ほど回転します。次に、足の位置を反対にします。右足の爪先を右側に向け、左足の爪先を前方三十センチに置きます。右肘を大きく動かす様に胴体を回転させ、この動作を三回から九回ほど非常にゆっくりと行います。一連の動作を終えたら、この練習によって刺激された感覚を広げ、五分から十分ほど基本の座法で座りましょう。

この演習は、頭痛を軽減し、また背中や肩、脚の緊張を解きほぐしてくれます。

練習51　敏感になる

もしも既に背中や首のマッサージやレベル1の練習を行い、緊張をほぐすことができているなら、この練習はとても効果的でしょう。

肩幅に足を開き背中を真直ぐにし、バランスよく立ちます。両腕をゆっくりと肩の高さに持ち上げ、肩の高さより少し上の位置で肘を交互に組み、その姿勢を保ちます。両腕は遠すぎず近すぎず、肩の関節とバランスよい位置を決める必要があります。

真直ぐ前方を見て、両腕を右方向に二回捻ります。始めの捻りを確実に終えて、二回目の捻りを始めます。各々の捻る姿勢で、鼻と口からできる限りゆっくりと息を全て吐き切る様にしましょう。

各捻りは、できる限り各方向に腕を引っ張り、動作の移動距離を大きくしてゆきます。ただ腕や肩のみを動かし、頭と胴体は真直ぐにしたままにしておきます。

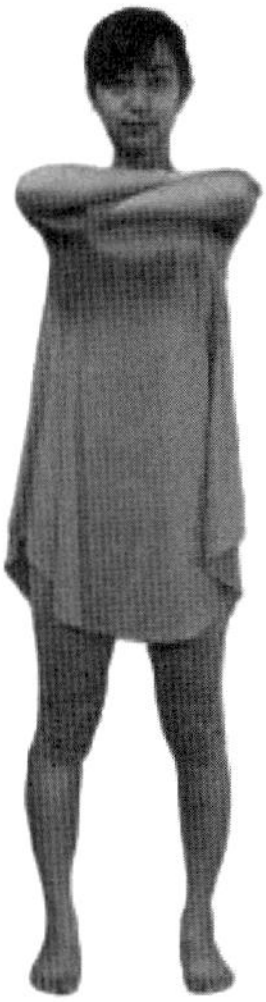

練習５１

この時、背中や首筋、また背骨の筋肉などをよく感じ取ります。この動作と呼吸は、強烈な刺激をもたらしますが、無理をしすぎてショックや緊張を生むことのない様に気を付けましょう。自然な動きの中でゆっくりと動作を行いましょう。

一連の捻り動作を終えたら、ゆっくりと腕を元の前面に戻してゆきます。そして、ゆっくりと大きく息を吸います。肩、背中の筋肉、腹の力を抜きます。今度は左側へと動作を行います。左右三回でワンセットの動作として行います。動作を終えたら、五分ほど座ります。身体に湧き起こる感覚をよく感じ取りましょう。

この練習では、背中と肩の緊張を緩めてくれます。息を吐くときに、丹田も緩めましょう。

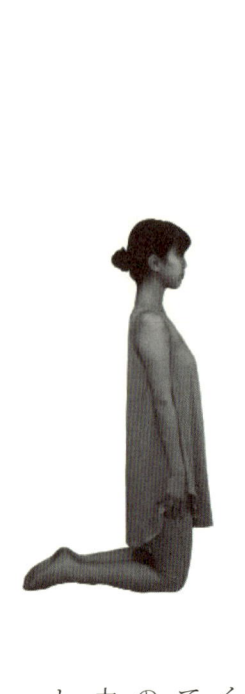

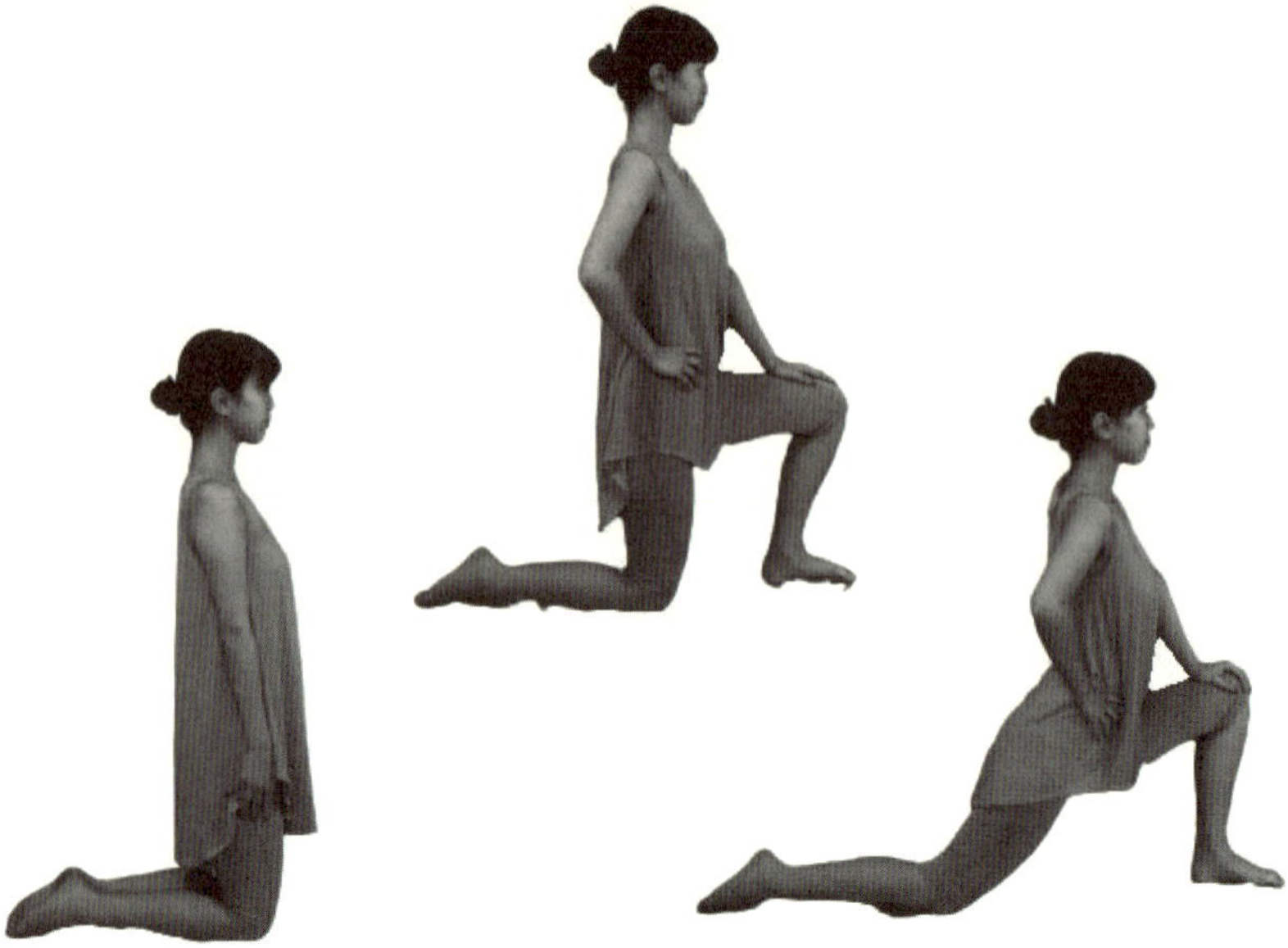

練習５２

練習52　エネルギーを高める

左足をできる限り前方の床に置き、左膝を曲げ、右膝を後方にひざまずきます。左手は左膝に、右手を右腰に置きます。背中を真直ぐにし、顔を正面に向けます。そして、この姿勢で左足をその位置に保ちながら、両腿が伸びるまで左膝の曲げ具合を深め、重心を前方に向けてゆきます。両足が広く離れていることを確認しましょう。腕、手、胸を緩め、鼻と口の両方で優しく呼吸をし、下半身のストレッチによる生じた感覚を感じ取りながら、三十秒ほどこの姿勢を保ちます。

そして、ゆっくりと右足に重心を移し、左足をゆっくりと真直ぐにし、左踵を天井に向けて上体を起こしてゆきます。この脚のストレッチで生じる微妙な感覚の質を感じ取りましょう。そして、ゆっくりと左脚の力を抜き、両膝でひざまずきます。ストレッチで刺激した感覚を感じ続け、しばらく休みます。

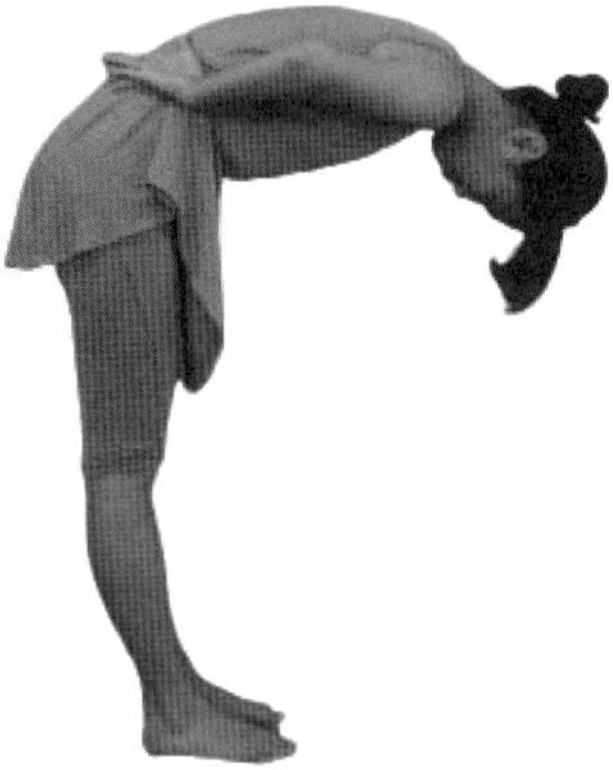

練習５３

次に、足と手の位置を逆にして足の位置を変えます。左膝でひざまずき、左手は左の腰に右手を右膝に置き、右足で立つ様にします。この姿勢で先の練習を繰り返します。

初めに一方の側を行い、次に反対側を行い、少しの休みを入れながら、各々三回ずつ動作を繰り返します。最後に、この練習で湧き起こる感覚を深めながら、五分から十分ほど座法の姿勢を保ちます。

練習５３　エネルギーバランスをとる

両足を肩幅に開き、バランスよく立ちます。背中で手の平を外側にして両手の指を組み、腰に当てます。腰からゆっくりと上体を前方に曲げ、背骨両横の太い筋肉を拳を使ってマッサージします。このマッサージは肌に直接行うことがベストですが、衣服の上からでも構いません。

屈んだままゆっくりとマッサージし続け、身体をリラックスさせてゆきます。首の力を抜き、頭がぶら下がった状態を保ちます。このマッサージを様々なリズムで行い、圧の程度が異なることで効果を確かめます。背骨下部から始め、一点をゆっくりとコリが緩むまで擦ることも良いでしょう。そして、拳がどこか敏感な筋肉に触れたら擦るのを止め、ゆっくりと背骨上部へと拳が届く限り移動してゆきます。

動作を終えたら腕の力を抜き、ゆっくりと上方に持ち上げてゆきます。穏やかな呼吸で、足に重心を置く様にします。その後、数分間静かに立ちます。

この練習は緊張を柔らげ呼吸のバランスをとり、全身のエネルギーの流れをバランス良く促します。特に激しい運動の後や下半身を酷使した後には、特に効果的です。この練習は、一度行えば十分です。

練習54　セルフイメージを解き放つ

背筋を伸ばしてバランスよく立ちます。腕は体側でリラックスさせておきます。胸の前で左手を右肩に置き、左腕を覆う様に右手を左肩に置き、腕を組む様に交差させます。肘は下にして、両手で肩を持つ様にします。右足を左足の前で交差させ、右足を左足の外側に置きます。この姿勢で、鼻と口の両方で穏やかに呼吸をし、非常にゆっくりと腰から前方に上半身を負荷を掛けることなく、前屈の様にできる限り曲げてゆきます。頭はだらりとぶら下がっている感じにしておきます。しばらくこの姿勢を保ちます。そしてまたゆっくりと上体を起こして立ち上がります。後方へわずかに上体を反ります。その時、両足に意識を集中しましょう。

この姿勢で三回か九回ほど動作を行います。そして次は反対の姿勢で、左腕を右腕の上に重ね左足を右足の前で交差させます。この姿勢で三回か九回ほど動作を

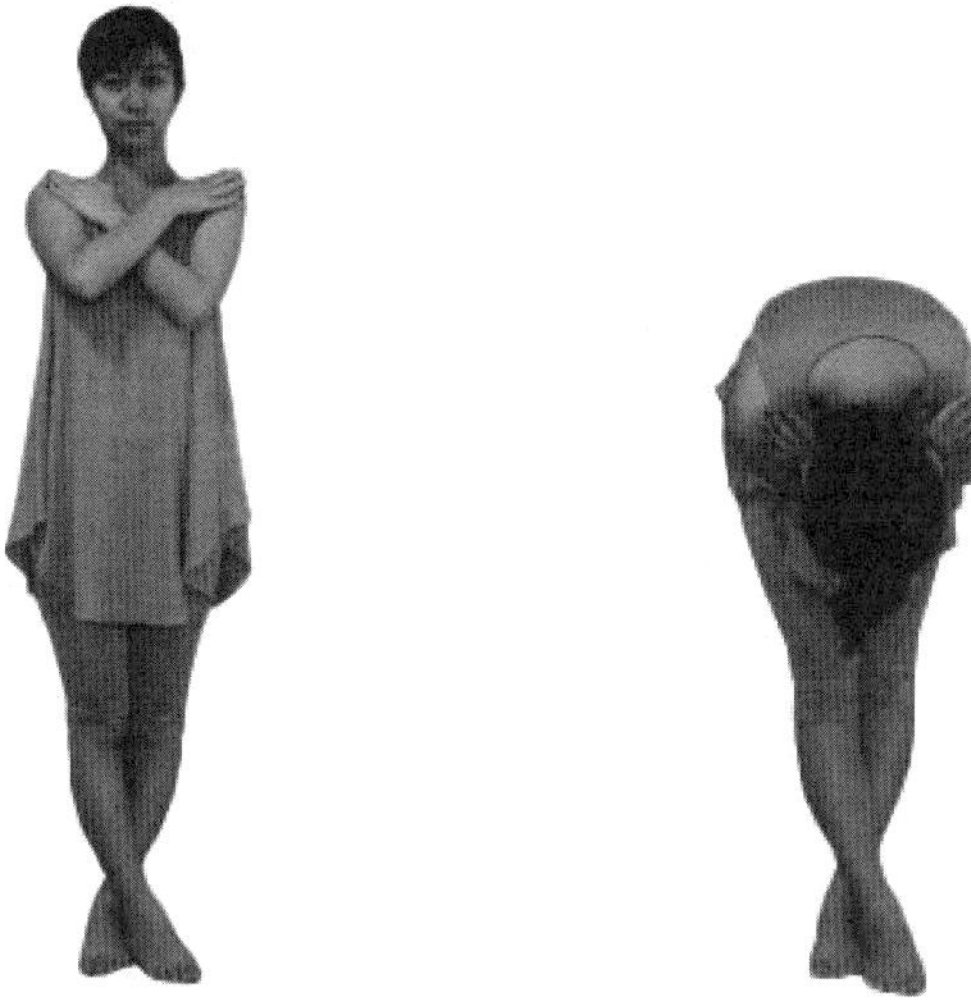

練習５４

行います。左右の姿勢の変化から異なる刺激の質に注意を払いましょう。最後に五分から十分ほど座り、この動作によって刺激された感覚をよく味わいましょう。

この練習をもっと深めたいなら、左右の腕と左右の足の組み方を交互に逆に行い、各々の姿勢で三回動作を試してみましょう。そして、左右の腕と脚の位置をまた逆にし、三回繰り返します。そして、全ての動作を終えたら五分から十分ほど座ります。

☆この練習の応用として、足を大きく広げた姿勢で立ち、背中の後ろで肘を突き出す様にして上腕を組みます。この姿勢で腰から非常にゆっくりと前屈をします。そして頭をダラリとします。ゆっくりと上体を起こし、後方にわずかに反ります。この動作を三回か九回ほど行い、その後に五分から十分ほど座ります。この応用練習で活性化した感覚を広げて行きます。

この練習は皮膚を刺激し、新たな精神性と習慣的な筋肉の動きを活性化します。

練習55　心と感覚のバランスをとる

床に裸足で立ち、肩幅に両足を開き立ちます。背筋を真直ぐ伸ばし腕は両脇に降ろし、身体のバランスを確かめます。ゆっくりと左膝を曲げ、両手の指を組み、その手の平で左膝を抱き締める様に包みます。そして、左膝を胸元まで引き寄せてゆきます。左足首は足裏が床と平行になる様に曲げ、足の爪先が天井を指す様にします。骨盤を緩め、肩を少し後ろに引きましょう。この姿勢でリラックスし、緩やかに鼻と口の両方で呼吸しながら、穏やかな眼差しで、真直ぐ前方を見つめます。一分から三分ほどバランス良くこの姿勢を保ちましょう。初めは手で足をきつめに握り、それからゆっくり手が楽になるまで、緩めてゆきましょう。足は動かさない様にします。この姿勢の間は胸の力を抜き、リラックスしましょう。

次に、両手は左膝を抱えたままの状態から、バランス良く脚の姿勢を保ち、この動作をコントロールしながら、ゆっくりと左脚を降ろしてゆきます。そして両手を自然な状態で優しく開き、さらに左脚を床にゆっくりと降ろしてゆきます。この動作で特定の筋肉が影響する瞬間を感じるなら、そこでリラックスし、バランスのとれた動作と一体感を経験することができるでしょう。脚を上げる、姿勢を保つ、脚を降ろす、手を離す、という一連の動作の各段階で、何も期待することなく自然に行う様にします。この様に練習することで、微妙な筋肉やエネルギーの変化を敏感に感じ取ることができるでしょう。

ゆっくりと左脚を床に近付けてゆき、脚が地面に触れる直前に湧き起こる特別な感覚のトーンに注意を払いましょう。次に、右膝を持ち上げ、左脚でバランスをとりながら練習を続けてゆきます。まず片側の足を確実に行い、次にもう一方の足という様に、一つひとつの動作を完全に行います。左右で一回とし、三回から九回繰り返してから、五分から十分ほど座り、この練習で敏感になった感覚を広げて行きましょう。

この練習は、下半身の異なる様々なエネルギーを刺激してくれます。

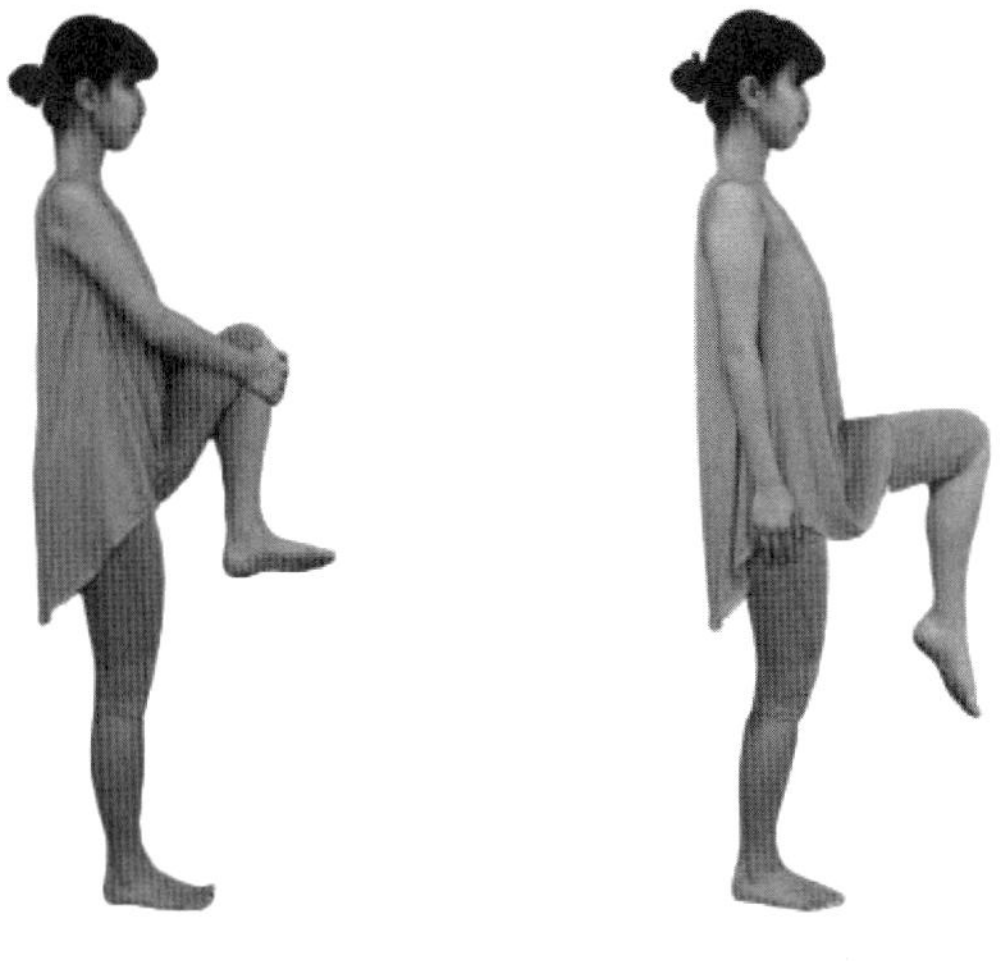

練習５５

練習５６　身体と心の調和をもたらす

右半身を床に付ける様に横たわり、左脚を床面と直角になる様に、上方へ伸ばします。右腕は手の平を床に向け、頭上に伸ばします。頭を右腕の上で休め、左腕は左脚に沿って天井に伸ばし、手の平は脚側に向けます。身体をしっかりと真直ぐに伸ばして床に横たわります。

脚を真直ぐにしたまま、両足首を曲げ、爪先を頭の方向へ向けます。左腕と左脚をゆっくり上方へ引き伸ばします。それから、左腕が身体に対して直角になり、左脚が楽に高く持ち上がる所まで、ゆっくりと更に伸ばしてゆきます。足首は曲げたままにしておきます。緩やかに規則正しく鼻と口の両方で呼吸しながら、左腕と左脚を伸ばす動作にじっくりと時間をかける様に調整します。

次に、更にできる限り動作をゆっくりと行います。ゆっくりとした動作からもっと敏感な感覚が生まれて

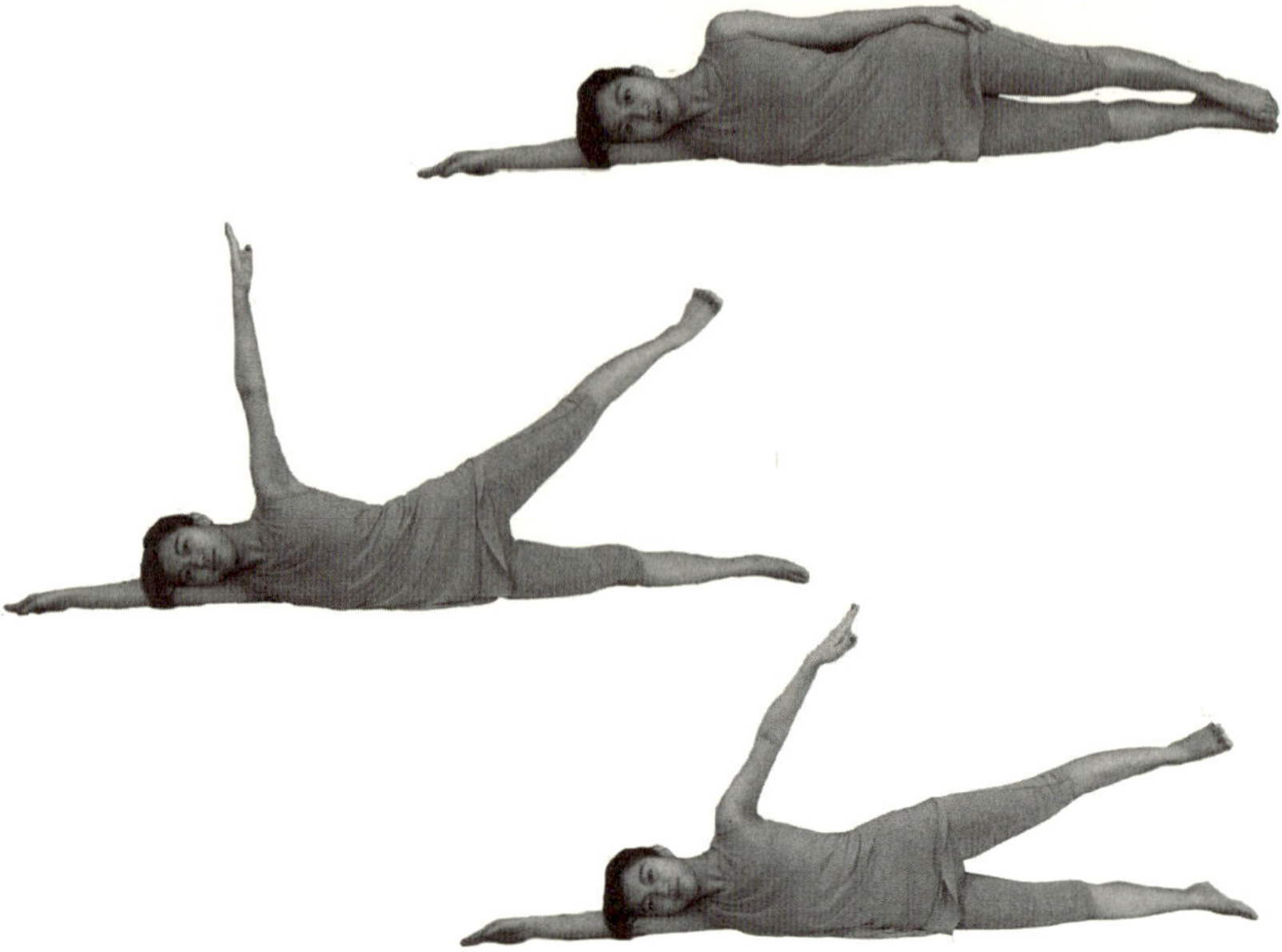

練習５６

くるでしょう。静かに手、脚を降ろし、また伸ばすという動作を続けます。そして、緊張をほぐす様に一分ほど休みます。それから再び動作を二回繰り返します。一回終わる度に休息をとりましょう。

　次に左側を床につけて横たわり、同様の動作を三回繰り返しましょう。これも一回毎に休息をとる様にします。

　最後に背中を丸め、五分から十分ほど休みます。休んでいる間、この動作で活性化した感覚を深めてゆく様にしましょう。

レベル3

レベル3での一連の練習は、レベル1、レベル2より多少は難しいかもしれません。もちろん、幾つかの動作は、初期のものと比べて肉体的に厳しいものもありますが、それは必ずしも肉体的に難しいのではなく、むしろ各練習で触発され開かれた感覚のトーンに対し、更なる集中力が必要になるという意味です。

数ヶ月間集中的にクムニェの実習を極めてゆくと、より深い練習を行う為の準備が整ったことに気が付くでしょう。ある練習では効果がなかったとしてもしばらく放っておき、また後で行ってみる様にします。特にこのレベル3での最終練習は、クムニェの実習が十分に熟練できるまで待つべきです。

レベル1、レベル2も含めて各練習に慣れてきたら、できれば一時間位長い時間をかけて、じっくりと練習する様にします。異なる速さや緊張の度合いを試しても良いでしょう。練習をゆっくりと行い、それから更にゆっくりと行い、次に少し速めるなど、いろいろ試してみましょう。このように異なった速さで行うことで様々な感覚のトーンに気付く様になります。緊張を求める練習では緩やかに行い、緩やかに行うべき練習では緊張を持って行う様にします。この様に異なった時間や場所で練習を行ってみましょう。

このレベル3での練習の多くは、特定の姿勢をじっくりと保ち時間をかけて行いましょう。呼気を数えると時間を測る目安になります。何も目的を持つことなく、経験の質を深めてゆき、できる限りリラックスする様にします。束縛から解放される様に、常にゆっくりと行うことに気を付けていましょう。そうすることで目覚めた感覚をもっと感じられ、練習を持続することができるでしょう。感覚のトーンが深まるほどに周りの「空間」と相互に作用していることに気付き、身体を超えて更に広がっていきます。

感覚を深めてゆき、呼吸と動作、感情や心を常に統合してゆきましょう。呼吸のバランスを保ち、感覚と自覚と身体のバランスを保ちます。その時、労することなく練習の喜びに気付き、何かにこだわったり固執することなしに、練習の質を深めてゆくことができるでしょう。

練習57　心を開く

座布に座ります。右手を右脚の後ろの丁度良い位置に置き、身体を支える様にします。床に置いた右手は身体から離しすぎない様にしましょう。左肘を上に向け左手で左耳を覆います。この姿勢で、右腕を真直ぐ伸ばしたまま右手でしっかり身体を支え、左側のバランスを保ちながら、極限までゆっくりと右方に弓なりに反ってゆきます。膝はできる限り低い状態にしておきます。肋骨を骨盤から離す様に上方へ引き上げ、全ての肋骨を扇の様に腋の下まで広げます。腰骨と肋骨の間や、腕の内側の筋肉の空間も広げて行きます。鼻と口の両方で、柔らかくバランスよく呼吸しながら、この姿勢を一分から三分間保ちます。

一分間かけて、ゆっくりと伸ばして行き、全身を緩めます。この姿勢を保つことで、生じた感覚を味わってみましょう。

今度は、床に左手を置いて身体を支え、右手で右耳を覆い左方へゆっくりと弓なりに身体を反らせます。まず片側それから反対側を行い、左右完全な練習を行います。三回か九回練習を充分に繰り返したら、座位で五分から十分間座りリラックス感の質を味わいましょう。

この練習は、心のチャクラを開き、呼吸を改善し、循環を良くし、内部の筋肉を揉みほぐしてくれます。

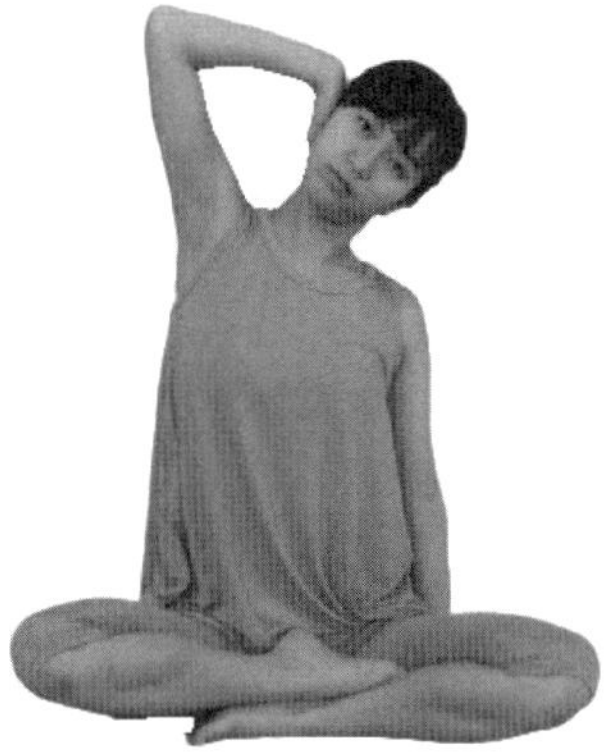

練習５７

練習５８　エネルギーの全体性を調和する

　裸足で立って背筋を真直ぐ伸ばし、肩幅に足を開き立ちます。両手を腰に当て、顔は前方を真直ぐに向けます。この姿勢は、身体と心のバランスが取れ、意識が集中することができます。右脚を左脚と直角になる様右方に向け、右膝を曲げながら胴体を右方に向けます。そして顔も右脚と同方向に向け、大股に開いてゆきます。左脚と背中は真直ぐな姿勢を保ちます。頭は後ろに引き気味に顎を引き、胸は上方に突き上げ、肘は外側に向け、天井に近い正面の壁の一点を見つめます。腹の力を抜き、鼻と口の両方で滑らかに呼吸します。

　この姿勢から右膝を更に曲げてゆき、骨盤を緩め、身体を深く沈めてゆきます。姿勢を低くしてゆく時には、背中と左脚は常に真直ぐにしておきます。この様に緊張とエネルギーが感じられる姿勢まで身体を低くしてゆきます。直ぐにその位置が見つからなくても、心配することはありません。姿勢を低くするほどに、違った姿勢をどう感じられるかを意識することです。そして一番強い刺激を得られる位置を見つけたら、そこに感覚を集中します。

その位置を感じたら、身体が震えだすまでその姿勢に留まります。そしてゆっくりと上体を起こしてゆき、元の姿勢に戻りましょう。右の爪先と胴体を左に回して、顔を正面に向けます。脚も閉じます。始めから終わりまで、ゆっくりとした動作の中で感覚に触れてゆきます。この練習には様々な異なった段階が組み込まれていますので、柔らかく滑らかな呼吸をすることで、相互に優しくスムーズに流れる感覚を得ることができるでしょう。

もしも、最初に最も強く感じる姿勢に留まることが困難な場合は、右膝と右脚の緊張の感覚に慣れるまで、数回ゆっくり上体を高くしたり低くしたりしてみます。それから数秒間、一番感じる場所に留まってみましょう。

次に脚の位置をゆっくり変えてゆきましょう。左脚を右脚の直角になるところまで、移動させてゆきます。今度は左側で練習を続けます。動作が常に澱みなく流れる様に気を付けて行いましょう。動作が機械的にギクシャクしない様、感覚に触れ続けるのです。左右ともに完全な練習を三回繰り返しましょう。終わったら五分から十分ほど座位で過ごし、動作によって生じた感覚を広げてゆきます。

少なくとも一週間に十回以上練習をした後で、次に挙げた応用編に挑戦しましょう。

☆　先の練習で述べた様に、ゆっくり息を吐きながら身体を右側に向け下半身を落としてゆきます。そして息を吸いながら身体を起こし正面に戻るという動作を呼吸と共に調和させてゆきます。そしてもう一度息を吐きながら、ゆっくりと左に回していく練習を続けます。動きをとてもゆっくり行い、意識を集中させましょう。動作と呼吸をあわせて、ゆっくりと切れ目なく伸びを続けます。

常にバランスを保っていましょう。もしバランスが崩れたら、ゆっくり脚を揃えて、両脚を少し接近させ、

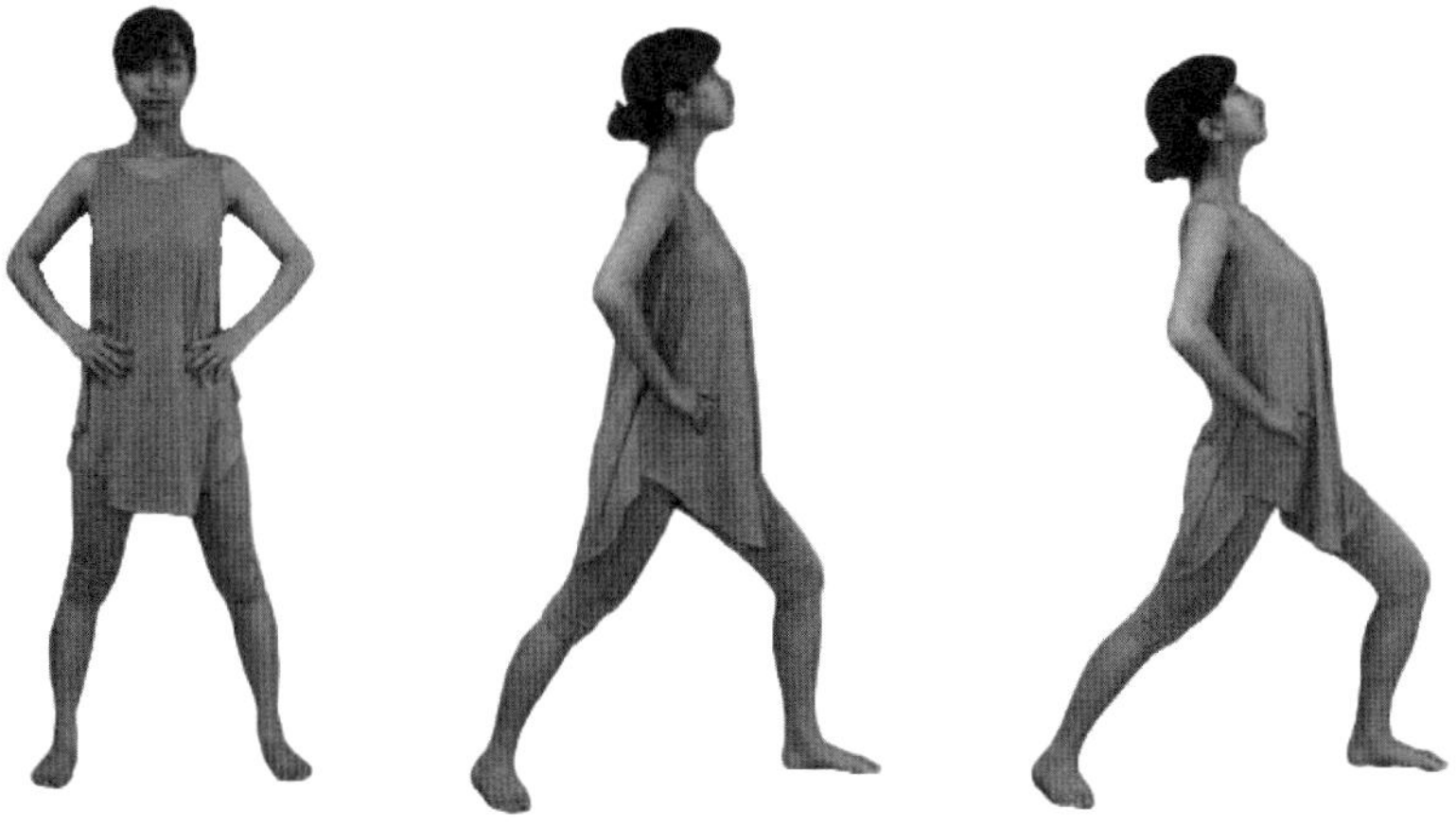

練習５８

また始めから行なってみます。左右共に、完全な練習を三回繰り返します。そして元の座法で五分から十分ほど座り、感覚の広がりをよく感じ取ってみましょう。この練習を通じて、身体と呼吸と心が互いに関わっているとはっきり感じることができるでしょう。

☆　先に述べた練習の様に、両手を腰に当て、右脚を右に向けて左脚と直角に曲げ、右膝を曲げながら身体を低い位置に持ってゆきます。頭と胴体は右向きになります。暫くその状態で、とても緩やかに鼻と口で呼吸をしましょう。次に、直ぐに姿勢を戻さずに、ゆっくりと身体を左に回してゆきます。始めに頭を左に向け、次に肩、胸、骨盤そして脚の順に移動させてゆきます。最後に、右脚が直角の位置から正面に戻り左脚は左向きになり、頭と胴体が左脚と同方向を向くことになります。

回転の速度を極度に落とし、動作をコントロールし、明晰な意識を保って行います。伸ばしすぎない様に注意しましょう。直ぐに直立の姿勢に戻さず、完璧な動作が完了するまで、動作をゆっくりと続けてゆきます。

左右共に完全な動作を三回繰り返します。次にゆっくり両脚を揃うまで戻し、座位で十分間過ごしましょう。その間練習で活気付いたエネルギーを膨らませてゆきます。

これらの練習は調和力を強めます。更に脚の筋肉を鍛え、脚から背中を通して頭に到るまでのエネルギーの流れを活気付けます。

練習５９　感情を変容させる

足を揃えて閉じ、背筋を真直ぐ伸ばしバランスよく立ちます。胸元で腕を交差させ、肘を下向きにして、それぞれの手で肩を抱えます。両足を揃えて踵を床に着け、背筋を真直ぐ伸ばした状態で、低い椅子に腰かける様に、ゆっくりと両膝を曲げてゆきます。腰を低くしてゆく時、緊張しすぎない様にし、内なるバランスを持続させます。この姿勢である位置まで降ろしてゆくと、床から踵が上がる様な、これ以上腰を落とせない、強ばる位置に気付くでしょう。そこで動きを止め、その緊張を深く感じてみます。骨盤や脚に緊張があるはずです。背筋は真直ぐ伸ばしたまま、呼吸と共に緊張をほぐし、更に腰を落としてゆきます。

しゃがんだ姿勢より上方に、バランスとエネルギーの特別な位置を発見します。その特別な位置を見つけるために、わずかな上下運動をしても良いでしょう。身体から熱気が上り震え始めるかもしれません。膝に緊張感を感じるでしょう。顎を引き背筋を真直ぐ伸ばし、この姿勢で緊張感を味わったまま、一分から五分間ほど脊骨にエネルギーを集中させせます。

それから、ゆっくりと時間をかけて、真直ぐ起立の姿勢まで戻し、緊張を解きほぐしましょう。両腕を脇に置き、静かに三分から五分間じっと立っています。その後、二度同じ練習を繰り返します。それぞれ繰り返した後に、静かに座るか立っています。次に十分か

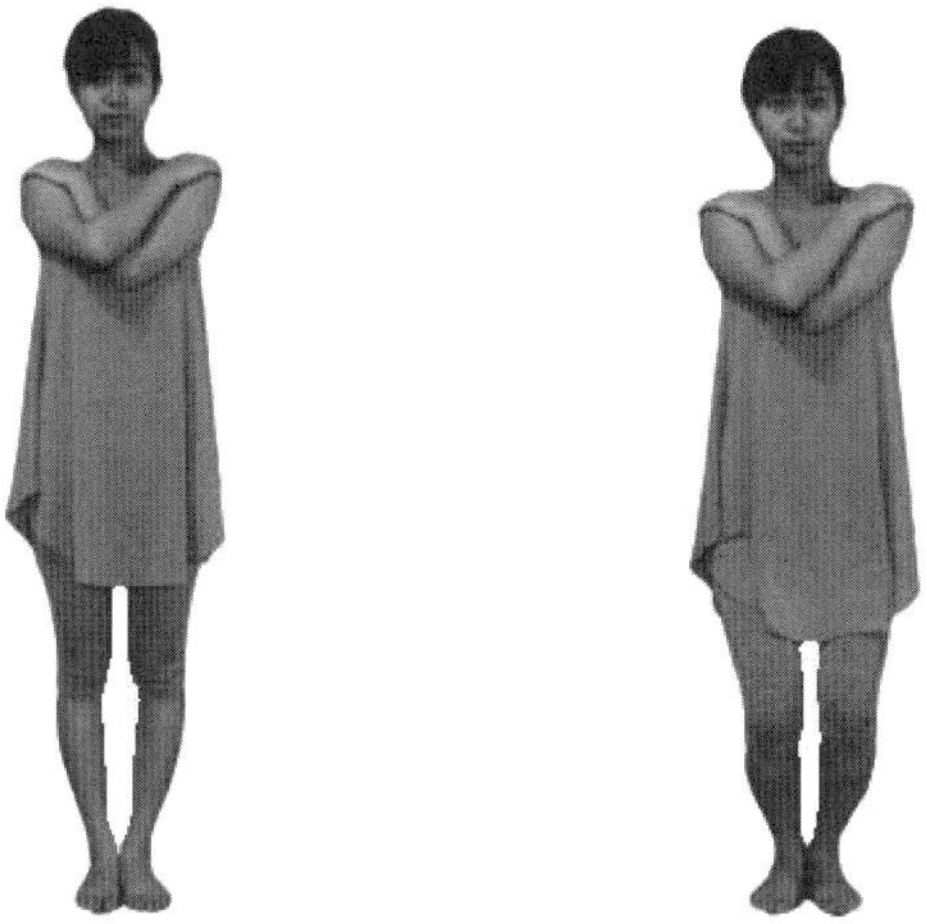

練習５９

ら十五分ほど座り、この動作で生じた感覚を拡大させてゆきましょう。

身体と密接な関連にある感覚や感情は、肉体的な姿勢を通して、バランスが完全にとれた状態に影響を及ぼしています。一般的に、感情とはバランスを失った状態なのです。この練習では、憤りや不安といった強い感情のエネルギーを用いて、バランスを保ちながら否定的感情を消し去ることで、むしろエネルギーに変容させてゆくことを目的としています。もしこの姿勢を充分に保つことができるなら、純粋なエネルギーが身体の隅々に流れ渡る感覚を得ることでしょう。

この練習をするとき、バランスを崩す特定の内的緊張を探り出して、それを解放してゆきましょう。緊張をもたらす様々な記憶をよく見つめ、それを解きほぐしてゆきます。緊張は液体の様に流れ去り、滞っている場所に柔らかく優しい呼吸を送り込みます。感情が激しすぎて、そこに留まることが明らかに苦痛であっても、緊張を緩め、新たなエネルギーの核心が見つかるまで、その痛みに向けて呼吸の質を送り続けてゆきましょう。腹の力を抜き、エネルギーが脚元から立ち昇り、脊柱を貫き、身体全身にみなぎってゆきます。目を閉じて、身体の内なるバランス感覚を深めてゆきましょう。練習が深まるほどに楽にこなせる様になるでしょう。

この練習は、下半身の全エネルギーを刺激し、ホルモンの代謝を促し、循環を改善させてくれます。

練習６０　否定的感情を解放する

両足を心地好い幅に開き、背筋を伸ばし、両腕は脇に自然な状態で垂らし、バランスよく立ちます。肘を曲げ、両手を脇に水平に寄せて、指は真直ぐ下に向け、脇の下にできる限り寄せます。この姿勢は最初少し難しいかもしれませんが、これが楽だと感じるまで練習を続けてみましょう。余り脇をきつく押しすぎない様にしましょう。

鼻と口の両方で優しく呼吸しながら、膝を曲げ踵を床に着け、背筋を真直ぐに伸ばし、低い椅子に腰かける様にして腰を落としてゆきます。ある位置まで身体を低くしてゆくと、床から踵が浮いて、更にそれ以上腰を落とすと緊張を感じる位置に出会うでしょう。そこで動きを止め、その緊張をよく感じ取ってみましょう。呼吸と共に緊張を解き放ち、バランスとエネルギーの特定の位置が見つかるまで、背筋を伸ばして、更に腰を落としてゆきます。正しい位置を見出すまで、わずかに姿勢を上下に振動させることも良いでしょう。練習５９を終えていれば、すでにその位置を見つけているはずです。太股は、きっと震えだすでしょう。

特定の位置を見つけたら、上方を見上げ三十秒から一分間、そのままの姿勢でいます。腕に痛みを感じたら、できる限りその感覚に深く浸りきる様にします。

それから、ゆっくりと脚を真直ぐに立ち上がる様に動作を続けます。腰を曲げ上体を前方に倒し、しばらくその姿勢を保ちます。その間、呼吸はゆっくりと穏や

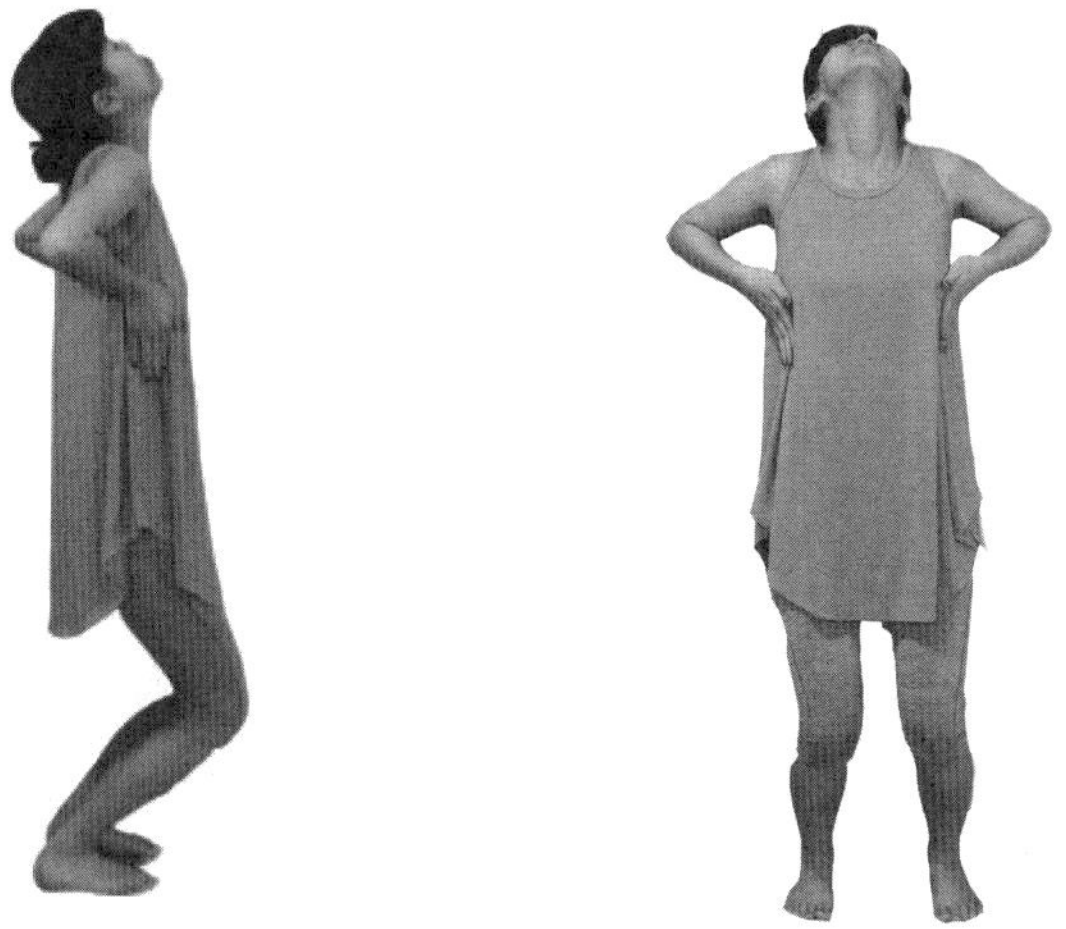

練習６０

かにしましょう。そして、この姿勢を保ちながら、バランスとエネルギーの特別な場所に到るまで、ゆっくり膝を曲げていきます。膝がガクガクしてきたら、優しく鼻と口の両方で呼吸しながら、三十秒から一分間その姿勢を保ちます。太股と同様に、脊髄の根幹までエネルギーを感じるでしょう。

次に、ゆっくりと脚を伸ばし上体を持ち上げ、両腕が脇で楽に垂れるまで、手をゆっくり降ろしてゆきましょう。数分間、立ったままか座り、この練習で生じた感覚を広げてゆきましょう。この練習を三回繰り返します。各回毎に休息をとります。練習を完全に済ませたら、五分から十分ほど座り、身体の内部や周囲に感覚を拡大し続けましょう。

最初はこの練習が、辛く感じるかもしれません。私たちは習慣的に苦痛は取り除かなければならないと考えがちです。しかしこの練習、或いはある時間内に一つの姿勢を保つことを含む他の練習で生じる感覚に集中できるなら、心理的概念の「苦痛」を遥かに凌ぎ、それこそが新しい生命に溢れたエネルギーの根源であると気付くでしょう。

集中力を深めて、呼吸と感覚を統合し、その「苦痛」を癒やしのエネルギーに変容させましょう。もし望むなら、先の練習で始めに数秒間だけでも、この姿勢を保ってみても構いません。緊張の中に開発されるエネルギーの練習を更に積んでいくうちに、数分間、或いはそれ以上にこの姿勢を保つことができる様になるでしょう。

この練習は下半身と胸を精力的に活気付かせ、引っ込み思案の様な、否定的な感情の思考パターンを解放し、力と自信をみなぎらせてくれます。

練習61　身体エネルギーの拡大

足を少し開き、両腕を脇に自然に垂らし、バランス良く立ちます。両手で強く握り拳をつくります。左腕を身体の正面で肩の高さに上げます。右腕も肩の高さまで持ち上げ、肘を曲げ右拳を左腕の下に当てがいます。ちょうど左肘関節辺りになります。右拳上部の親指と人差し指は、左腕関節に触れるはずです。右肘は必ず肩の高さにしましょう。

左腕は下に押しながら右腕では押し上げる様にし、互いに相対する強い力を創り出します。強い緊張とバランスを共に持続させながら、鼻と口の両方で呼吸をしましょう。ゆっくりと両腕を持ち上げ、左腕を垂直に伸ばし、右腕は曲げた状態で頭上を覆う様にします。この姿勢は、頭を明晰にしてくれるはずです。もし気持ちがスッキリしなかったら、もう少し腕を伸ばしてみましょう。

この姿勢で腕を緊張させたまま、ゆっくり息を吐き、

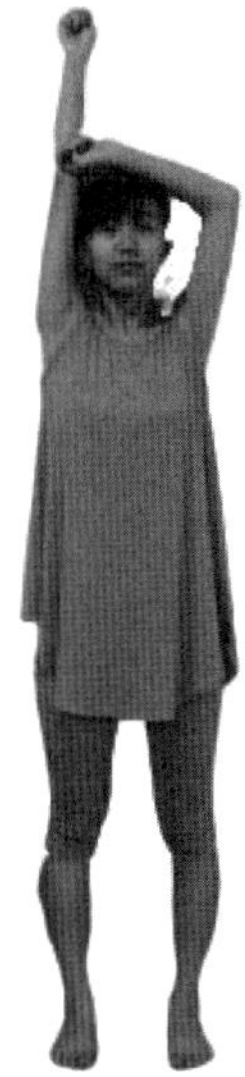

練習６１

腹や首や背中の力を抜きましょう。それから息を吸いながら、ゆっくりと腕を肩の位置まで降ろしてゆき、徐々に腕の緊張を解放してゆきます。この動作の間滑らかに、楽に呼吸しましょう。腕を両脇に降ろし、一分間休みます。立っていても座っていても構いません。この様に、緊張が生れたり解き放たれる時に生じる感覚を拡大させてゆきましょう。

次に、腕を変えて動作を繰り返します。その後、少しの間休みます。両腕で一回の完成動作を三回繰り返します。片側が終わる度に少し休息をとりましょう。最後に、元の座法で五分間から十分間座り、この動作で刺激された感覚を拡大し続けてゆきましょう。

この練習は、座って行なうことも可能です。筋肉の緊張を取り除き、循環を改善し、内的エネルギーのバランスをもたらしてくれます。

を感じるでしょう。

次に、脚の位置を左右逆にして動作を繰り返します。まず片足でバランスをとり、次に足を変えてバランスをとる一連の完全な動作を三回から九回行ないます。左右一回終わる度に、ほんの少し立っています。そして最後に五分から十分間座り、練習で刺激された感覚が拡大するのを感じ続けましょう。

この練習は身体のエネルギーのバランスをとり、感情的、心理的変化が危険な領域に陥らない様、バランスを保つ能力を伸ばします。

練習62　忍耐力を強化する

裸足でバランス良く立ちます。右片足で立ち、左足裏を右太股上部内側に押し当てます。踵は股に寄せ、左膝は外側に向いています。太股に軽く踵を押し付けると、左足がきちんと収まります。無理することなく、ゆっくりと両腕を脇から離して、肩の高さよりも少し上に上げます。手の平は下向きにしておきます。

この姿勢で、頭を動かさないで穏やかな眼差しで真直ぐ正面を見つめたまま、腰を右方向や左方向にゆっくりひねりましょう。軽く均等に呼吸し、眠っているかの様に身体をゆるめ、腹の力を抜き、動作を行います。右太股によりかかる左足の圧迫をできる限り解き放ちましょう。

そしてゆっくりと両腕と脚を同時に降ろしてゆき、両脚で再びバランスをとって立つ時に感じる微妙な変化に気付きましょう。一分間、静かに立ったままでいます。首や肩の緊張がほぐれバランス感覚が全身に広がるの

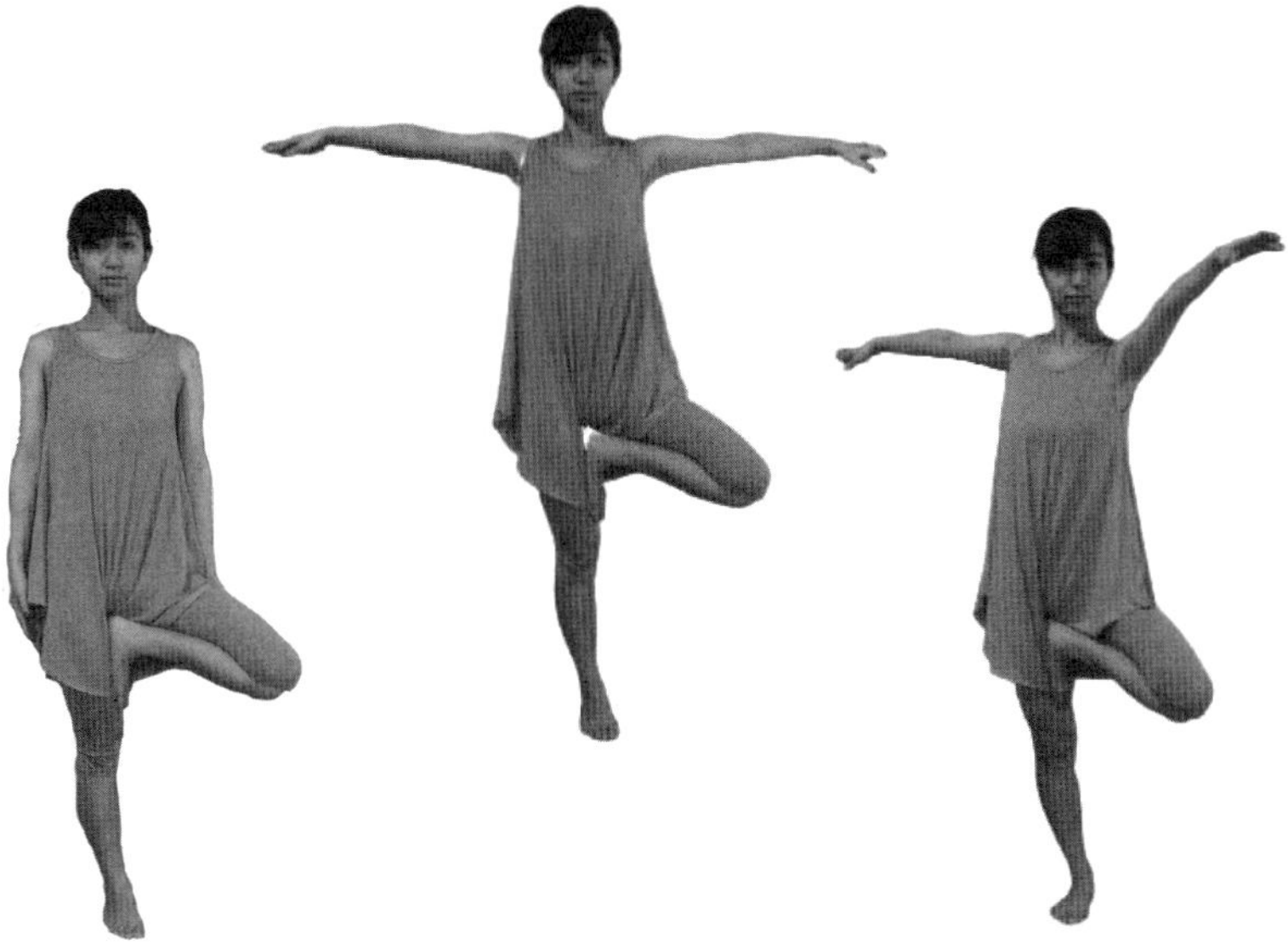

練習６２

練習６３　空間を抱き締める

裸足で立ちます。右片足で立ち、左足裏を右太股の上部内側に押し当て、バランスをとります。踵は股に寄せ、左膝は外側に向きます。腕を正面に肩の高さまでゆっくりと持ち上げ交差させてから、腕の肘上部をきつく握り締めます。ゆっくりと腕を頭より少しだけ後ろまで上げてゆき、上方に伸びをします。首は肩と肩の間に固定させます。ゆっくり天井を見上げ、口を開け、もう少し伸びをしてみましょう。この姿勢で軽くバランスをとります。腹の力を緩めると、もう少し伸ばすことができます。背中上部は少し弓なりにします。

次に、手の平を天井に向け、腕が頭上で真直ぐ伸びきるまで腕を広げ、ゆっくりと途切れることのない動作で、まるで雪に天使の翼を描く様に、両腕を脇の高さまで降ろしてゆきます。両手と胸を大きく開いてゆきます。両腕が脇の位置まで戻ったら、ゆっくりと左脚を床に降ろし、両脚で立ちます。床に左脚が触れる

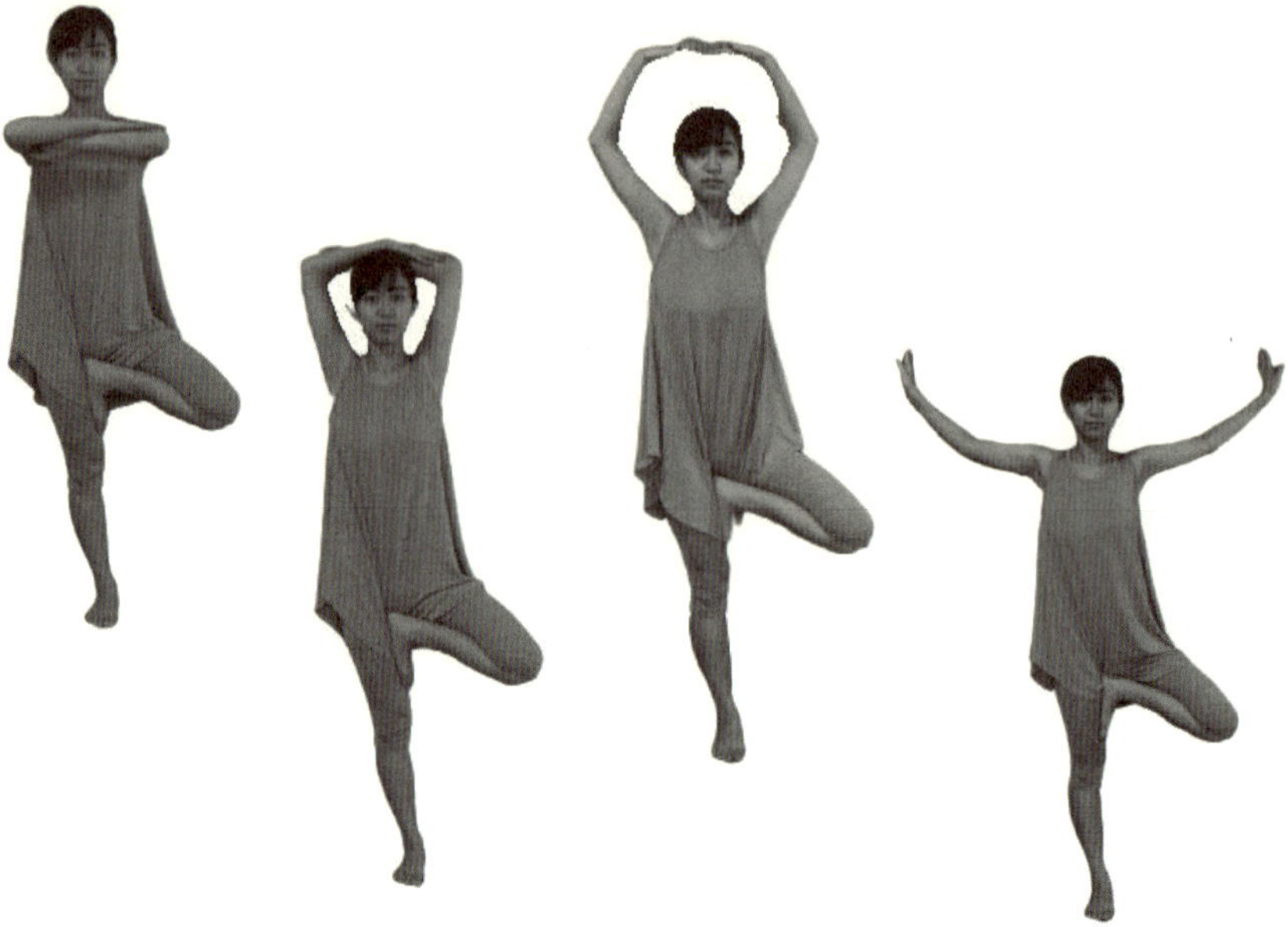

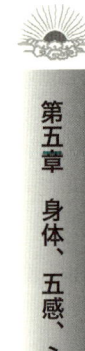

練習６３

直前に生じる特別な感覚の味わいに気付きましょう。

足の位置を左右逆にして、今度は左脚でバランスをとる動作を繰り返します。ゆっくりと息を吸いながら、強く交差させた腕を上に伸ばしていきます。そして、頭上で両腕を頭上に置き、数秒間息を吸い込みます。両腕を開きながら、ゆっくりと息を吐き始め、両腕が脇高に降りてゆくまで吐いてゆきます。腕の動作は大きく、表情たっぷりにして、胸を開き、空間を抱き締める様にします。両腕の動作は極端にゆっくりと緩やかに行ないましょう。

最初に片足を行い、次にもう一方を行い、左右で完全な動作を三回繰り返します。三回共に動作と呼吸を調和させて行ないましょう。全ての動作を終えたら足を降ろし両脚で立ち、両腕を脇で自然に垂らし、数分間静かに立ったままでいます。そして元の座法で五分間から十分間座ります。骨の内部、特に腕と胸の骨の内側に深い静寂を味わうことができるでしょう。

この練習は両脚で立っていてもできますし、また座ったままでもできます。

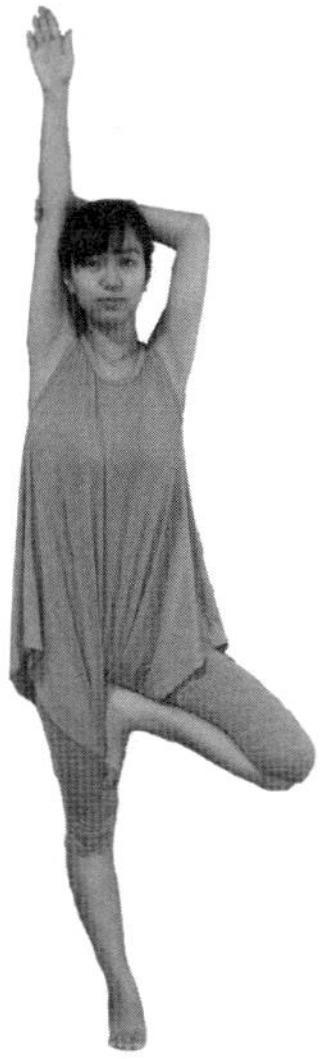

練習６４

練習６４　心理的バランスを強化する

裸足で立ちます。左片足で立ち、右足の裏を左太股の上部内側に押し付けバランスをとります。右踵は股の付け根に寄せ、右膝は外側に向けます。手の平を下に向けたまま、右腕をゆっくりと正面に肩の高さまで持ち上げてゆきます。左肘を肩の高さまで上げてゆき、左手の平を右肘の上に添えます。右腕を天井に向けて上げてゆき、左腕はこの動きに強く抵抗させます。その間、腹の力はできる限り緩め、鼻と口の両方で滑らかに優しく呼吸をしましょう。両腕が頭上まできたら緊張を解放し、腕をゆっくりと元の位置に大きく開く様に降ろしてゆき、身体の内部や周囲に湧き起こる感覚に意識を向けましょう。

この動作を三回行ないます。そして手足の位置を逆にして、更に三回、反対側で同じ練習を繰り返します。最後に元の座法で五分から十分間座り、この練習で深まった感覚が心身に広がってゆくことを味わいます。

この練習は、神経系統をとても穏やかにしてくれます。しかし、もしもイライラしたり、混乱している時に練習する場合には、十分から十五分間静かに座り、鼻と口の両方で優しく滑らかに呼吸をする「バランス呼吸法」を始めに行う必要があるでしょう。

この練習を始める時に、非常にゆっくりと動作を行い、呼吸と自覚と動作を一体のものとして行う様にします。この練習は心と身体のバランスをとり、静寂をもたらしてくれます。

練習65　内と外の一体感

床に裸足でバランスよく立ちます。背筋を真直ぐにし、両手は腰上部に添えます。ゆっくりと左膝を曲げながら胸に近付ける様に持ち上げてゆきます。爪先が天井に向く様に左足首をほぼ直角にします。この動作の間、足首はこの状態に保ちます。背筋は真直ぐ、腹はリラックスさせ、ゆっくりと左足を前方に伸ばしてゆき、少し蹴り上げる様な気持ちで伸ばしきると同時に、胸を前に押し出します。伸ばした足はできる限り水平に保ちましょう。そして、その足を床に降ろさず胸に引き寄せ、またゆっくりと真直ぐ伸ばす動作を、更に二回続けます。この練習は足の緩やかなストレッチという特性を持っています。

三回足を伸ばしたら、動作という意識がないくらい、ゆっくりと左足を床に降ろします。床に左脚が触れる直前に生ずる特別な感覚の味に注意しましょう。

次に、右膝を上げ、もう一方でも同じ動作を行います。無理に力を入れず、流れる様なゆっくりとした動作を続けましょう。不安感のレベルを計る様に、腹の緊張に注意を払いましょう。動作を一生懸命行おうとして、腹を緊張させてしまうと、元気をもたらしてくれる貴重なエレルギーに触れることができなくなってしまいます。動作がきつい場合も、無理にコントロールしようとせず、力を抜いて身体を動かすことで、溢れる生命エネルギーの質を感じ取ることができるでしょう。

この一連の動作を左右三回ずつ行ない、次に五分から十分間座ります。そして、この練習で刺激された感覚を広げ、よく味わいましょう。馴れてきたら三回の動作ごとに一回座り、全部で九回行ないます。

この練習は、身体エネルギーを増大させ、胸の緊張をほぐし、心身の内と外の調和を改善してくれます。

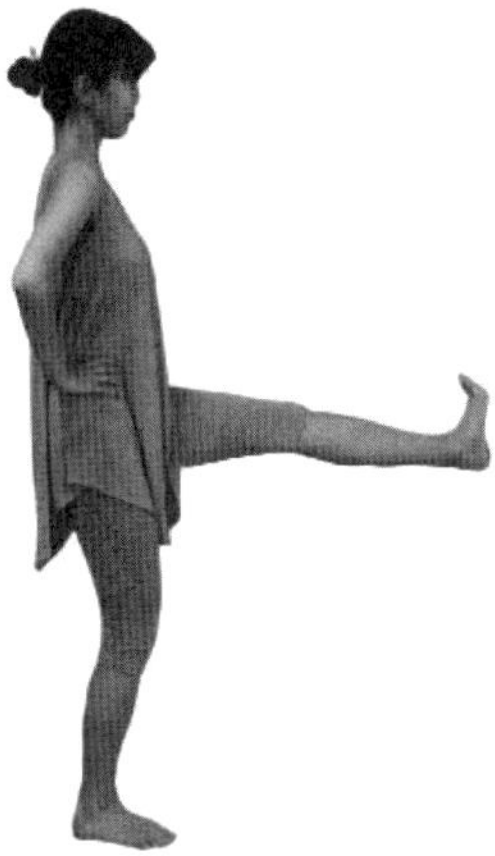

練習６５

練習６６　内的バランスを強化する

右脇腹を下にして、横向きに寝ます。右足の上に左足を重ね、真直ぐに伸ばします。頭の後ろで両手を組み、頭が右腕の上に乗り、左肘は天井を向けます。この姿勢から、左側の腰を右側の前方の床に向かってゆっくりと倒してゆきます。同時に、顔を天井に向け、左肩を床の方に向けて、左肘を左へ捻じる様に倒してゆきます。腰が身体の前方に動いてゆくにつれ、左脚も一緒に右側に倒れるので、両足の爪先が床に付くことになります。下半身は床方向に倒し、上半身は天井に向けていますが、完全にできなくても気にせずに、無理をせず、できる範囲でこの捻る動作を行いましょう。どれだけ身体を捻ることができるかは、問題ではありません。

この捻った状態を保ち、三十秒から一分くらい口と鼻の両方からゆっくりと呼吸を続け、微妙な緊張が緩んできたら、更にもう少し緩やかにストレッチを深く行いましょう。そして、ゆっくりと元の位置に戻ってゆきます。身体をこの様に伸ばすことによって呼び覚まされた感覚を拡げてゆきましょう。

　次に左向きになり、反対側も同様にこの練習をします。どちら側が伸ばしやすいかを注意してみましょう。右左で一回とし、計三回行います。動作が完了したら仰向けになります。この時、膝を立てたければ、その姿勢でも構いません。この練習によって刺激された感覚を拡げてゆきながら、五分間休みましょう。

　この練習は、上半身と下半身の内的バランスを高めてくれます。

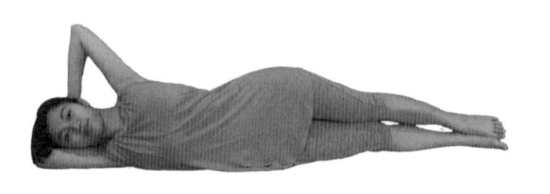

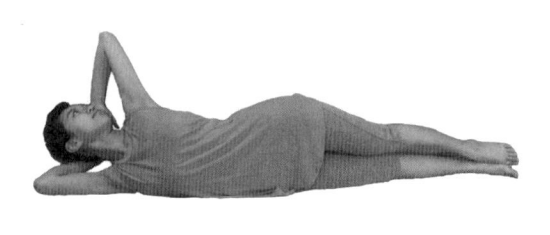

練習６６

第六章
プラーナ、ルン、気の自然治癒力
生命エネルギーの刺激と変容

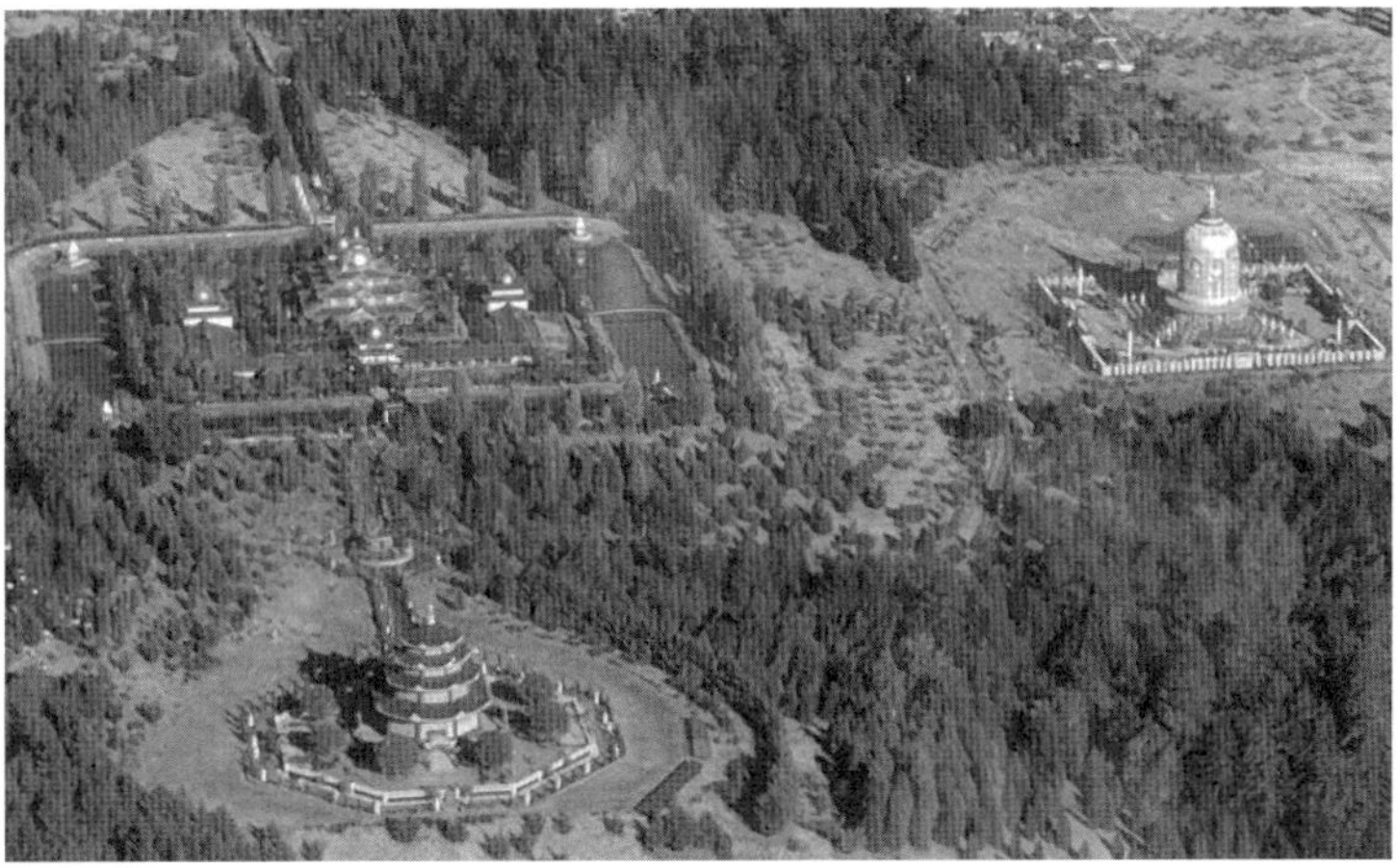

オディヤン寺院全景　米国北カリフォルニア

古代インド北西部に栄えた仏教国ウッディヤーナを現代に顕すヴィジョンと、西洋に基盤となる仏教センターをめざすタルタン・トゥルクの誓願の実現に、ボランティア達と共に1975年より建設が始まった。

世界中から仏道を求める人々が入門し、寺院建築と共に仏塔や仏像、経典の製作など仏法を形に表す修行を行っている。

1996年に落慶法要が行われた。

プラーナ、ルン、気の自然治癒力
生命エネルギーの刺激と変容

生命エネルギー

エネルギーは私たちの身体の中を絶え間なく流れ続けています。細胞から細胞へと、心や身体はもちろんのこと、私たち自身の内部や外の世界まで循環しています。動いたりする時に、また呼吸をする時でさえ、私たちの内と外のエネルギーは途切れることなく相互に作用し合っています。物質とエネルギーは相反するものと考えがちですが、最も固い物質でさえ動的なエネルギーによって構成されています。物質とエネルギーは、全てのレベルにおいて同質なのです。私たちの肉体は見かけほど固い物ではありません。肉体とは不変で不浸透性の「物体」ではなく、本質的には、エネルギーが絶えず展開している「具現化のプロセス」として、常に流動的で開かれた存在なのです。

エネルギーが滑らかに流れていると、エネルギーを望む様に活用することができます。身体は健康になり、心は澄んできます。このエネルギーの流れをバランス良く活性させることができると、身体、五感、心の隅々まで還らせ、精神的肉体的活力を増大させてくれます。愛情や寛大さといった感情は、私たちをより新鮮で豊かにしてくれると共に、周りに対しても同じような効果を広く与えることができます。私たちの全ての体験は、このエネルギーの具現化と喜びのプロセスと共にあるとも言えます。

エネルギーの力が弱まったり、使い方を誤ったり、この完全に開かれたエネルギーの流れが妨げられると、経験は狭いものになってしまいます。私たちは湧き起こる感覚を直接体験し、心の中に真の喜びや満足を深めてくれる感覚を解き放つことが本来はできるはずなのに、頭で考えすぎてしまい、結果としてこの感覚を凍らせてしまいます。まるで美しい花の花粉を見つけても、その蜜を味わえない蜂の様です。

私たちは深い感覚と満足を求めて、そのエネルギーを外側に向けてしまいます。今、手の中にあるものを味わい楽しもうとはせずに、何かが欲しいという期待と未来への考えで頭を一杯にしています。これでは感覚の氷上で滑っている様なものです。「もっと感じる」ために、早く簡単に強い刺激を得ることができる感情に、このエネルギーを直接得ようとします。しかし、この様な感情的な刺激はバランスがとれておらず、真に私たちを満足させるものではありません。それは達成感ではなく、不満を更に掻き立てるものなのです。心理的な緊張は、肉体レベルでもすぐに表れ、無意識にもっと強い緊張を生むことになり、否定的な思考、感情、行動のパターンとなって現れます。

五感に触れる能力が減少すれば、活力も低下します。その反動として、内的エネルギーではなく外的エネルギーに頼ることで「エネルギーを節約」しようとしますが、これでは単に、自らの活力と健康をむしばみ続けるだけです。そして今度は、刺激や感覚が自然で健全なエネルギーであるはずなのに、身体と心を別々のものと捉え一緒に癒そうとはせず、身体と心を統合しようという理解には至りません。

リラクゼーションは、私たちの内なる能力を目覚めさせ、身体と心を癒し、単なる肉体的、心理的刺激以上の感覚を更に開いてくれます。通常の感覚には異なる様々な種類がありますが、あるものは肉体的感覚の気付きと関係し、またあるものは知覚や心理的感覚の気付きと関係しています。リラックスしている時には、身体、五感、呼吸、心が相互に作用し、これらの異なる感覚と気付きを互いに結びつけてくれるのです。

このような気付きの質が広がり深まってゆくと、感覚とエネルギーが共に流れ始め、統合されてゆきます。一度これらが統合されると、身体、五感、呼吸、心は、互いに自然と刺激し合い、更に深いものとなってゆきます。ついには、全ての感覚の印象、呼吸、動作が喜びとなり、それが深まり増大し、生き生きとした身体体験となるのです。深い満足感が全血管や器官に満ち溢れ、ついには身体の輪郭が外的空間へと溶け出してゆき、身体の境界が消え去ってしまうまで、この豊かさの感覚が増してゆきます。この様に、生きていることが喜びとなり、刺激自体がリラクゼーションとなります。空間の感触が、私たちを育んでくれるのです。

　この直接体験に満たされた親密性を知ると、感覚や刺激が生じる全てが、経験の中心であることに気が付きます。そこには、何も作為することなく、達成するものなど何もないのです。経験する者がなく、唯一経験のみがそこに存在するのです。この知識は混乱や抵抗といった「否定的」感情を、新たな相互作用の可能性へと導いてくれます。それは、活力あるエネルギーの柔軟な姿であり、正しい方向性へと解放されてゆく経験であると、理解することができます。

チャクラのエネルギーを解放する

この最終章の練習を実践することで、身体、五感、心が一体としての深い自覚をもたらしてくれます。刺激が広がり、それらは活力溢れ力強いものとなります。「呼吸」と微細な精神的物理的エネルギーが統合され、この刺激は普通の感覚よりもはるかに深く、より広大なものになります。これらの感覚は、私たちの五感からもたらされ、全ての感覚や刺激が以前よりもはるかに豊かで活気に満ち、生き生きとしたものになります。全身が活力ある喜びの質で満ち溢れ、健全なる「知識体」へと成長してゆきます。

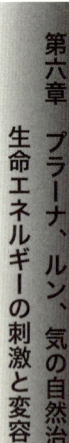

　身体や心の緊張した箇所や否定的な感情に触れた時には、まだ眠っているこのエネルギーを目覚めさせましょう。豊かで喜びの感覚を以ってこれと交わり、極端に集中へと偏らず、バランスよく呼吸をし、自覚を解放します。ただ感ずるままに留まり、爽快感へと開いてゆき、呼吸と自覚を通してこの自覚の中に浸透させてゆきます。この深い集中力を通して、内なる錬金術のプロセスでこの感覚を変容させることができるでしょう。

　クムニェを練習して深めてゆくと、チャクラのエネルギーが解放される経験をします。頭部のチャクラが開くと、思考は明晰になり、先見性のビジョンを得ることが可能となります。喉のチャクラが開くと、直感力に優れ、詩や芸術などの象徴的な世界感が開かれ、可能性が開花します。心部のチャクラが開くと自分と他者との境界が溶解し、自分は全体性の一部であると気が付きます。丹田のチャクラが開いた時には、執着や渇望が収まり、全身が暖かくなる様な熱のエネルギーの質に満ち溢れます。

クムニェの実習を通して、チャクラのエネルギーとこの感覚を刺激する体験をしてゆくと、全ての行動の中に楽しさや遊び心が広がってゆき、人生がより実りあるものとして経験することができます。疲労感が深まる時でさえ、常にエネルギーを満たすことができるので、たとえストレスのある状況に置かれても、それを楽しむことができます。私たちの生活全てに、無限のエネルギーをもたらしてくれるでしょう。本物の忍耐力や我慢強さを得ることで何かに苦労したり固執することなく、明瞭な光で一点を照らす様に、人生のあらゆる状況に達成感を得ることができます。遂には努力することなく自然な行為と同等に、人生のあらゆる事柄を楽しむことができる様になります。私たちは「知識体」という存在であり、生命のプロセスを充分に感謝することができます。それはまるで、人生の精神的、物理的なあらゆる経験を、作為せずに広げ続けている様です。経験とは、自ずから湧き起こる、自然な解放なのです。

それらを所有しようとしなければ、この存在を通して外界に喜びの感覚をもたらし、世界に調和をもたらす相互作用を刺激することができます。音や感触などの五感を通して、私たちが出会うもの全てが、微妙なエネルギーの輝きとなります。リラックスして歩いたり見たりすると、宇宙エネルギーの特別な光の性質が身体の中に染み渡ってゆき、いつも開かれた道が広がります。私たちは、生き生きとした生命エネルギーの連続的円環の中で、共生という感謝のダンスとして連なっているのです。

レベル１

前章の「身体、五感、心のバランスと統合」で行なった練習の様に、ここでの章の練習は難しい順に３つのレベルに分かれています。各レベルは、前章に対応する様に同じレベルとなります。特定のレベルでの練習を深めるために、前章と照らし合わせて行うことが有効です。

レベル１の練習を全て完了する前に、いくつかのレベル２とレベル３の練習を試してみましょう。自分の身体と感覚をガイドとして、自分に合った練習を選びます。しかし、もしもある練習が自分には深まることがないと分かったら、この章で示された練習をじっくりと行なってみても良いでしょう。三回か九回程、身体の左右両側で適切に各動作を完全に行うことを忘れないでいましょう。

見かけは単純な動作に感じられても、各々の練習は身体と心の経験の質を深める宝庫の扉を開くことができます。練習の間に、気持ちが良いか悪いかを気にすることなく、常にただ感じることが重要なのです。本書で示されたクムニェの感覚を、各練習から「達成」しようという期待をしない様にします。ただ単に感覚を研ぎ澄まし、呼吸を整え、意識を深めてゆく様にしましょう。「特別なことが何も起こっていない」と思うかもしれませんが、クムニェはあなたの身体、五感、心の最も微細なレベルにさえも、自然に活性化を促してくれます。練習の後で、その日の経験の質をよく観察してみましょう。短い期間でさえ、日常生活がより活気に満ちた質であることに気付き、喜びの可能性が益々広がってゆきます。

このレベルでの練習は、全てがシンプルです。全身に湧き起こる感覚に細心の注意を払い、ゆっくり動作を行いましょう。特に練習７２は、少なくとも一週間ほど定期的に練習を行うことで、チャクラのエネルギーの意識が大幅に深まってゆきます。これらのチャクラが解放され、体内の器官や筋肉が十分にリラックスできると、暖かく、優しく、深い満足感が育まれ、それが維持されます。

　このプロセスが深まるにつれ、この調和のとれた感覚をあなたの周りの人たちと分かち合うことができるでしょう。

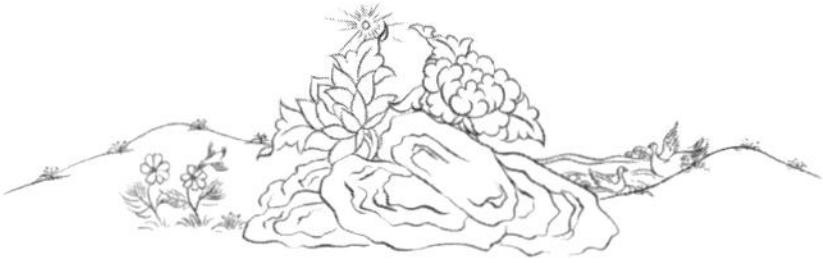

練習67　エネルギーを感じる

座布に足を組んで座り、手の平を下にして、両腕をゆっくりと前方に、肩の高さまで伸ばします。腹をリラックスさせます。そして、両肩を後方に引き、また両腕を少し後に引き、また両手を前方に突き出します。この様に両腕を前後に動かす動作をゆっくりと九回繰り返します。腕と肩以外の部分は、動かさない様にします。動作と意識が一体となる様にしましょう。この要領が掴めたら、前過ぎず後過ぎず、肩の関節が丁度良いバランスの取れた位置をゆっくりと見付けてみましょう。次に、両手をゆっくりと膝に降ろしてゆきます。三分から五分ほど、この動作によって湧き起こるエネルギーの流れと感覚を広げてゆきます。

　次にまた腕を前に伸ばし、指先が天井に向く様に前腕を上方にゆっくりと曲げます。この時、首はリラックスさせていましょう。次にゆっくりと肘から前腕を降ろし、腕を真直ぐ前に伸ばします。肘から先の前腕

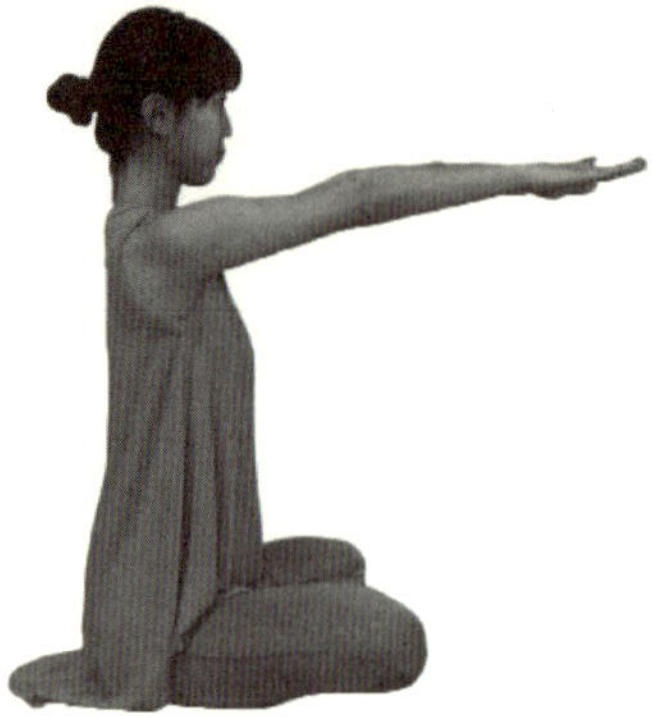

練習６７

がとても微妙に動いている間も、肘から肩は動かさない状態でいます。胸のチャクラで胸全体のエネルギーを感じましょう。胸で、何かが降りてゆく感じを味わうかもしれません。何を感じようとも、意識全体をその感覚の中に流し込みましょう。すると、その感覚は意識そのものになるでしょう。

鼻と口両方で、ゆっくりと滑らかに呼吸を繰り返しながら、この動作を九回行います。終わったら、ゆっくりと手を膝の上に降ろして、五分間から十分ほど静かに座りましょう。

練習６８　混乱を晴らす

平らな床の上に膝を立て、足を交差させて座ります。右手で右足のくるぶしを、左手で左足のくるぶしを掴み、足裏を床に着け、できる限り身体の近くまで引き寄せます。次に両手を両膝の皿の下に置き、できる限り胸の近くまで引き寄せます。この時、肩の力を抜き、

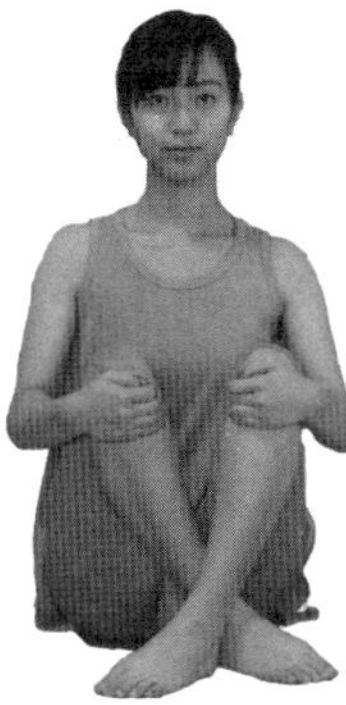

練習６８

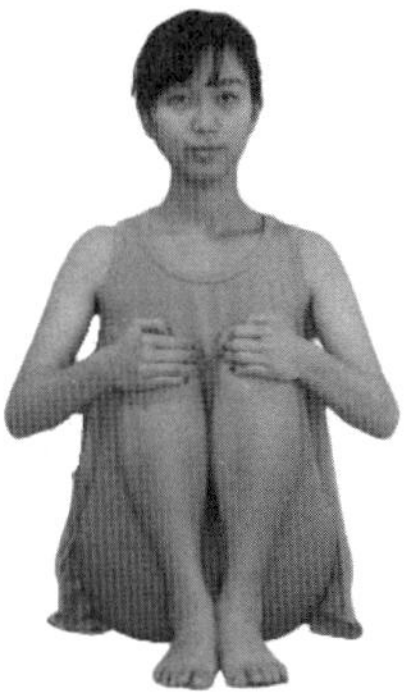

練習６９

背筋は真直ぐに伸ばします。できるなら、膝が胸に付く様にします。鼻と口の両方で柔らかく呼吸し、意識は軽く腹に集中し、真直ぐ前を見たまま一分から三分ほどこの姿勢を保ちます。時間を計るために吐く息を数えるのもよいでしょう。

次に、非常にゆっくりと一分ほどかけて緊張を緩めてゆき、身体に湧き起こる感覚を感じてみましょう。元の座法にもどり、数分間、更に感覚を広げてゆきながら座ります。次に、足を組み替えて練習を繰り返します。一回行うごとに数分間座り、全体で三回、又は九回繰り返し、最後に五分から十分ほど座ります。

この練習は、丹田のチャクラを活性化し、心の混乱を晴らしてくれます。

練習６９　明晰な心

この練習は前の練習６８と足の置き方が違います。平らな床に膝を立てて座り、身体の前で両足を床に着けます。右手で右足のくるぶしを、左手で左足のくるぶしを掴み、足裏を床に付け、できる限り身体の近くまで引き寄せます。次に、手を両膝の皿の下に置き、できる限り胸の近くまで引き寄せます。この時、肩の力を抜き、背筋は真直ぐに伸ばします。できるなら、膝が胸に付く様にします。鼻と口の両方で柔らかく呼吸し、意識は軽く腹に集中させ、真直ぐ前を見たまま一分から三分ほどこの姿勢を保ちます。時間を計るために吐く息を数えるのもよいでしょう。

次に、非常にゆっくりと一分ほどかけて緊張を緩めてゆき、身体が刺激された感覚をよく感じてみましょう。元の座法で数分間静かに、感覚を拡げゆきます。一回行うごとに数分間座り、三回か九回練習を繰り返し、最後に五分から十分座ります。

この練習は練習６８と同様、丹田のエネルギーを増大させ、心を明晰にしてくれます。

練習７０　光のエネルギー

妊娠している人、首や背中を傷めている人、また過去三ヶ月の間に手術を受けた人は、この練習を注意しながら優しく行ないましょう。

床に直に座ります。ここではマットやクッションは使いません。左足を右足の外側に出し、軽く足を組みます。左膝を持ち上げ左踵を右足首の前にもってきます。左足裏は床につけておきます。両手の指を組み、左膝を抱えます。非常にゆっくりと、背骨と首を弓なりに後方へ反らせます。頭を余り後ろに反らせない様にしましょう。背骨のカーブは流れる様に自然に反らせ、極端にはしません。上半身を更に弓なりにする様に、抱えた膝を優しく引き寄せます。右膝はできる限り床に着けたままにします。余り無理をせず、鼻と口の両方で緩やかで滑らかな呼吸をし、三分から五分この状態を保ちます。背骨を上昇するエネルギーに、軽く意識を集中しましょう。

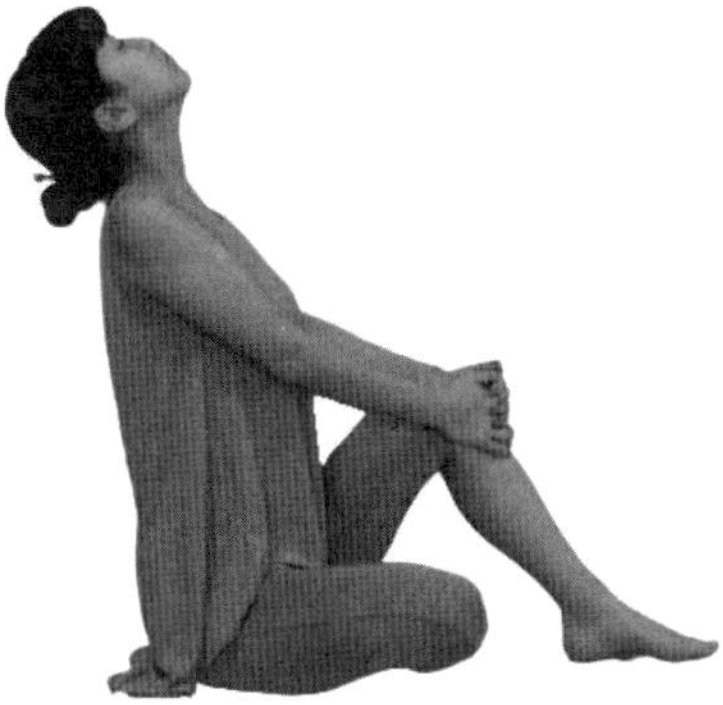

練習７０

首の後部に熱を感じたら、注意深くゆっくりと緊張を解放します。暖かなエネルギーの感覚を広げてゆきながら、背骨を元の真直ぐの姿勢に戻すのに、少なくとも一分間は掛けましょう。この練習は、左膝を立てた状態で三回、足を逆にして三回行います。最後に、静かに十分間座ります。この時、この動作によって刺激された感覚を光の輪の様に広げてゆきます。

この練習は、背骨の緊張を解放してくれます。

練習７１　緊張をほぐす

楽な姿勢で足を組み、座布に座ります。左膝を持ち上げ、左踵を右足首の前に置きます。左足裏は床に着いています。両足共できる限り体側に寄せ、手は各膝の上に置きます。

次に、首を左後方に倒しながら、非常にゆっくりと注意深く伸ばしてゆきます。右腕の肘を真直ぐに伸ばし、頭と首と右腕が一本の線になる様にします。右膝

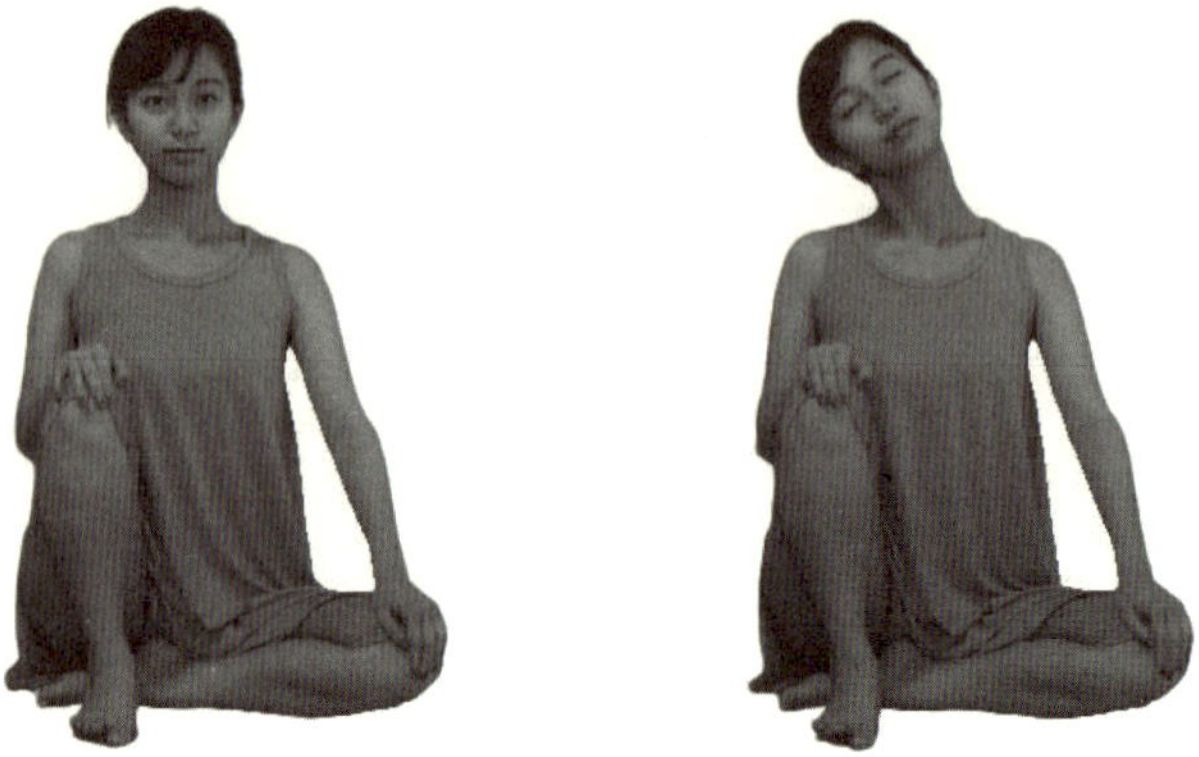

練習／Ｉ

は床に着いたままにします。呼吸を鼻と口の両方から滑らかにゆっくり行い、この斜め方向のストレッチを三十秒ほど保ち続けます。

次に、三十秒から一分かけて緊張を緩やかにほぐしてゆきます。目覚めた感覚が全身に行き渡り、呼吸と自覚が自然に流れるままにしておきます。数分ほど静かに座り、これらの感覚を広げてゆきましょう。そして次に、足を逆にし、今度は首を反対側の右斜め後方に傾けて伸ばします。左右一回の動作が終わったら、少し休みましょう。

左右それぞれ一回ごとに数分間休み、各三回または九回繰り返し行います。緊張を解く時には、必ずゆっくりと時間をかけましょう。練習が終わったら五分から十分ほど元の座法に戻り、この伸びによって生まれた感覚を広げてゆきましょう。

この練習は、首、肩、頭部の緊張を解放してくれます。頭痛も柔らげてくれるでしょう。

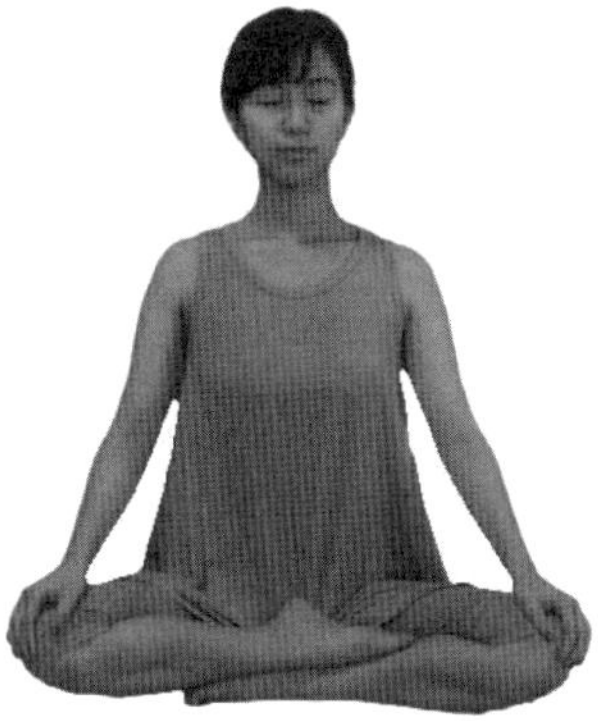

練習７２

練習７２　チャクラを体現する

座法で楽に座ります。臍下のエネルギーのチャクラ、丹田に意識を集中します。毎日三十分、三日間この座法を続けます。鼻と口の両方で優しく滑らかに呼吸し、できるなら眼は半眼に保ちます。初日は目を閉じている方が簡単かもしれませんが、それでも構いません。集中できるなら、どのように始めても良いでしょう。二日目には、集中力の質をより自然にし、力を抜き、単に自覚の質に留まるという状態に変えてゆきます。この集中瞑想によって、徐々に全身にエネルギーが満ち溢れ、思考は鎮まり、静寂の感覚に満たされるでしょう。

時には、とても濃い温かなミルクの様な、豊かで深く、柔らかで優しい感覚が湧き起こるでしょう。その時、心が静まり、この感覚が深まってゆきます。この感覚に長く留まりましょう。できる限りこの感覚を味わい、顔や首から足や爪先まで、身体のあらゆる部分に、この感覚をゆき渡らせましょう。下腹部と仙骨辺りで感覚を敏感にし、呼吸をしっかりと保ち続けます。それから、この感覚を全身へと、更には世界全体がこの感覚そのものと感じられるまで、更にもっと拡げてゆきます。この感覚は、常夏の爽やかな風の様に感じられるでしょう。この風はあなたの内部も外部も行き渡り、皮膚はもちろん、皮下組織から更に深く神経へ、細胞へ、そして各内臓へと、身体のあらゆる層を自在に通過し、癒しの作用をもたらしてくれます。またこの微細な感覚は、小さな風の渦の様に、更に内へと深く入りこんでゆきます。

　このように、一日三十分三日間続けて、丹田のチャクラに意識を集中したら、次に同量の時間をかけて、胸のチャクラに意識を集中します。さらに、喉のチャクラ、眉間の頭のチャクラへと、意識を集中するポイントを移してゆきます。

　長い時間をかけて意識を集中する場合は、各チャクラで一日三十分、二、三週間続けます。そうすると、ある体験が生じるでしょう。多分、緑や白赤やオレンジ、青などの光、またそれらが混じり合った色の光が現われることがあります。様々に異なった対象を見たり、様々な感覚のトーンを感じたり、或いは、非常に高い音を聴くことがあるかもしれません。この様な如何なる体験が生じても、その事象に執着したり、魅了されない様にしましょう。ただ単に起こるがままにまかせ、感覚を広げられる限り広げてゆきましょう。

　もし様々な想いが起こり始め、眠りを妨げる様なら、二週間ほど毎日夕方に胸のチャクラに軽く意識を集中してみます。何も考えない様に、リラックスしましょう。この練習の後には、読み書きなどの作業は避けます。胸のチャクラの感覚と一体となることだけに意識を集中し、喜びに満ちた感覚が湧き起こってくるまで、感覚を広げ深めてゆきましょう。世界がこの喜びの感覚の他には何もないと思えるまで、更にこの練習を続けてみましょう。

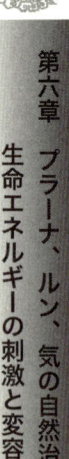

練習73　オーム・アー・フーン

座布に七つの坐法で座ります。鼻と口の両方で柔らかい呼吸をします。オーム・アー・フーンというマントラを思い浮かべます。オームは頭頂にある頭のチャクラ、アーは喉のチャクラ、フーンは胸のチャクラに意識をもってゆきます。ゆっくりと心の中でマントラを唱え始めましょう。

次に、両手を膝の上にのせ、静かにオームを唱えます。それから、腹の正面に両手を持ってゆき、手の平を上向きにし、手をお椀を持つ形にし、左手に右手の指を乗せ、親指どうしを少し触れ合わせ、法界定印を結びます。この姿勢でアーを心の中で唱えます。そして、膝の上に手の平を上向きに乗せ、静かにフーンと唱えます。もう一度、手の平を膝の上で返しながらオームと唱え、この三つのポーズを一巡として、マントラを唱えます。

この様に手の動作と心の中で唱えるマントラを合わせて、オーム・アー・フーンを一回として、二十五回繰り返して唱えます。呼吸とマントラを唱えるのが一体となる様に行いましょう。この練習を終えたら、五分から十分ほど静かに座法で座り、この練習で呼び覚まされた感覚を深めてゆきましょう。

一日の中で、オーム・アー・フーン呼吸を思い出し、心の中で静かに唱え続けることも良いでしょう。

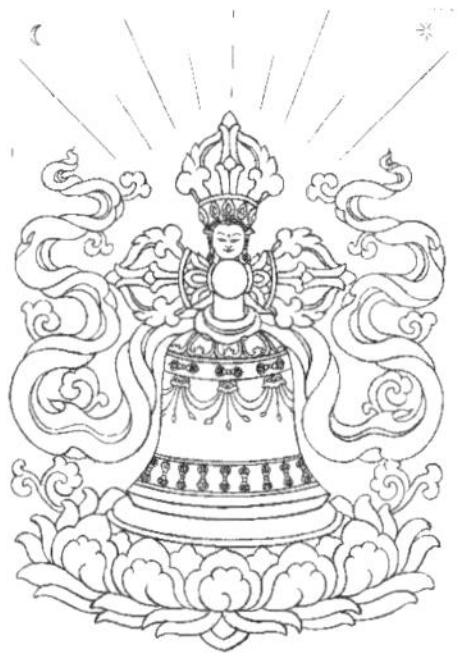

練習７４　健全な生命力

背筋を真直ぐにし、両手は両脇にリラックスさせておき、足を適当な幅に広げ、爪先をやや外側に向けて、バランスよく立ちます。指先を真直ぐ下に向けたまま、両肘を曲げて脇に沿って、手を脇の下の近くまでできる限り持ち上げてゆきます。最初は少し難しいかもしれません。両脇を強く押さない様に気を付けましょう。鼻と口の両方で深く息を吸い、ゆっくりと静かに息を留め、胸に軽く意識を集中してみます。腹はリラックスし、お尻を少し緊張させます。息は止めたまま、膝を微かに曲げ、しばらくその姿勢を保ちます。腕に痛みを感じる様なら、その感覚を深く捉えてみましょう。

次に、ゆっくりと息を吐きながら同時に膝を伸ばし、両手を脇に沿って降ろしてリラックスします。この動作をする時は、手と身体ができる限りぴったりと着く様にしましょう。立ってでも座ってでも良いのですが、鼻と口の両方で優しく呼吸しながら、この感覚を全身に拡げてゆきましょう。胸と首の後が熱くなるのを感じることでしょう。

一回行うごとに少しの間、立つか座るかして少し間を置き、これを三回繰り返します。最後に五分から十分ほど座法で座り、この動作によって湧き起こる感覚を更に拡げてゆきます。

頭脳は明晰になり、心はもっと開放的になり、感覚はより生き生きとするでしょう。

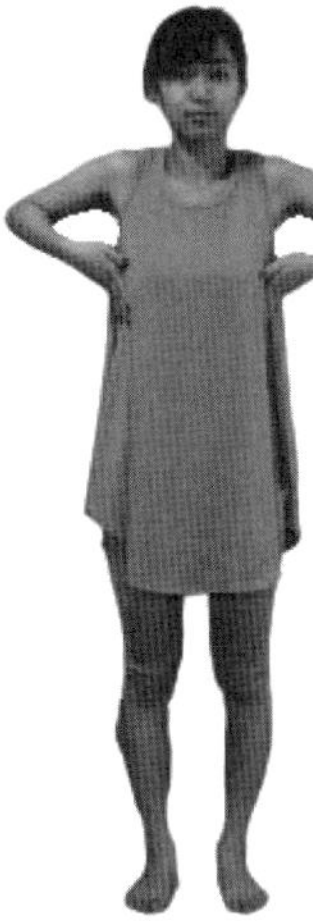

練習７４

練習７５　エネルギーの身体

仰向けになり、両腕は脇に置き、両足を骨盤の幅に開きます。片足ずつ膝を曲げ、足の裏を床に平らに置きます。手の平を胸の前で互いに向き合わせ、両腕を天井の方にゆっくりと持ち上げてゆきます。この姿勢から、骨盤と膝をできる限り床から高く持ち上げながら、胸の方に引き寄せる様に丸めます。腰の後部が床から離れるので、両肩も少し床から離れます。

次に、両腕を上方に上げたまま、骨盤と両足が床に着くまで、ゆっくりと元に戻していきます。この動作の間、鼻と口の両方で、滑らかに呼吸をします。腰を丸めることによって得られる目覚めた刺激を拡げながら、三回ほど繰り返します。

この動作を、鼻と口の両方で優しく呼吸しながら、六回から九回素早く行います。そして片足ずつ両足を伸ばし、両腕を両脇に降ろして仰向けで休みます。数分ほど身体の内と感覚を周りの外界に拡大させ、その感覚を更に深めるようにします。

この練習を三回行います。まず三回ゆっくりと丸くなり、次に六回から九回、素早く丸くなります。そして各々繰り返した後と、全ての動作が終わった後に仰向けで休みます。

この練習は、下腹の筋の緊張を解きほぐし、感情を安定させ、全身に元気をみなぎらせてくれます。

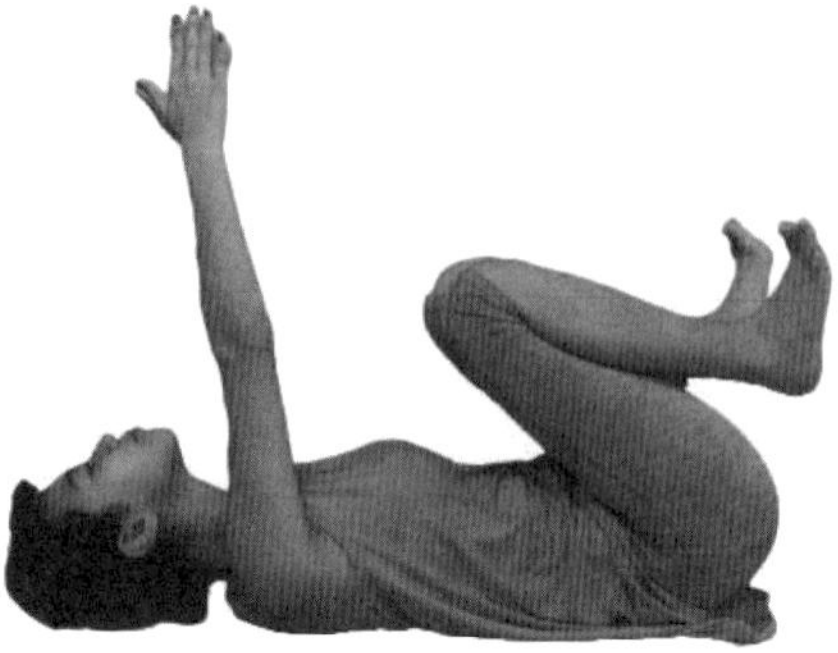

練習７５

レベル2

ここレベル2での練習は、手、手首、腕、胸、肩、背中、太股、足、爪先を含めた、身体の様々な具体的な部分のエネルギーを活性化させます。これらの練習を行う時は、全身が「柔らかく」なるまで、特定の場所を目覚めさせる感覚を深めてゆきます。脊骨に沿った筋肉を伸ばす練習が、特に心地よい刺激をもたらしてくれることに気付くでしょう。

伸びをする練習を行う時は、優しく均等に呼吸をし、内なる光の質を深めながら行うと、その練習の中でゆっくりとくつろぐことができます。余り伸ばし過ぎないようにしましょう。優しく呼吸し、体中の微妙な緊張をほぐしながら、姿勢を軽く「保つ」ことも忘れない様に注意しましょう。呼吸を数えることで、時間を計ることもできます。内なる光の質を感じ続けながら、非常にゆっくりと拡がる刺激の感覚に従い、執着や緊張を解放してゆくことができます。

身体や心が強張った特定の場所に気付いたら、こだわらずにそこを探ってみましょう。もしも望むなら、練習８７と８９の緊張を生み出す実習を行っても構いません。クムニェの練習を続けることで、緊張が徐々に解けてゆき、刺激されたエネルギーが全身に流れ出ます。それが何周も全身に巡り渡るまで、満たし続けましょう。

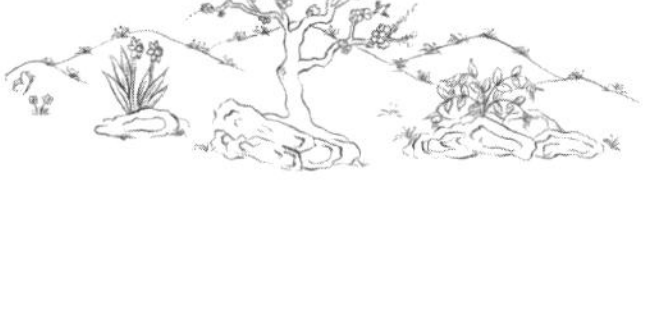

練習76　強さと自信を高める

　座布に座り、胸の中央で両手を合わせ、全指先を前方に真直ぐ向けます。両手の平を強く押しながら、親指を含めた全指先を離し、広げる様にします。肩の力を抜いて肘を外に向け、ゆっくりと確実に、できる限り指を反らす様に離します。この練習を行う時には、必ず両手の平を押し当て、腹の力を抜きます。首の後ろが少し強張るかもしれません。鼻と口の両方で優しく呼吸しながら、手の平が熱くなるまで、この姿勢を三分間保ちます。そして、生じる感覚を味わいながら、ゆっくりと緊張を解きほぐしてゆきましょう。

　次に、再び練習を行います。できる限り全指先を離し、五分間この姿勢を保ちましょう。五分後、ゆっくりと緊張を和らげ、両手を両目の位置まで持ってゆきます。光を通さない様に開いている両眼を両手で覆います。実際には、両手は眼に触れません。エネルギーの内を開放し、優しくゆっくりと見つめましょう。何か感じますか。そこには、暖かい感覚やエネルギーの流れがあるかもしれません。

　では次に、鼻と口の両方で優しく均等に呼吸しながら、両手で覆った洞穴の様な暗闇をじっと凝視します。手の平が熱くなってくると、十分位の間じっと見つめることができます。輝く星、振動、色、明るさや暗さ、またとても気持ちの良い感覚を経験するかもしれません。五分から十分後に、ゆっくりと両手を膝に降ろします。そして、優しく周囲を見てみましょう。何か感じますか。そこに見るものに、特別な質や刺激を感じるでしょうか。

　手の平を熱くする実習を行い、身体の他の多くの部分にも手の平を当ててみましょう。次の二カ所で感覚を試してみましょう。

☆　再び、五分ほど手の平を熱くします。一方の手は胸にもう一方の手は背中の中央に、両手を身体に当てます。両手の平が、身体を探るような感覚です。それ

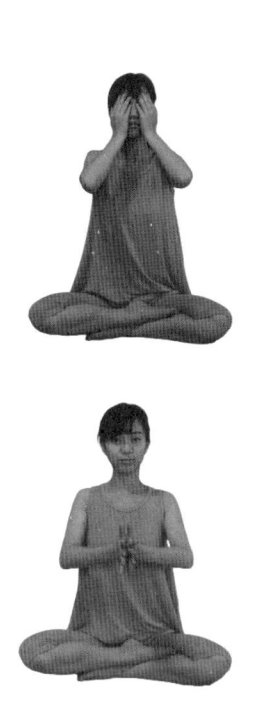

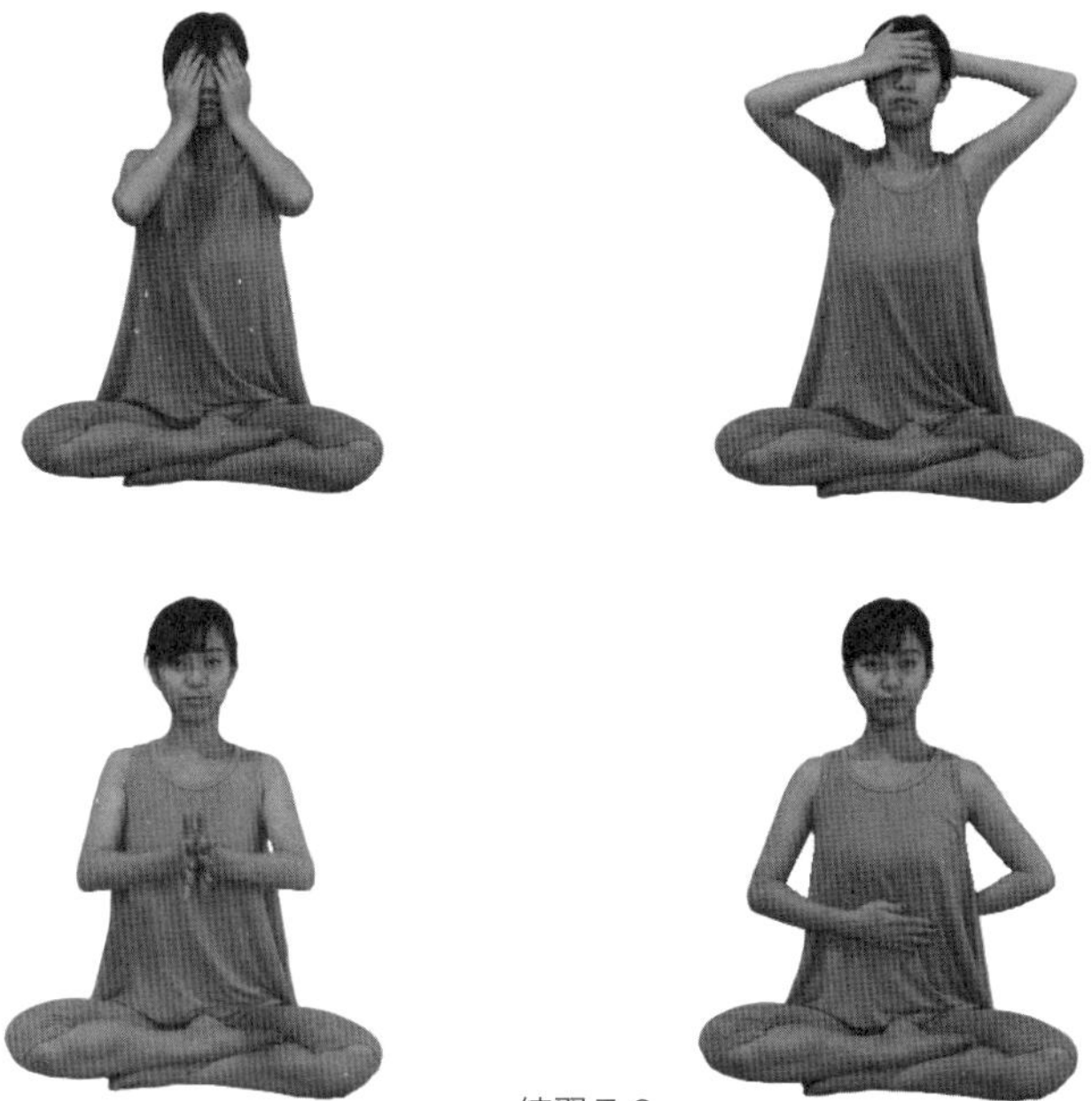

練習７６

はまるで皮膚がないかの様に、胸と脊骨を貫く温かさを感じることでしょう。そしてその後、一方の手は額にもう一方の手は後頭部に当て、全身の感覚を感じ続けます。

練習７７　エネルギーの流れ

座布の上に、背筋を伸ばして座ります。両腕を軽く脇に押し、そして肘から先の前腕を、床に平行になるまで前方に持ち上げ、手の平を下に向けます。均等に鼻と口の両方で呼吸をし、胸をリラックスし、肩を微かに持ち上げ、その状態を保ちます。両手の親指と他の指を揃えて、床の下方に指先を向ける様に降ろしながら、手首をゆっくりと下に曲げてゆきます。この時の曲げ方は、弓形にします。身体を静かに、リラックスして休ませながら、一分ほど手を下に向けていきます。

それから、緊張をほぐして、手、腕、胸、首の後側で刺激された感覚を感じながら、両手を非常にゆっくくりと、再び前方に持ち上げてゆきます。手首と腕から心臓や脊骨などに、流れるエネルギーを感じられるでしょう。拡がりを感じるどのような刺激をも受け入れます。

両手を膝に置き、しばらく休みます。今回は、手首を大きく曲げ、前腕の肘に近い方に手の先を強く近付ける様に、この動作を繰り返します。緊張を解きながら、ゆっくりと一分から五分ほど行います。

この動作を、各繰り返しの後しばらく休みながら、三回又は九回行います。最後に、全身にまた宇宙の境界を越えて感覚を外界に拡げ、この刺激を巡らせ、五分から十分ほど座ります。

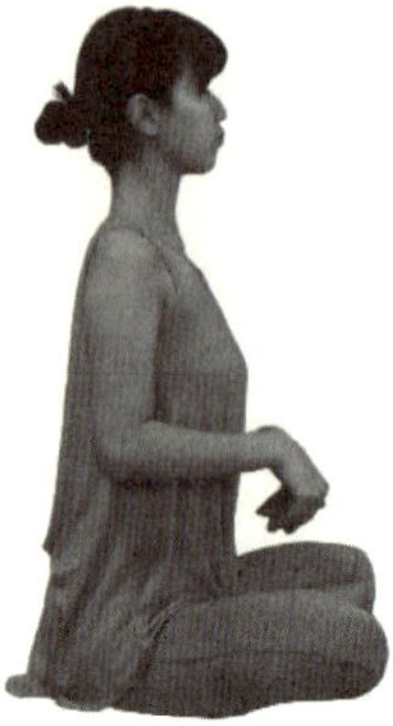

練習７７

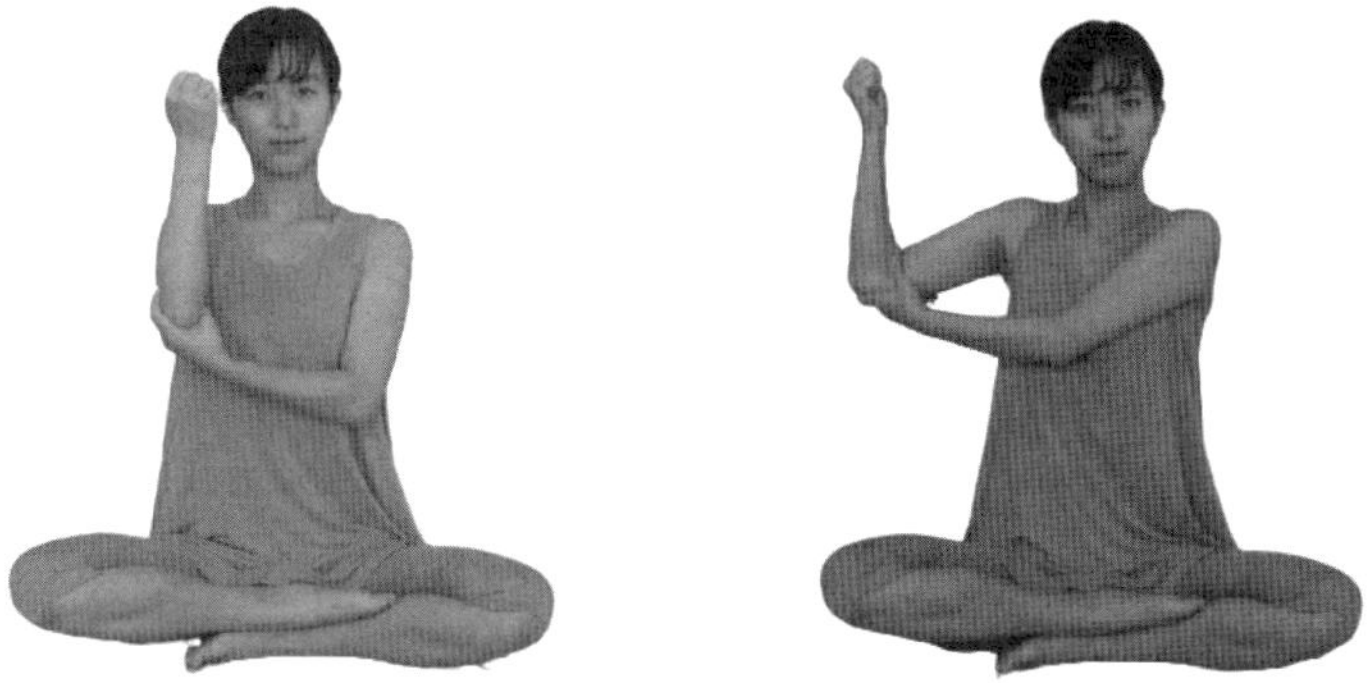

練習７８

練習７８　身体エネルギーを刺激する

座布に座り、両手を膝の上に置きます。右腕を肘から天井に向けて曲げ、右手の平を顔に向け握りこぶしを作ります。左手の親指と中指で右肘を曲げた時にできる内シワの両端に置きます。左手の平で肘を下から支え、親指と中指で強く押しながら固く握ります。関節で強い刺激を感じるでしょう。右手が頭とほぼ同じ高さになる様に、少し肘を上げます。

次に、顔を正面に向けたまま、親指と中指とで強く確実に圧し続けながら、胴体と腕を右方向にゆっくりと捻ります。この動作に、約三十秒ほど時間をかけます。首をリラックスしましょう。この間も顔はまだ、正面を向いています。鼻と口の両方でとても軽く呼吸をし、よりエネルギーが溢れ出する様、自覚的に呼吸をしましょう。

右方向にできる限り遠くに無理をせず捻り、再び約三十秒かけてゆっくりと正面に戻ってゆきます。捻る方向の動作の質に、注意を払いましょう。そして、感覚を拡げながら、親指と中指の圧力をゆっくり解いてゆきます。次に手を膝に降ろします。数分間座り、全身に感覚を広げてゆきましょう。胸や心臓の中心部に刺激を感じるでしょう。

今度は腕の姿勢を逆にし、左側に捻る動作を繰り返します。その後しばらく休みます。初めに右方向、次に左方向に、三回又は九回、各繰り返しの後一分間づつ休み、最後に五分から十分間休み、一連の動作を完璧な練習として行います。

練習79　自然治癒力を感じる

座布の上に座り、両手を膝の上に置きます。左肩をできる限り高くゆっくりと上げ、そして右肩をできる限りゆっくりと下げてゆきます。左肩を上げた時、左手で足を強く押しながら、左腕を真直ぐにします。右肘を脇の方に微かに動かします。そうすると、右肩は、更に下に下がります。顔は真直ぐ正面に向け、そして、頭を両肩の間に定めましょう。

左肩は左耳に接近するか、又は触れるかもしれませんが、頭は肩の方に傾けてはいけません。両肩を精一杯離して伸ばしていると思った時、数秒間リラックスしましょう。そして、更にゆっくりと両肩を離して伸ばしていきます。下腹部をリラックスさせ、自然に曲げます。喉をリラックスさせ、鼻と口でゆったりと呼吸しながら、この姿勢を三分から五分或いはそれ以上の間、保ちます。この練習の全行程の間、常にリラックスしていることが大切です。

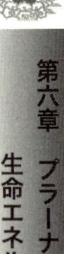

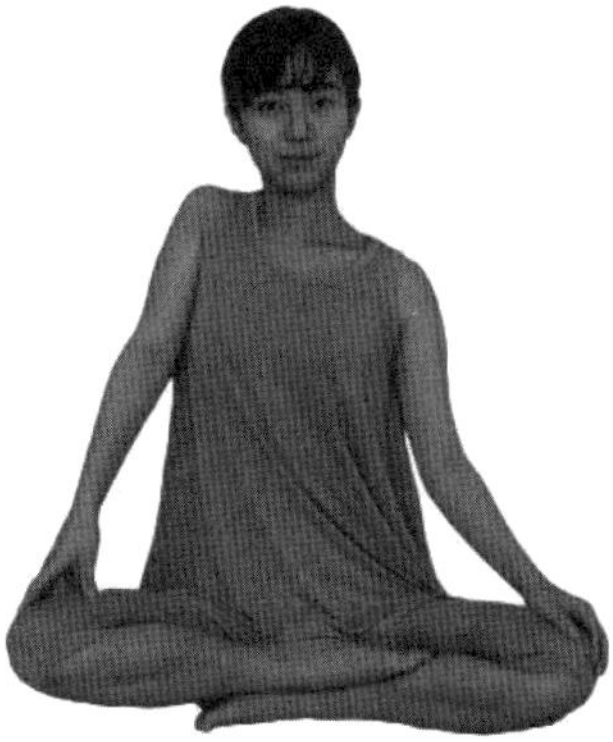

練習79

さて、少しづつ非常にゆっくりとした動作で、両肩を本来の位置にもどします。少なくとも一分間かけて行います。動作を感じないほど、ゆっくりと動かします。そして、五感と感覚、自覚の繋がりに気付いていてましょう。背中と首の後ろに、とても気持ちの良い暖かさを感じるかもしれません。

さて今度は肩の位置を反対にし、この練習を繰り返します。初めは一方を、次に片方を三回、完全な練習を行います。最後に、感覚と刺激を拡げ、それを深めながら五分から十分間、静かに座ります。

この練習は、肩、首、頭、胸、背中のエネルギーを刺激します。

練習８０　満足感を育む

座布に座り、両手を膝の上に置きます。前腕を肘から曲げ、手の平を正面に向けながら、両手を肩の高さまで持ち上げてゆきます。両手で大きな力を押しているというイメージをします。そして、ゆっくりとそれを押し返します。両手と両腕に強い緊張を感じます。腹と背中下部をリラックスさせ、鼻と口の両方で優しく軽く呼吸をしましょう。両腕を前面に伸ばしきるまで、この力を押し返し続けます。手と腕は、緊張を伴って震えるかもしれません。次に、緊張を解放せずに、まるでその前面の力がより強力であるかの様に、腹の力を抜きながらゆっくりと両腕を胸の前に後退させます。

次に、非常にゆっくりと緊張を解いてゆきます。約一分間掛けて行いましょう。腕、胸部、身体の中の微細な感覚を感じ取りましょう。リラクゼーションの異なった段階の質にも気付くでしょう。そしてゆっくりと手を膝に降ろし、しばらく休みます。この様に緊張を生み出し、また解放することによって刺激された感覚を拡げてゆきましょう。

この練習を数回繰り返し、少し間を置きながら三回行います。そして元の座法で五分から十分間静かに座り、全身の感覚を拡げてゆきましょう。胸と背中上部に開放感を得るかもしれません。そして、呼吸はより心地良く、自由に流れる感覚を得るでしょう。

この練習は腕の筋力を増し、上体の緊張を解きほぐします。これは、立って行うことも出来ます。

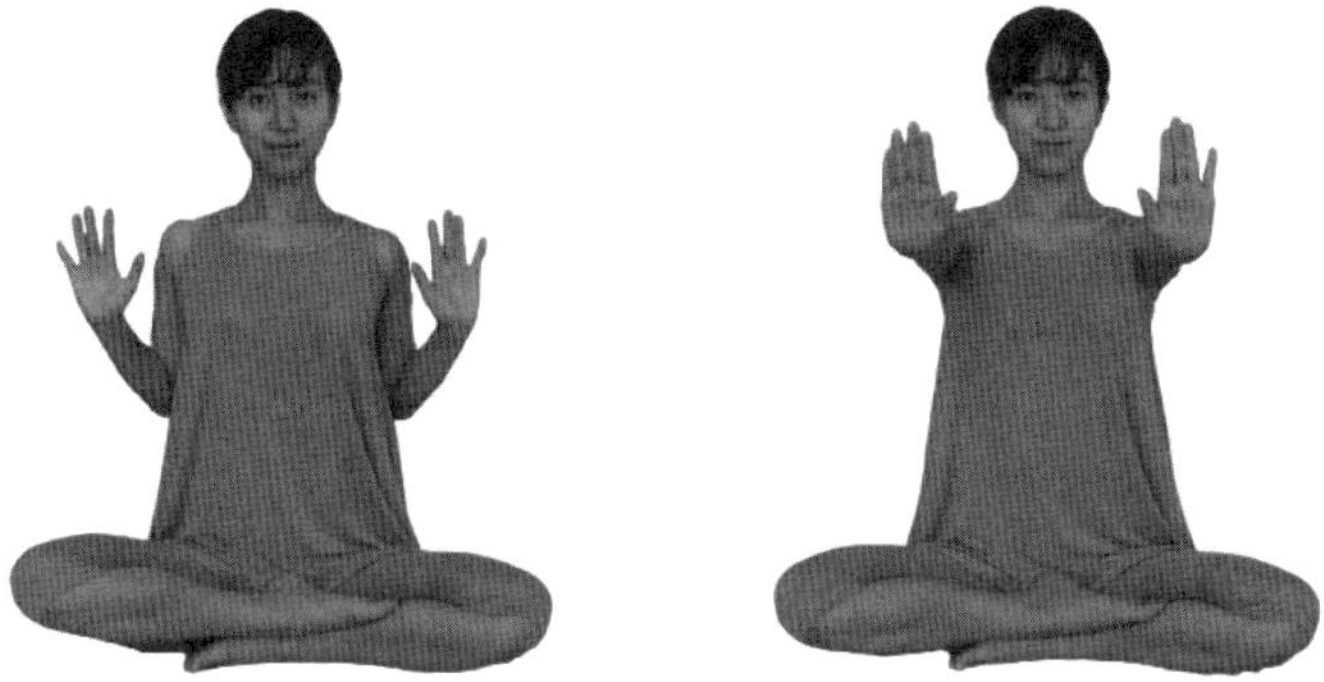

練習８０

練習８１　存在の内を刺激する

　座布に座り、肘を両脇にぴったりと押し当て、前腕を上方へ垂直に立て、手の平は正面に向けます。誰かがあなたの手、腕、肩を強く押しつけてくるので、それに対し、更に強く手で押し返すというイメージをします。非常にゆっくりと緊張状態を生じさせ、腕、肩を後ろに引きます。指が震えるかもしれません。少なくとも、この動作に一分間かけます。あなたの脊骨、首、胸を真直ぐにし、じっとしていましょう。この姿勢はエネルギーを増大させる助けとなるでしょう。腹と腰をリラックスさせます。

　さて一分が過ぎたら、両腕を水平になる様に前方へ押し出しながら、緊張を解いてゆきます。これを行う時、あなたの心の内を見ましょう。一瞬一瞬に起る微妙な変化を、自覚を持って感じられる様に敏感でいましょう。真の満足感や安心といった深い感情的な感覚を得

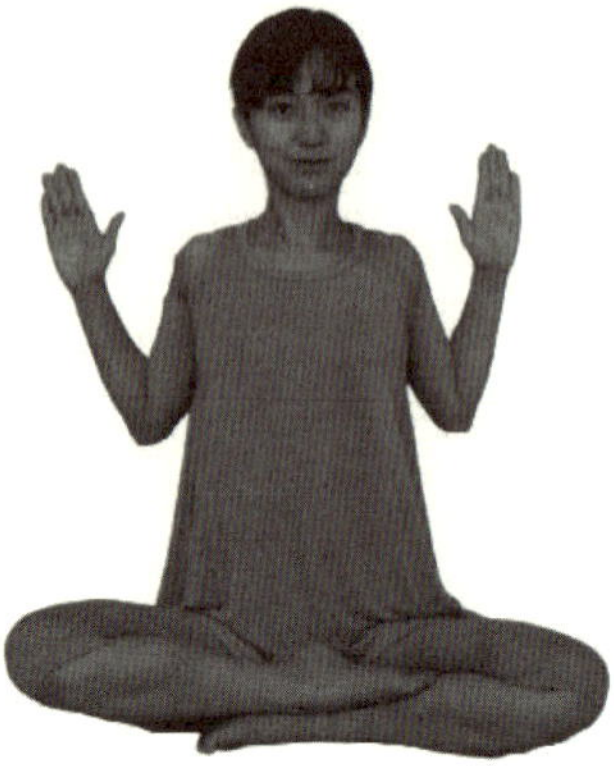

練習８１

るかもしれません。あなたの心の中には深い安らぎの感覚と、全ての緊張を溶かす性質があるのです。脊骨では、熱や寒さという感覚を得るかもしれません。

ゆっくり両手を膝に降ろし、一分間休みます。全身に感覚を拡げてゆきましょう。この練習を休みを入れながら、三回繰り返し行います。最後に、このリラクゼーションの静かな特性を感じながら五分間又はそれ以上、座りましょう。腕を後方に長く保つこの練習の時間よりも、解き放つプロセスによりゆっくりと時間を掛けましょう。

前の練習のように、この練習は腕の筋力を真直ぐにし、上体の緊張を解きほぐします。

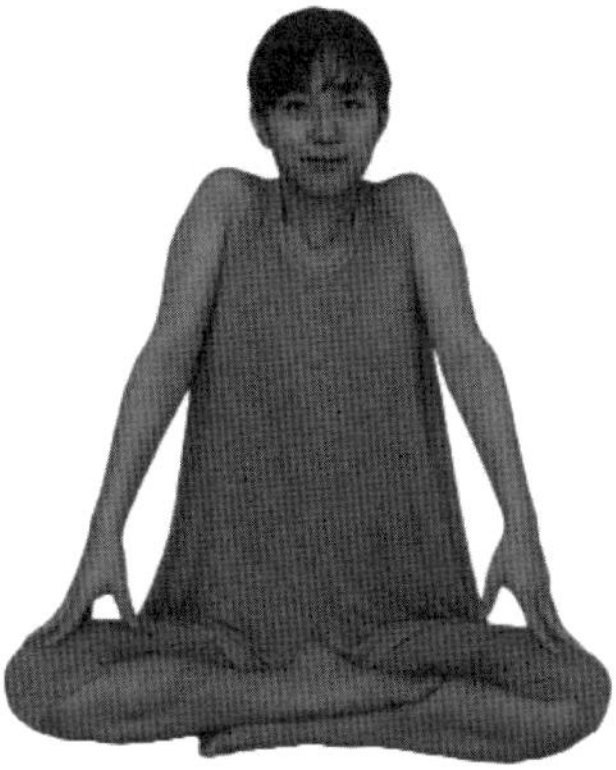

練習８２

練習82　癒しの内的マッサージ

座布に座り、両手を膝の上に置きます。下半身をできる限りリラックスさせ、大きく胸を張り肩甲骨を背中の中心に向けて寄せ、背後を締め付ける様に動かしてゆきます。この姿勢から、首を下に押し下げる様に顎を胸に近づけながら、両肩をできる限りゆっくりと高く上げてゆきます。仙骨に繋がる背筋全体を持ち上げ、背骨全域をよく感じましょう。肩甲骨を同じ姿勢に保ち、脊骨の筋肉をマッサージする様に力を抜きながら、肩を下方にゆっくりと降ろしてゆきます。感覚を拡げ、ゆっくりと緊張をほぐします。

今度は、動作と呼吸を合わせながら、再び同じ練習を行います。両肩を上げ肩甲骨を寄せる時に、息を吸います。そして少し腹を引っ込め、しばらく胸式呼吸でこの姿勢を保ちます。そして、ゆっくりと肩を降ろしながら、ゆっくりと滑らかに息を吐き始めます。そうすると息を吐くことが、静寂そのものだと感じられます。練習を三回又は九回続け、五分から十分、静かに座ります。

☆では、応用練習に挑戦しましょう。肩甲骨を背骨の中心後方に引き寄せ、同時に胸に顎を近づけ、首をすくめる様に身体に押し付け、肩をできる限りゆっくりと高く持ち上げます。そして、その姿勢のまま緊張を抜き、次に、誰かが頭頂を引っ張っているかの様に頭を上方に持ち上げ、同時に、両肩を下方に降ろしてゆきます。頭を上方に引き上げた状態のままで、背骨全体に広がる感覚の意識に集中しましょう。その時、身体の中心を貫くエネルギーと光明を得る刺激を感じたり、又は背骨に流れる特殊な暖かい癒される感覚を得るかもしれません。

　脊椎をマッサージするこの応用練習で感覚の刺激をじっくりと三回繰り返し、五分から十分間座ります。

練習83　生命エネルギーを刺激する

　座布に座り、両手を両膝に置きます。実際には身体を前方には曲げませんが、心の中で微かに背骨が弓の様なアーチ型の状態を描きます。腹を背骨に向ってへこませ、まるで背中を腹で押し出しているかの様に、背骨を軽く刺激します。この背骨の実習はとても微妙なものです。これを行う時には、胸を上げますが、両手をリラックスさせ、頭を少し下げます。優しく規則的に口と鼻の両方で呼吸し、背中を伸ばす様に、背骨に軽く意識を集中し、三分から五分間この姿勢を保ちます。

　その後にゆっくりと背筋を真直ぐに起こします。静けさと身体の温もり、背骨全体に流れる自然治癒エネルギーを感じましょう。深いリラックス中で敏感な喜びの刺激を拡がります。この全身の刺激を保ちながら、静かに一分間座ります。

　この練習を三回から九回繰り返した後、少し座ります。最後に、背骨に流れる感覚を全身に広げ、そしてそれを周りの空間へと更に拡げてゆき、この感覚の刺激の中に、五分から十分間座ります。

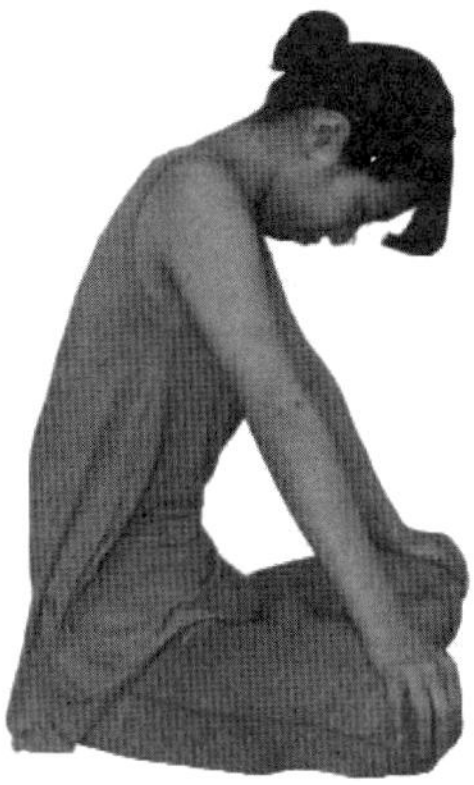

練習８３

練習８４　生命力の根源を刺激する

座布の上に座り、両手を膝に置き、背筋を真直ぐにします。鼻と口の両方で穏やかに呼吸します。背骨全体を、そして一つひとつの脊髄を沈ませる様に近づけ、ゆっくりと脊髄を圧縮し始めます。大地に身体が沈み込んで根を張ってゆく様に感じられるまで、脊髄を下方に縮めます。鼻と口の両方で、ゆっくり、規則的に呼吸しながら、少なくとも一分間行います。この動作の刺激を深く味わってみましょう。

では次に、脊髄下部から、脊髄と脊髄の間の内部に開かれた空間を感じながら、脊髄を互いに引き離す様に、持ち上げてゆきます。脊髄の境目がなくなるまで背骨の空間を拡げ、そこにエネルギーを流し込み、非常にゆっくりと、この実習を行います。微細な呼吸のエネルギーを取り入れることで、広大な空間がを拡がり、呼吸が空間の一部であるかの様な感覚を捉えましょう。

首の脊髄を持ち上げる時には、頭頂が上空に昇ってゆく様に想像します。上方に伸びてゆく広大な空間の感覚の刺激を感じるでしょう。このリラクゼーションの特質を充分に味わいましょう。三分から五分ほど元の座法で座り、感覚を拡げましょう。

この練習を三回ほど繰り返します。各動作の間には少しの間を空けます。そして実習の最後に、五分から十分座ります。

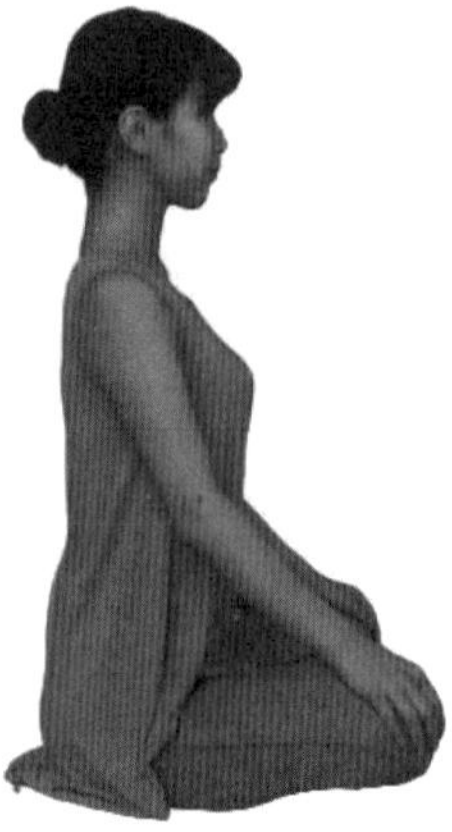

練習８４

練習85　存在とエネルギー

手の平を下に向けお尻の側に置き、右足を前に伸ばして床の上に座ります。右足爪先は自分の頭の方を向く様に足首を曲げ、左の足裏を右膝の内側に当てます。その時にできるなら左足膝は床に着けます。

次に左足を右膝に向かって押し、右膝は左足に対抗する様に押し返します。両足が震える位まで力を入れます。右足で押すよりも左足で押す方が力が入りやすいはずです。三十秒から一分間そのまま緊張を保ち、腹はリラックスさせておきます。呼吸は鼻と口の両方でゆったりと行います。ゆっくりと緊張を解いてゆき、そのままの姿勢を保って身体の中のいろいろな感覚を広げてみます。

今度は左右の足の位置を変えて、同じ練習を繰り返します。この様にして左右交互に三回繰り返します。終わったら元の座法で五分から十分間、感覚と刺激を広げ続ける様に座ります。

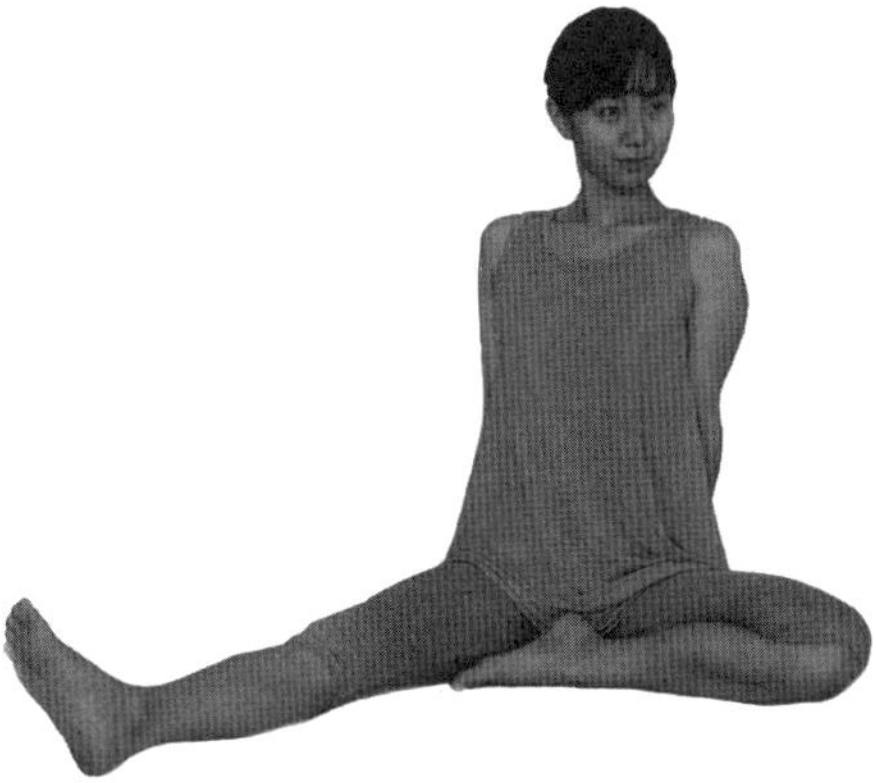

練習８５

この練習は、第三章図7図8を参照し、足と膝のツボを活性化させます。特に緊張を解いてゆく時に、呼吸と自覚と刺激を一体化させることにより、感覚の様々な微細な味を捉え拡げてゆきましょう。

練習８６　健全な感覚を刺激する

裸足で床に座り、右足を左足前に置き、両足を交差させます。左手で握り拳を作り、親指と人差し指が床に向く様に、身体のすぐ後ろに左拳内側を置き、左腕で体を支えます。右膝を持ち上げ、右足と左足の土踏まずを重ねる様に乗せて交差させます。この時、右足の爪先が床に着きます。右手は右膝に置きます。

次に、身体をゆっくりと前後に揺り動かします。この時右膝を床に向かって押し出し、お尻の左側を持ち上げ、右爪先を立て、同時に上半身を少し後ろに反らします。右爪先を伸ばしすぎない様に気を付けます。そして動作を止めずに、骨盤を前後に揺り動かします。

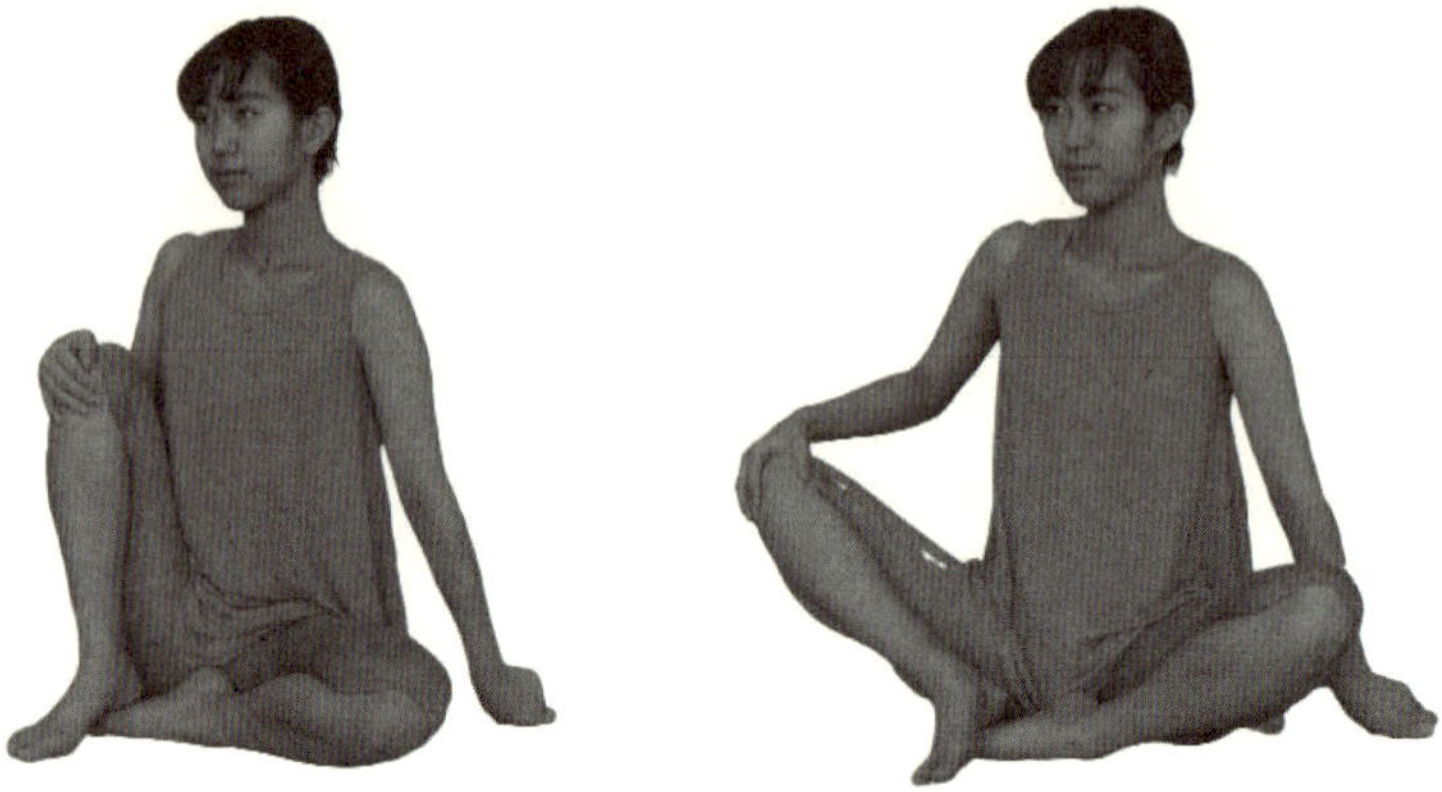

練習８６

この動作を行う間、両足の土踏まずをマッサージする様に心がけましょう。

この練習を行う時に、もし左手が握り拳でやりにくい場合には、手を広げて行なっても構いません。また左手を置く位置を変えてみましょう。左手が自分の身体に近いほどストレッチは強力になります。

この様に爪先伸ばしを三回から九回右半身で行い、次に手足の位置を逆にして左半身で、また三回から九回同様に行います。そして元の座法で五分から十分間座り、緊張を解くことと、お尻から骨盤のツボを刺激することによって得られる感覚を拡げましょう。

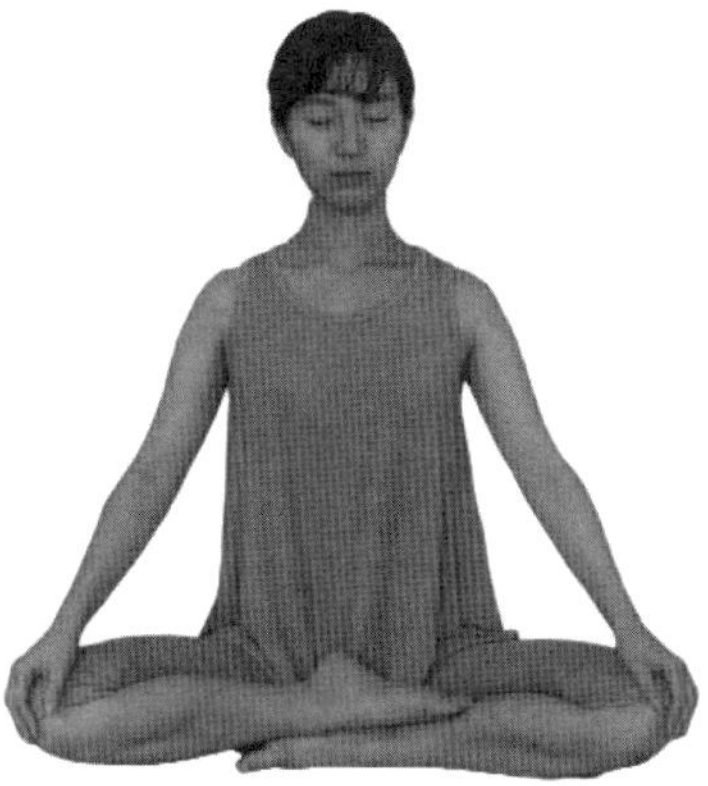

練習８７

練習87　否定的エネルギーを変容させる

座布に座り、手を膝の上に置き、ゆったりとした気分で目を閉じます。緊張や不快を感じる場所に、温もりや心地よさを緩やかに優しく感じ取ります。微細で、受容的な気持ちになるでしょう。まず始めに、この意識に集中をします。それから静かに微細な感覚の質を味わいながら、序々に集中から離れてゆきましょう。そして次に、内なる五感の感覚に耳を傾けます。心臓、喉、背中、後頭部、下腹部、手、肌、緊張や抑制を感じられる所ならどこでも、感覚がどの様に入ってくるかに注意を向けます。全身の細胞をリラックスさせ、何も保持しない様にします。額の緊張を取り、目と耳の周辺部をリラックスする様にします。

そして微細なエネルギーが流れる様に、身体内に新しい通路を見つけましょう。意識を集中力から感覚の質へと解放し、まるでとても軽くなって泳いでいる様に、揺らぎの気分の中でたゆたっています。解放感の微細な刺激によってとても軽い感覚が増してゆきます。感覚を拡大して、深く深く感覚の限界と感じる所を越えてゆきましょう。遂には、感覚以外何もなくなるまで拡大してゆきます。そして、心と五感は一体となります。思考と概念、感覚が一つになり、心と五感は一緒に流れ出し、相互に関わり合い、全体と融合します。

この様な精神集中を最初は一回に二十分、一日に一回か二回、一週間行います。その後に、もしも更に深く探求したいなら、内なるものに耳を傾け、この微細な感覚を拡大させる練習を一日一時間、一ヵ月間続けましょう。

練習88　身体の内的エネルギーを刺激する

背筋と首を真直ぐに伸ばして、足を心地良い幅に開きバランスよく立ちます。ゆっくりと右腕を肩の高さまで上げ、手の平を下に向け横に伸ばします。左腕で右肩と腕に連なる筋肉を掴み、四指を脇下に置き、親指で胸の右端のツボ・中府（図4、2番）を押します。

筋肉をしっかり掴み、そこを上方に、また胸奥方に押します。腕は真直ぐ伸ばし、手の平を下に向けたまま、非常にゆっくりとできる限り大きな円を描く様に右腕を回転させます。鼻と口両方でゆったりと呼吸し、背筋を伸ばし頭を固定し、真直ぐ前方を見据えます。非常にゆっくりと、一回転するのに一分位かけて三回か九回、円を描きます。それから方向を変えるのに自然に感じられる場所を見つけたら、反対方向も同様に三回か九回円を描いてみます。

それが終わったら両目を閉じ、全身のエネルギーの流れを感じながら、静かに数分間立っています。胸、

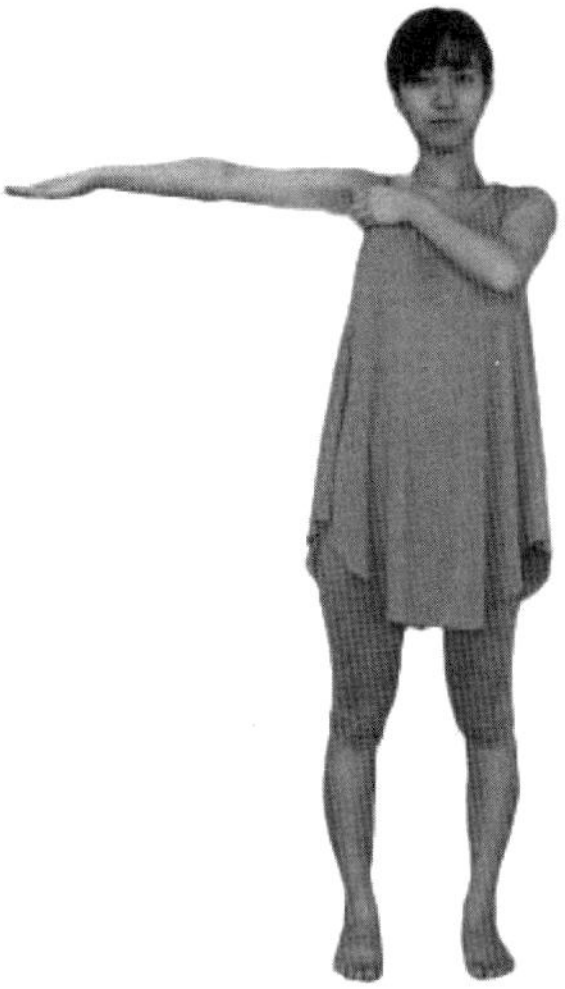

練習８８

特に心臓と肺の感覚を感じましょう。

次に、左腕でゆっくりと円を描きます。右腕も同様に、それぞれの方向に三回か九回行います。異なる感覚のトーンが生まれるので、円の大きさを変えてみましょう。そして、この練習で刺激された感覚を拡大させ、五分から十分ほど座ります。

☆　この練習には違うスタイルもあります。右腕で拳を作り、頭上に上げます。先の動作と同様に、左腕で胸右側の筋肉を掴みます。筋肉をしっかり保持し、上方と胸奥方に向けて押します。腕を真直ぐ伸ばしたまま、非常にゆっくりと右腕を前方へ回転させ、体横側にできる限り大きな円を描きます。腕をゆっくり回転させると、右脚に接近したり右耳の側を通ります。楽に呼吸し、腹と背骨をリラックスさせます。両腕だけを微かに緊張させます。三回か九回この方向にゆっくり円を描きましょう。それから今度は反対方向に三回か九回円を描きます。両肩や背中、首、胸にある感覚に緻密な注意を払います。

右腕で円を描き終わったら数分間静かに立ち、身体感覚をよく捉える様にします。それから左腕でも非常にゆっくりとこの動作を繰り返します。確実に体横側で円を描く様にし、鼻と口の両方で滑らかにゆったりと呼吸をします。練習の結びとして五分から十分ほど座り、あなたの内的エネルギーの流れを感じ取りましょう。

練習９４や他の練習やマッサージの様に、この練習は特定のツボで、圧と動作を合わせて行います。この動作を始める前に、ツボを押したくなるかも知れません。その場合は湧き起こる感覚を深めてから動作を行なってもよいでしょう。それから、ゆっくりと動作を深め、感覚を拡げてゆきます。腕を回転させながら、様々な強さの圧を試し、動作の間に湧き起こる感覚の微妙な変化を捉えてみましょう。非常にゆっくりと序々に圧を緩める様にします。

練習８９　微細なエネルギー・ルンを増大する

背筋を真直ぐに伸ばし、両足を心地良い幅に開き、バランスよく立ちます。両腕は脇に自然と置きます。そして拳を強く握りしめ、胸に吸気を留め、何か怒りの性質に似た感覚が起こるまで、胸に力を入れます。次に、とても軽く呼吸をします。この時、胸に堪えた感覚をなくさない様にします。両肘と握り拳を胸の位置まで持ち上げます。指の付け根の出っぱった骨同士を合わせる様に拳を強く押し合い、それを胸の中心に置きます。

身体も拳も強く力ませ緊張させます。ゆっくりと胸式呼吸で深く吸い、その息を腹まで降ろしてゆきます。そして再び、仙骨からエネルギーを胸に引っ張り上げ、呼吸と共にこのエネルギーを胸の内部に留めます。

この動作の内的呼吸の感覚が、まるで内なる身体を守護する様な感覚になります。できる限りこの感覚をにしっかりと留まり、湧き起こるエネルギーに集中します。

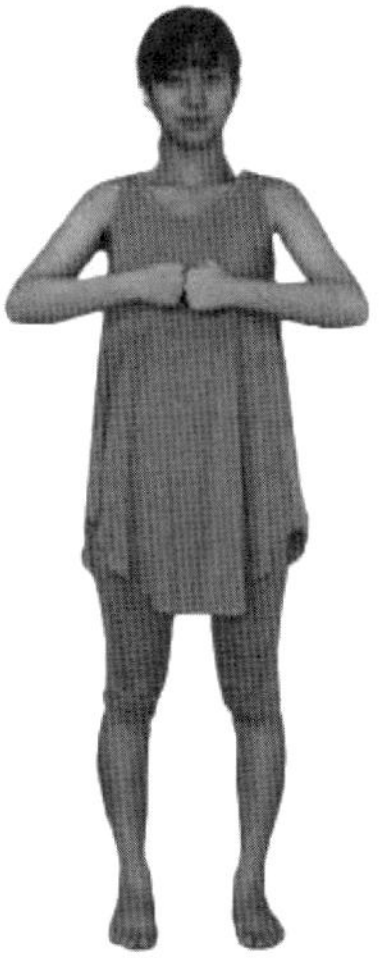

練習８９

　次に、身体は動かさないで、胸から手の平を素早く前方に真直ぐ突き出し、ハッ！と、瞬間にはっきりと息を吐き出します。その放出時に、内部に溜めたエネルギーを一瞬に解き放ちます。前方に真直ぐ伸ばす腕の動きはとても重要です。特に、手首を曲げることに注意します。肉体、精神、感情の緊張全てを、一気に解き放ちます。腕を外に突き出し、指を大きく開き、そのままじっとしていましょう。このエネルギー放出後、静寂の感覚はどの様な感じがしますか。

　次にゆっくりと腕を脇に降ろし、数分の間静かに立ちます。この動作を三回行い、一回ごとに軽く休みます。そして座法で五分から十分ほど座り、この動作で生まれ解き放たれた感覚を深めてゆきます。或いは、この実習を三回、座法を三回繰り返し、全部で九回行なっても良いでしょう。

　この動作の実習で、精神的動揺や感情的不快感は大きく変化するでしょう。エネルギーが習慣的パターンから切り離されると、新たな状態に変容させることができます。この動作は疲れた時、気分が落ち込んだり、物事を悪く考えたり、鬱ぎ込んでしまった時に行うと効果があります。この練習は座ったままでもできます。

慣れてきたら次の応用を試してみましょう。

☆ 実習は前の通り行います。緊張を解き、ハッ！と息を吐いたら、腕を伸ばしたままこの状態を保ち、感覚を広げてゆきます。そして、ゆっくりと腕を降ろすにつれ、この感覚を一つに集め身体の中に入れます。数分間静かに立ちます。この動作をもう二回繰り返します。その後、五分か十分ほど座り、その間も湧き起こる感覚を味わい広げてゆきます。そして、感覚を身体の中に納めるようにします。

☆ 次の応用動作では、微細な内的変容を更に発展させます。まず、先の基本練習を行います。緊張を解く様にハッ！と吐いたら、少しの間静かに休みます。腕をゆっくりと下に降ろし、この気が微細な内的感覚に融け入るまで、胸に優しく保ちます。もしくは、胸の中で「気」そのものと一体になります。そして、この気を保つことが困難になったら、バランスの取れる場所まで静かにそっと下半身へと降ろしてゆきます。ここでもこらえきれない様なら、もう少し下にバランス点を降ろします。刺激が感じられなくなるまでこのプロセスを繰り返し、身体の中で徐々に気を安定させます。そして、再び練習を始めから繰り返します。

この練習は三回行います。そして、十分から十五分間静かに座り、身体内に流れる微細な気、ルンのエネルギーを増大させてゆきましょう。

練習９０　生命エネルギーに満たされる呼吸法

両足を心地よい幅に開き、背筋を真直ぐ伸ばします。両手は身体の横にゆったりと添えてバランス良く立ちます。首の後ろで両手を組んで、肘を広く開き胸を上に向けます。鼻と口の両方で穏やかに呼吸しましょう。

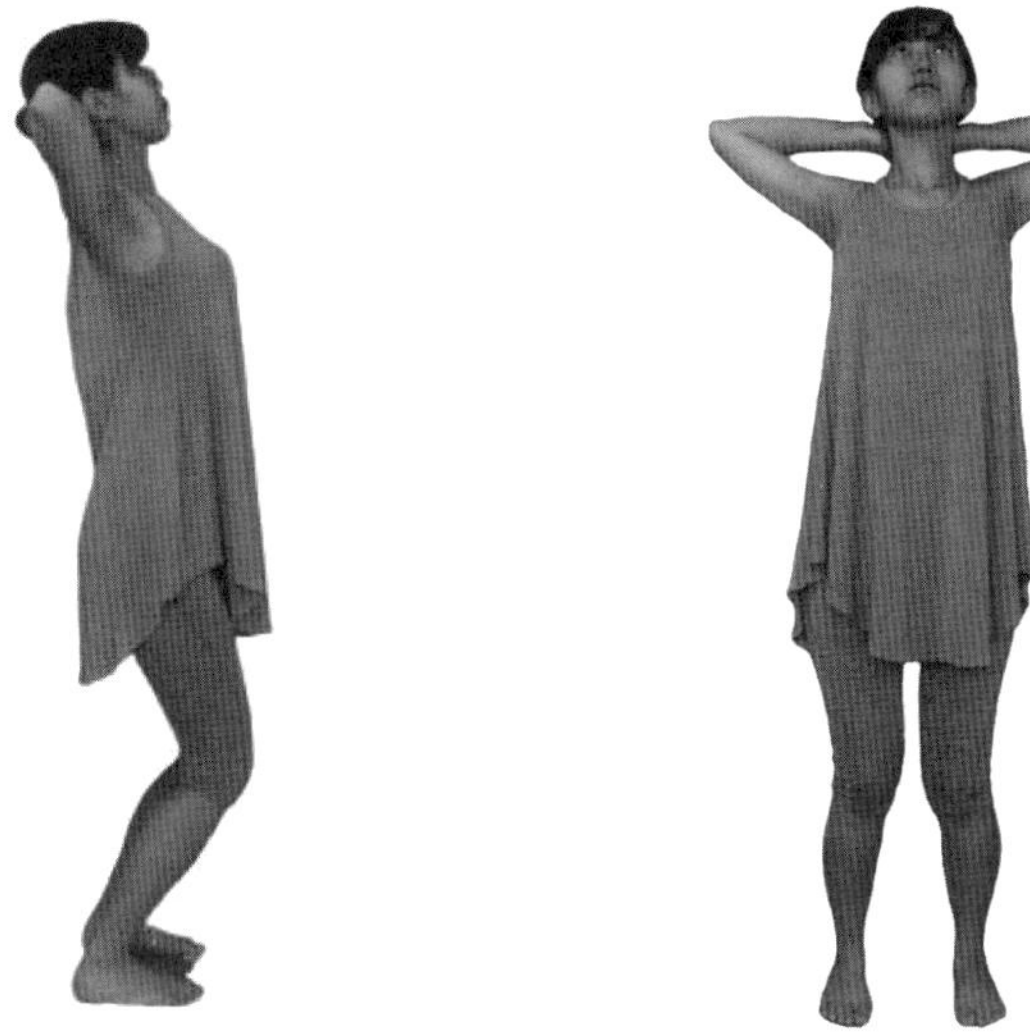

練習９０

膝を少し曲げ、背筋と首筋を軽く後ろへ弓形に反らせます。胸を高く上に向け、身体をリラックスさせバランスがとれているかを確かめます。

次に、腹で素早く息を三回ほど呼吸を掴む様に吸い込みます。そして、腹の刺激に特に注意を払い、できる限りゆっくりと息を吐き出してゆきます。この呼吸法で、体内をマッサージしている様に感じてみましょう。呼吸の活気あるエネルギーが、血流から全ての内臓器官へと、そして一つ一つの細胞や分子にまで流れてゆき、ゆったりとした感覚に全身が満たされてゆく様子を心に描きましょう。この呼吸法の微細な内的マッサージの質を、感じ取ることができるでしょうか。

この呼吸法を三回か九回行います。そしてこの内的マッサージの刺激を広げながら、五分から十分ほど座ります。この練習は腹の緊張を緩め、抵抗の様な否定的パターンを柔らげてくれます。

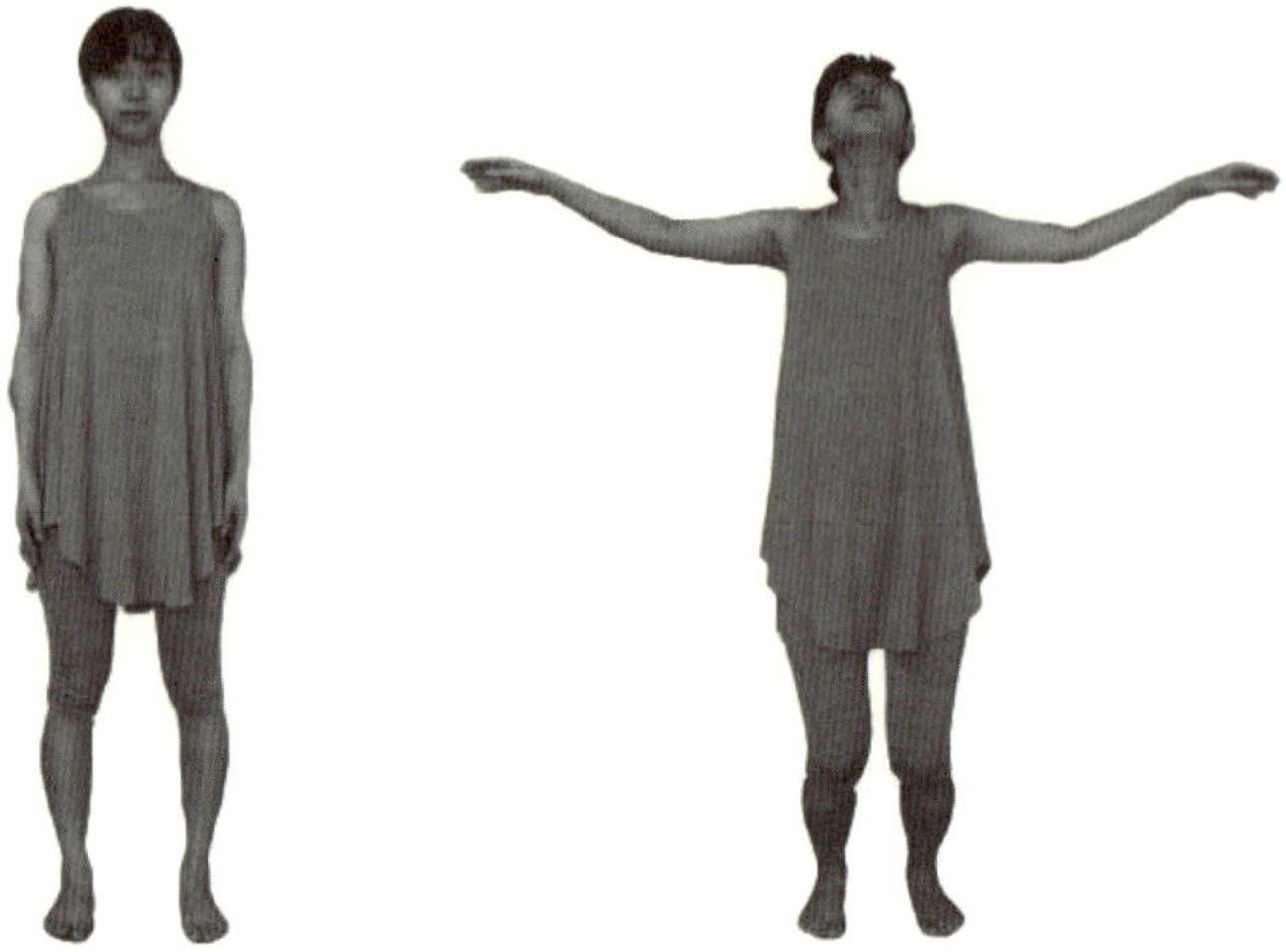

練習９１

練習９１　自然治癒力を活性化する

両足を少し開き、背筋を真直ぐ伸ばします。手は身体横にゆったりと添えてバランス良く立ちます。手の平を下に向け、両腕を肩の高さで横に伸ばします。壁と天井の境目を見る様に頭を少し後ろに倒します。首の力を抜いて口を開け、鼻孔を膨らませます。鼻と口の両方で楽に呼吸をしましょう。

次に、腹と胸をできる限り充分にリラックスさせ、仙骨に注意を払い、肛門を引き締めます。仙骨に意識を集中し続けながら、三分から五分間そのままで、腹と胸を非常にリラックスした状態に保ちます。もしも、身体の軽い揺れや震えが起こったら、そこに意識を持ってゆき緊張感を解き放ちます。呼吸は穏やかに、バランス良く行います。

仙骨に何かを感じたら、それはおそらく熱感やウズウズするような刺激でしょうが、その感覚を背中、両腕、頭、そして体全体にできる限り広げてゆきましょう。

しかし、もし背骨に強い熱感が上がってくるのを感じたら、練習は続けない様にします。そのかわりに、両腕をそっと降ろし、首を真直ぐに起こして意識を丹田に降ろし、五分から十分間、全身の刺激を感じながら元の座法で座りましょう。

この実習を三分から五分ほど保った後に、ゆっくりと両腕を降ろし首を真直ぐに起こして、数分間リラックスして立ち、身体中の感覚を広げてゆきましょう。この練習を一回ごとにリラックスして立ち、三回繰り返します。そして五分から十分ほど座り、この練習によって活性化された感覚を広げてゆきます。

この練習の応用として膝を曲げて行うものがあります。膝の曲げ具合の程度によって、感覚がどの様に影響するかを試してみましょう。

練習92　エネルギー経路を五感に開く

この練習には少し努力が求められます。もし高齢で一般的な練習に慣れていない人は、この過激な練習は向いていません。

床に仰向けに寝ます。両腕を肩の高さで横に伸ばし、手の平は上に向けます。両足を骨盤の幅に広げ、爪先が頭の方へ向かう様に両足首を床から直角に立てます。右足を真直ぐ伸ばしたまま、左足の踵を床に沿って無理なく移動させながら、左膝を曲げ太腿を身体の方へ近付けます。太腿を身体の方へ向けて強く引き寄せます。鼻と口で優しく呼吸しながら、十五秒から三十秒ほど両足全体に緊張の刺激を生じさせます。この間、両腕と両肩はリラックスを保ちます。そして、この様な方法で緊張させたり緊張を解いたりします。刺激した感覚を拡大させながら、徐々にゆっくりと緊張を解き、足を真直ぐ伸ばして休みます。そして、背中を充分に休ませましょう。

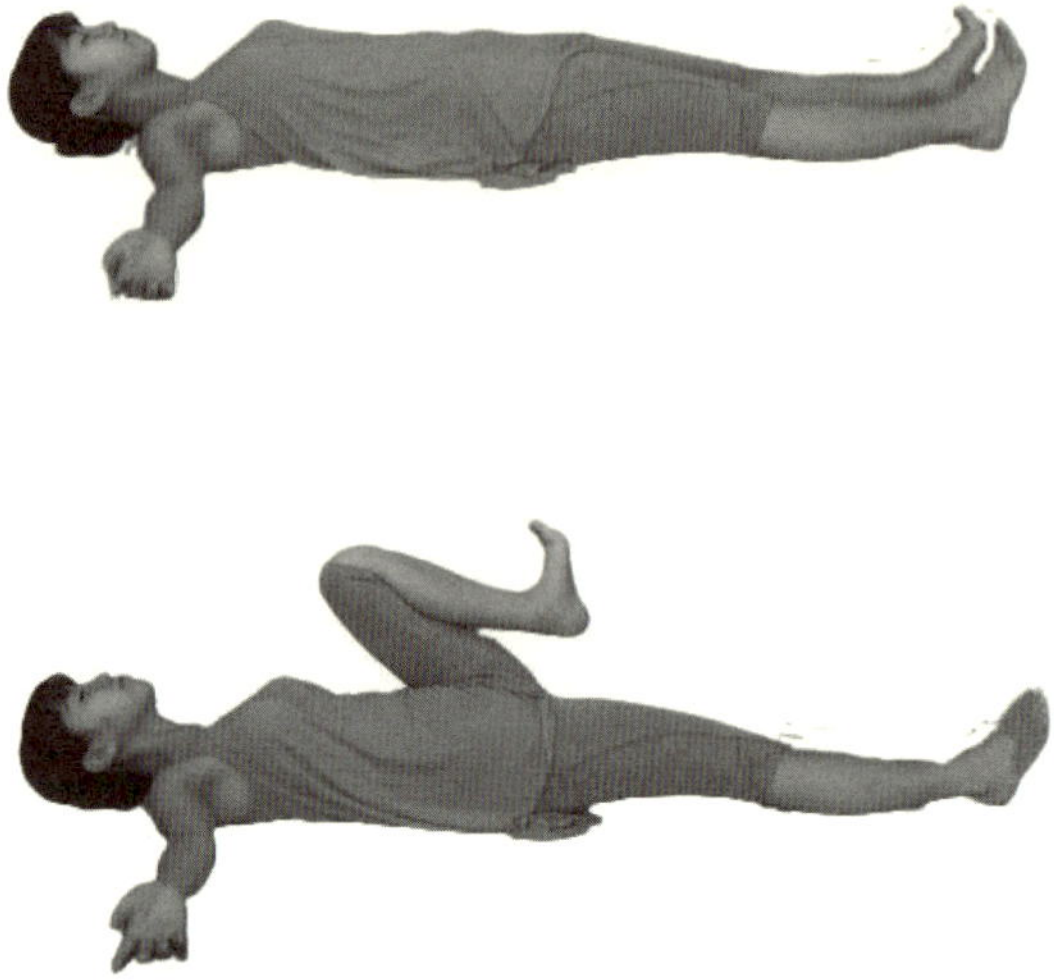

練習９２

今度は、反対の足首と右膝を曲げ、身体の方へ太腿を近づけてゆき、実習を続けます。最初は片方の足で実習を行い、その次にはもう片方に移り、それぞれ交互左右で完全な動作を行います。その動作の間に数分間の休みを入れながら、三回の動作を完了させます。実習が終わったら、仰向けのままで五分から十分間休みます。手の平を上に向け、肩の高さで両腕を伸ばしたまま、身体の感覚を強め拡大させてゆきます。

この練習の応用は一度に両方の太腿を胴体に着けて行います。感覚の度合いが更に強まってゆくことを感じるでしょう。

レベル3

ここでの練習はレベル1、レベル2より全体的に進歩したものです。練習の幾つかは肉体的には激しいものです。また動作中に生じる感覚のトーンを得るには、一定の集中力を必要とするものもあります。このためレベル3の練習を行う前には、数ヶ月ほどかけてクムニェの実習をしっかりと身につけることが大切です。

充分に準備が整ったと感じたら、レベル3の練習の中の幾つかを加えてみましょう。でも焦らない様にもします。特に、最後の十種の練習を行うには、充分な実習経験を積んでから行うべきです。

もしも上手くできないと感じたら、練習の幾つかを各々違った速さで実習することが良いかもしれません。まず自分が良く知っていて慣れている練習から始め、その後違った方法で行います。最初にゆっくりとした速さで行い、次に感覚のトーンの感触を失くさない様に、少し速く行います。そして、異なる速さから生じる異なる感覚のトーンを発展させてみましょう。

緊張して行う練習をリラックスして行うことができ、緩める動作を緊張させて行うこともできるということが分かってきます。微細な内的感覚の自覚が生じてくると、緊張の刺激の度合いと速度の両方を上手く使う方法を発見し、様々な感覚のトーンを深めて行くことができるでしょう。

クムニェの練習を通して、自分の五感や感覚を探求する無限の旅に出発しましょう。身体と心が一体化するにつれ、素晴らしいバランスのとれた調和ある経験が、あなた自身のガイドとして導いてくれるでしょう。

練習93　五感を活性化する

座布に座ります。手は膝の上に置き、背筋を真直ぐに伸ばし手の平を後方に向け、ゆっくりと腕を肩の高さまで上げてゆきます。次に、両腕を身体に対し四十五度位になるまで下げます。肩をできる限り高く上げ、顎を少し引きます。

この姿勢で、次の状態をイメージします。あなたより力の強い人があなたの手と腕を後ろに押し返そうとしています。手と腕に強い緊張を留めます。腹と仙骨をリラックスさせ、ゆっくりと手と腕を少し後ろ上方に動かします。遠くに伸ばす必要はありません。身体は静かな状態のまま、胸を開いて、背骨のバランスをしっかりと保ちます。一分間、或いは十から十五回ほど呼吸する間、この状態を保ちます。鼻と口の両方で静かに均等に呼吸をしましょう。

できる限りゆっくりと緊張を解き、この状態で得た感覚を味わいます。そして両手を膝に降ろし、動作で得た刺激の余韻が身体から引いてゆくまでしばらく待ちましょう。この動作を三回行い、一回毎に軽い休憩を入れます。最後に五分から十分間座り、練習の中で高まった感覚を広げてゆきます。

この練習は肉体と精神の両方の緊張を解きほぐし、全身に感覚が流れ出す様に刺激を与え活性化します。

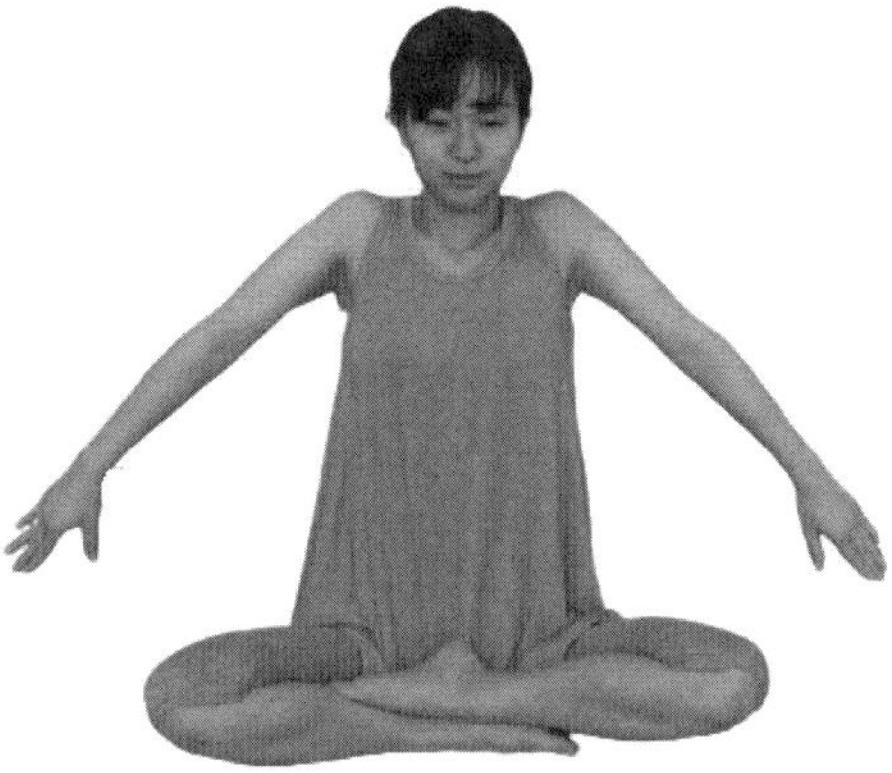

練習９３

練習９４　原初のエネルギーを感じる

座布に座ります。両手は軽く拳を握り、親指で鎖骨下部の窪んだ所を優しく押します。親指を鎖骨に沿って滑らせながら、肩骨の奥の方に触れるまで刺激します。口を軽く開き、鼻と口の両方で均等な呼吸をし、顎をゆっくりと突き出します。そして、圧をかなり強く感じるまで、徐々に親指にかける圧を増してゆきます。一分から三分間その状態を保ち、この刺激を深く味わいましょう。呼吸の質と共に、どの様な感覚が起こるか注意を払いましょう。どの様な刺激や感情が現れてきても、それを受容しましょう。

次に、両親指、首、顎の緊張をゆっくりと緩めてゆき、この実習の刺激によって広がった領域をよく感じ取ります。両手を膝に置き数分間静かに座り、全身に広がる感覚を味わいましょう。

では、練習を繰り返します。もしも自分の感覚の中で、

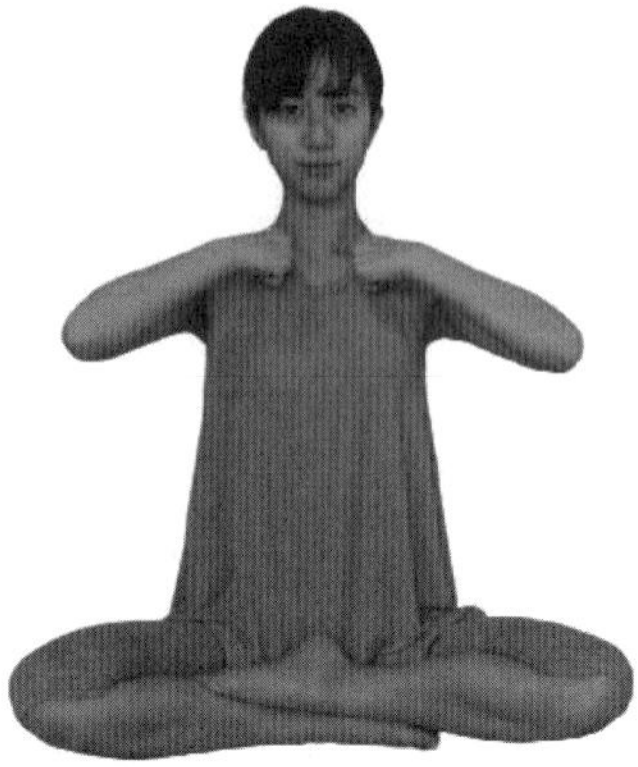

練習９４

原始的な声が湧き起こるのを感じたら、それは激しい怒りや痛みの表れです。実習の間中、声を発生したいと感じるかもしれません。ここで再びゆっくりと緊張を解き、数分間静かに座ります。呼吸の質はどの様にどうですか。心はどんな状態でしょうか。

この練習を三回か九回行い、それぞれ一回終わる毎に休み、最後に五分から十分間休みます。

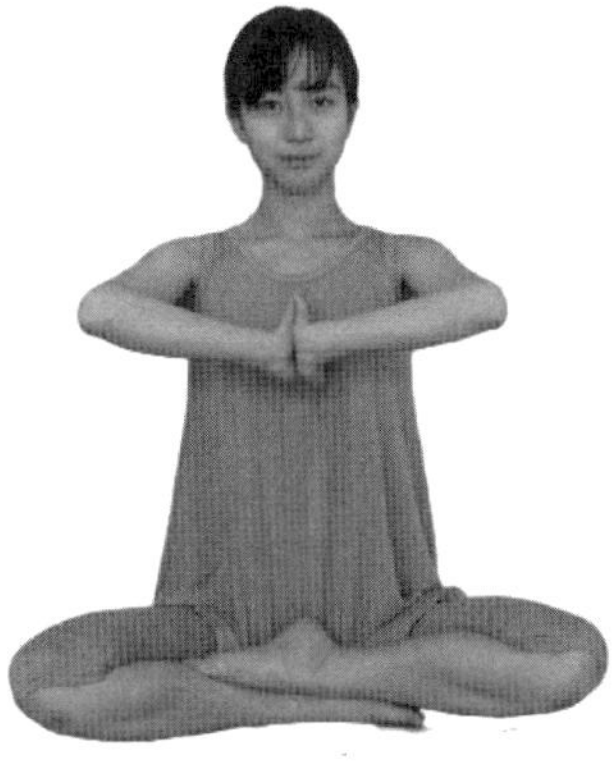

練習９５

練習９５　内なる生命エネルギーを刺激する

この練習は、首の後側のマッサージした後に行うと、特に効果的です。

座布に座り、合掌をします。両手指先を胸に向け、中指先が胸の中央（壇中）に当たる様に、体側に指先を向けます。息を吸う時に、胸の内側から少し上方へ押し上げる様にします。両手から胸に呼吸を吹き込む感覚です。そして、首を少し上に突き上げ、顎を引きます。この姿勢で呼吸を止め、首の後ろ内側に向けて、顎を強く胸に押し付けます。そこに何か暖かい感覚を得るかもしれません。

できる限り長く呼吸を止め、背骨に流れる全身の刺激を広げてゆきましょう。

では、ゆっくり息を吐き出しながら緊張を解き、微細な内なる刺激を全身に広げ、更に外界へと広げてゆきましょう。内と外の空間の境界が溶け去ってしまう感覚を得るでしょう。数分間静かに座り、身体内部と外空間の全ての感覚を感じましょう。三回または九回、練習を繰り返した後に座り、実習を終えます。

ある特定の姿勢では、特定のエネルギーが生じます。この練習で、全身を育む特別な肯定的エネルギーを増強することができます。

練習９６　歓喜のエネルギーに包まれる

妊娠中や背中や首に傷害がある人、三ヶ月以内に手術を受けた人は、無理をせず非常に優しく気を付けて練習を行いましょう。

座布に座るか、背もたれのない椅子に座ります。姿勢を安定するために両手で両膝を強くしっかりと握り、胸を天井に向けて突き出します。腕、膝、両手に力強い緊張の刺激を生じさせます。背中を弓なりに反らし、口を開き、顎は天井に向いています。首を後ろに曲げすぎると感覚の流れが妨げられるので適度な姿勢に気を付けます。鼻と口の両方で柔らかく均等に呼吸をします。腹をリラックスさせます。これにより背骨を更に少し後ろに反らすことができますが、背中の筋肉を痛めない様に注意して行いましょう。胸と背骨の感覚をよく感じながら、一分から三分間この姿勢を保ちます。

首の後ろに熱を感じたら、非常にゆっくりと姿勢を徐々に前に起こし、背骨を真直ぐに伸ばします。緊張を解放し、通常の身体の限界を越えて広がる、エネルギーと熱の刺激をよく捉えます。全身で深い喜びを感じるでしょう。

この動作を三から九回行います。各実習の間には数分座ります。実習を完了したら、五分から十分ほど座って休息をしましょう。

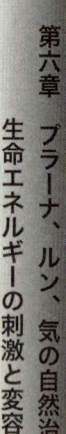

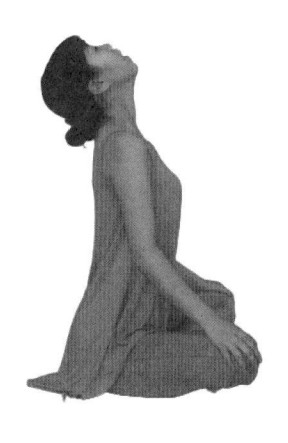

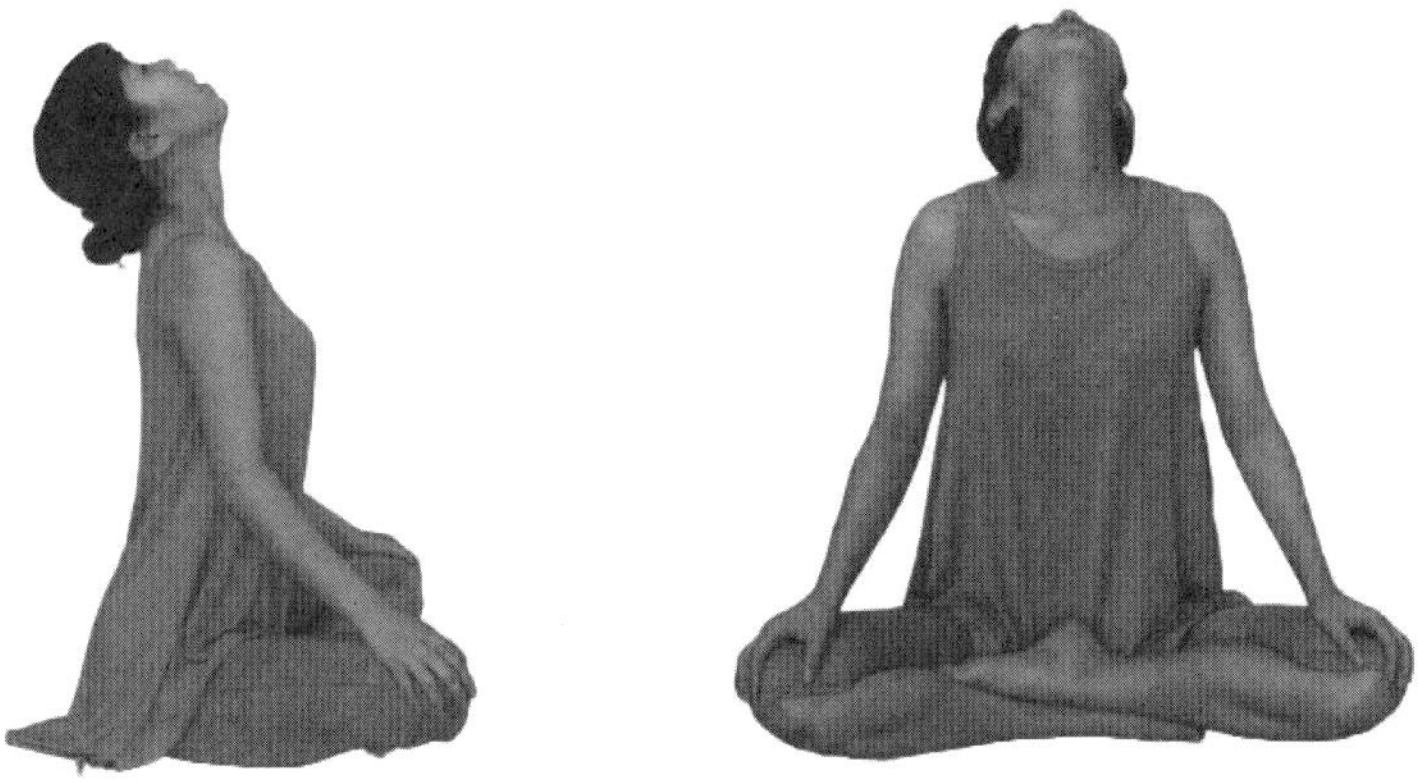

練習９６

練習９７　大いなる時間に触れる

座布に座り、足の裏で合掌をします。できる限り身体の近くに足を引き寄せます。両手で膝を押さえ、肘を少し持ち上げ膝を押し下げます。両肘は肩の位置で同じ高さにします。この姿勢で、背中上部を少し伸ばし上げます。両肩間に首を安定させます。そして、腰から前方に非常にゆっくりと曲げ、前屈を行います。できる限り鼠蹊部を緩めます。鼻と口の両方で穏やかに呼吸をし、一分から三分間その姿勢に留まります。

そして、全身の感覚を感じながら、背骨をゆっくりと真直ぐに伸ばします。もしも、前屈の状態に留まることが難しい場合は、体勢を留めずそのまま背骨を伸ばしましょう。少し休息を取り、練習で湧き起こる感覚を広げてゆきます。

この練習を三から九回繰り返します。各動作の間に数分静かに座る時間を持ち、実習が完了したら最後に五分から十分、身体内と周囲の空間の感覚をよく味わい、その感覚を広げてゆきます。
この練習は、太腿と背中の筋肉を伸ばし、太腿の鼠蹊部、仙骨、背骨に秘められたエネルギーを解放します。

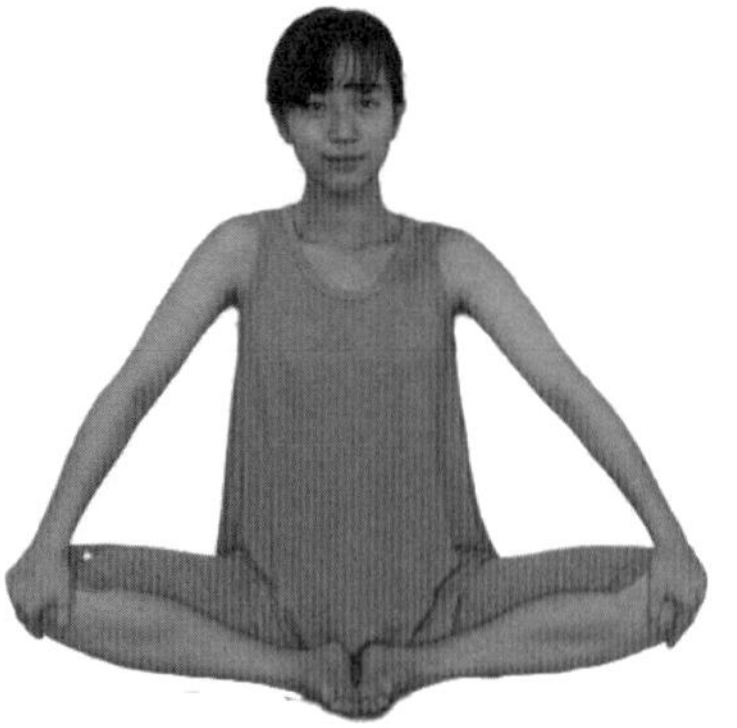

練習９７

練習９８　秘められた不老不死のエネルギー

左膝をつき、右足を曲げその左膝の前の床に置きます。右踵と左膝は接しています。左足を少し上げ左爪先で立ちます。左のお尻を左足首に乗せ全身で座ります。実習時には左爪先に注意を払い、全体重を掛けない様にします。もしも、それでも痛みを伴う時は正座をする様に足首を伸ばします。右手全指を同じ方向に向け、身体の左側の床に右足から大きく離して、右手を置きます。左手全指は右手の反対方向を向けて、左足横に置きます。両腕を真直ぐにし、頭と胴体を右方に捻ります。左肩は下方に下がり、右肩が少し上方に上がります。天井に向く様に、右肩の近くに顎を向けます。鼻と口の両方で均等に呼吸をし、背骨の捻りで生じる感覚の刺激を感じ取ります。三十秒から一分間、この姿勢を保ちます。

次に、反対の左側に身体を捻る様に位置を変えるた

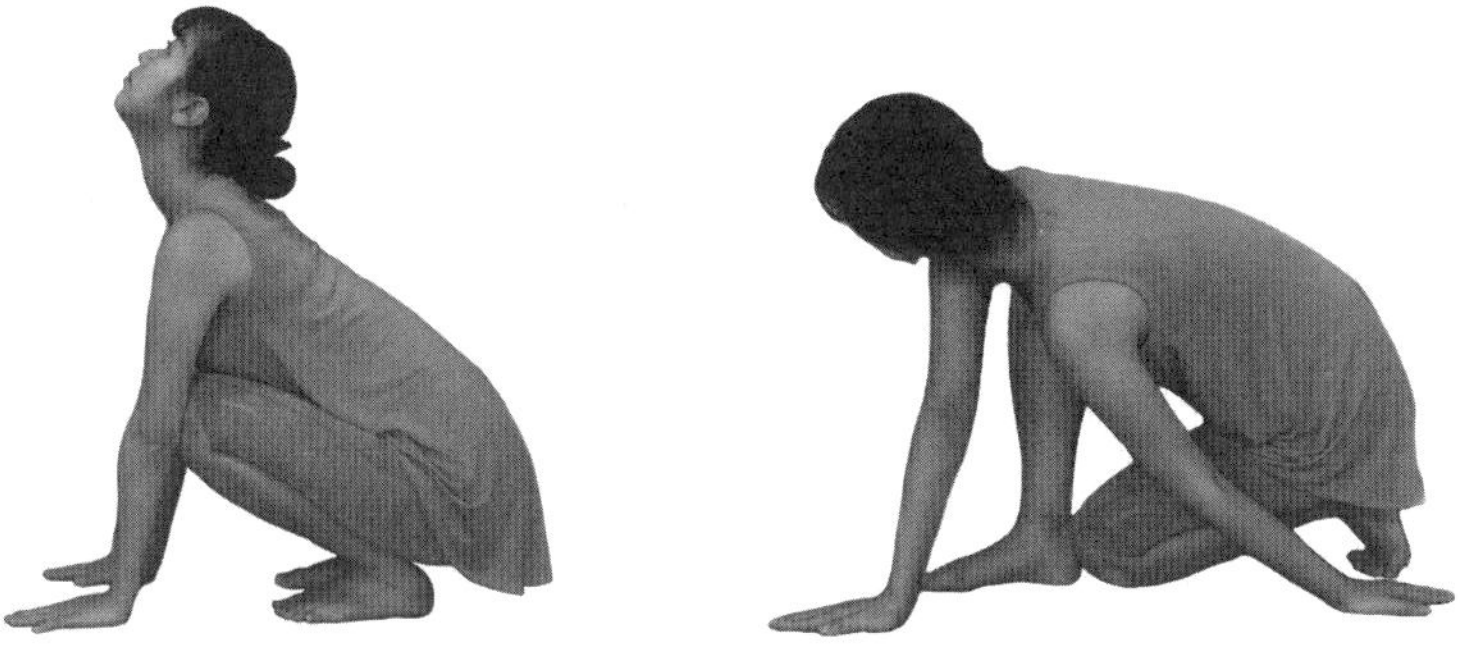

練習９８

め、首をゆっくりと真直ぐに起こし、頭をゆったりと自然な姿勢に戻します。そして、両手を床に滑らせ、身体左方向を指差す様に、三十センチほど離して両手を置きます。左爪先で立ちながら左膝を持ち上げ、少し左方向に振ります。右爪先を持ち上げ、右踵で立つ様に回転し、左側に向いた両手と同じ方向を向く様に、両足回転させます。両足が揃う様に頭を下げ、骨盤を天井に上げ、四つ脚の姿勢で身体を移動します。

左側に爪先を向け身体を回転させます。その位置で右膝をつき、右膝の前に左踵を置き、右側の床に左手を右足指と同じ方向に置きます。右手は右足横に置き、左手と反対方向に右手を向けます。この姿勢で、腕を真直ぐに伸ばし、鼻と口の両方で優しく呼吸しながら、左側に背骨を捻ります。

完全な動作を行い、始めに一方側に捻り、次にもう一方を行います。そして左右合計の三回、捻り動作を行います。座った姿勢で五分から十分ほど座り、この実習で刺激された感覚を広げます。

これ以後の練習99から102は、喜びの感覚を刺激します。また性的エネルギーを活性化し、全身に行き渡らせ、抵抗などの否定的パターンを溶かし去り、秘められた不老不死のエネルギーを活性化させます。これらの練習の全てが、脚の裏の筋肉を伸ばします。ほとんどの人はこの筋肉が収縮しているので、練習を行う時には敏感に注意して、余り伸ばしすぎない様にしましょう。これらの練習は少しのストレッチでも効果があります。もしも一般的な練習に慣れていない高齢者の方は、これらの練習をしすぎないことを勧めます。いずれにしても、ゆっくりと優しくストレッチを行い、内なる光明の質を発展させてゆくことが大切です。

それぞれの練習を充分に探求してから別の練習を試してみましょう。決して急いで行わない様にしましょう。それぞれの練習はわずかに異なる感覚のトーンを刺激するので、それぞれの微妙な味の違いに、非常に敏感になることができます。ここで紹介する順番で演習を行う必要はありません。

練習をする前に足の裏をマッサージすると、より感覚を得やすくなり、余りストレッチをしなくても良いことがあります。マッサージは仰向けに寝て両膝を曲げ、足裏を床に平に置きます。右膝を胸の近くに寄せて、脚を天井に真直ぐに伸ばし、太腿の背を両手で支えます。ゆっくりと数回ほど軽く脚を前後に動かしてみましょう。そして次に、天井に向けて爪先を、次に踵を三、四回ほど軽く伸ばします。

片足を天井に平行に真直ぐに固定する様に伸ばし、両手で指が真ん中で合う様に、大腿の後ろを掴みます。太腿後部を中央から外側に、しっかりと水平に動かしマッサージをします。脚の後ろを足元に向かって動かしてゆき、必要なら頭を持ち上げて下肢にも手を伸ばしてマッサージをします。鼻と口の両方で優しく呼吸し、マッサージの動作と感覚が同化してゆく様に、ゆったりと行いましょう。

マッサージが終わったら、ゆっくりと右膝を曲げ、右足を床に降ろします。マッサージで生じる刺激を広げてゆき、数分休みます。その次に、左脚のマッサージを繰り返して行いましょう。

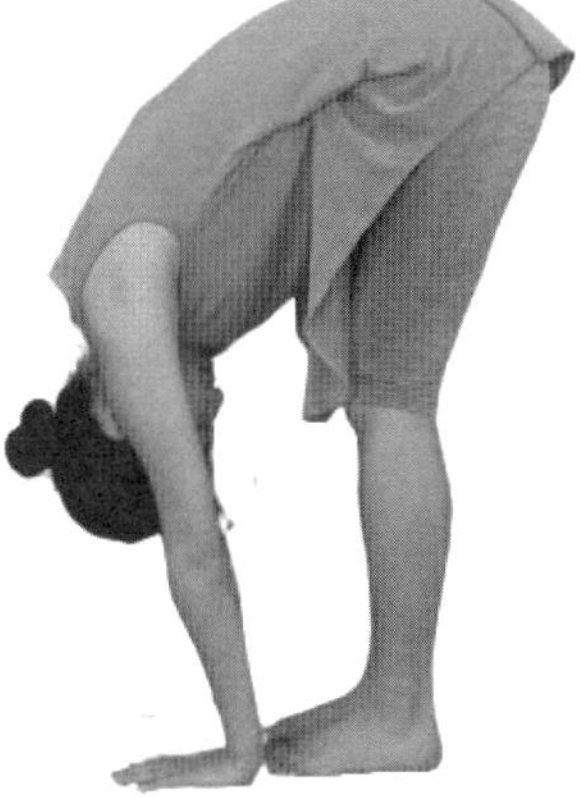

練習９９

練習９９　肯定的な感覚を増大する

両足を十センチほど離して、足の爪先と親指の付け根で身体を支える様に、爪先立ちで湧泉のツボに重心を掛けて腰を降ろします。両足の外側に腕を降ろして、手の平全指を前方に向けて手前の床に置きます。顔を天井に向けて上げ、鼻と口で優しく呼吸します。

手の平を床に平らに保ち床に足の踵を着け、ゆっくりと頭を下げ、無理をしない程度に、骨盤をできる限り天井の方に持ち上げてゆきます。脚の後側を伸ばしますが、あまり伸ばしすぎない様にしましょう。三十秒から一分間、足と腹を緩ませ、首の力を抜いて頭を垂らし、鼻と口の両方で均等に呼吸します。脚が震えたりする場合は、身体を揺らして緊張を解放しましょう。

今度は、頭を持ち上げゆっくりと骨盤を降ろし、踵を上げて足の爪先と親指の付け根に腰を降ろして一分か二分ほど座った姿勢で座り、脚のストレッチによって刺激される感覚を広げます。

両足で骨盤の温もりを感じましょう。背骨、上半身、腕と頭に広がる刺激をよく捉えましょう。その感覚の刺激をもっとじっくりと更に深く味わってみます。全身のあらゆる細胞に浸透させてゆきましょう。

この練習を三回繰り返します。各動作の後毎に少し座ります。実習が完了したら、最後に五分から十分間、練習で覚醒した感覚を広げ、全身に行き渡らせましょう。

練習100　健全なエネルギーに触れる

肩幅に足を開き、足の爪先と親指の付け根で身体を支える様に、爪先立ちで湧泉のツボに重心を掛けて腰を降ろします。足の外側に両腕を添え、拳を握りその指関節部を床に平らに置きます。親指を開いて床を押す様に置き、お互いの親指を向け合います。

拳と親指を床に置いたまま、踵を床に着けてゆっくりと頭を下げ、無理をしない程度に骨盤をできる限り天井に向けて持ち上げてゆきます。激しい事はせず、ストレッチを快適に優しく行う様に心がけましょう。足を真直ぐにすることが難しくても心配は要りません。刺激を捉え、微細な緊張を緩めてゆくことで、この実習には効果があります。骨盤を心地良い高さで留め、頭を持ち上げ、上方を見上げます。鼻と口の両方で呼吸をし、この姿勢を三十秒から一分ほど保ちます。そして、湧き起こる感覚に軽く集中しましょう。

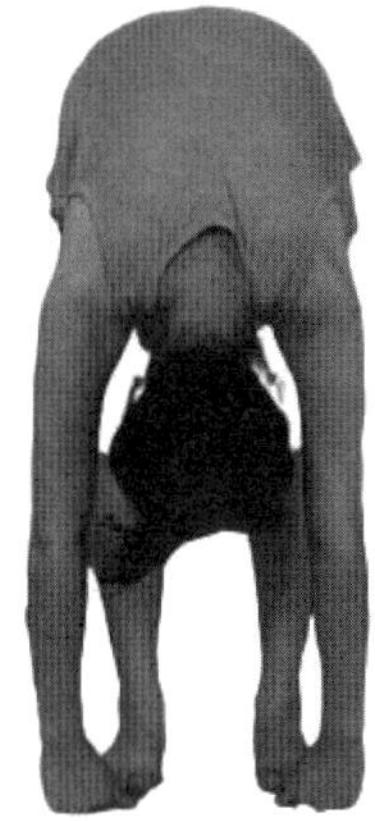

練習１００

三十秒から一分後ゆっくりと頭と骨盤を降ろしてゆき、踵を持ち上げ、足の爪先と親指の付け根に腰を降ろします。そして、静かにゆっくりと元の座法の姿勢に戻り、一分から二分ほど座ります。足をストレッチした刺激を感覚の中に広げてゆきましょう。

この練習を三回繰り返します。一回ごとに休みを入れ、実習が完了したら、最後に五分から十分間静かに座ります。そして、全身内部と外空間の感覚の刺激を深く感じ広げてゆきましょう。

練習１０１　存在のエネルギーに触れる

両足を骨盤の幅ほど開き、足の爪先と親指の付け根で身体を支える様に、爪先立ちで湧泉のツボに重心を掛けて腰を降ろし、膝を大きく開きます。全指が後方を向く様に両腕を内側に向け、両足から少し離れた足の中に平たく置きます。胸をできる限り高く持ち上げ、

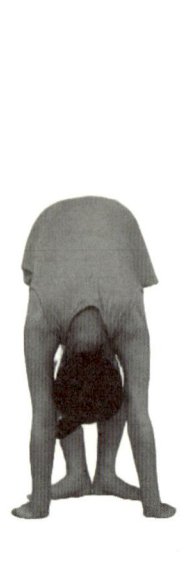

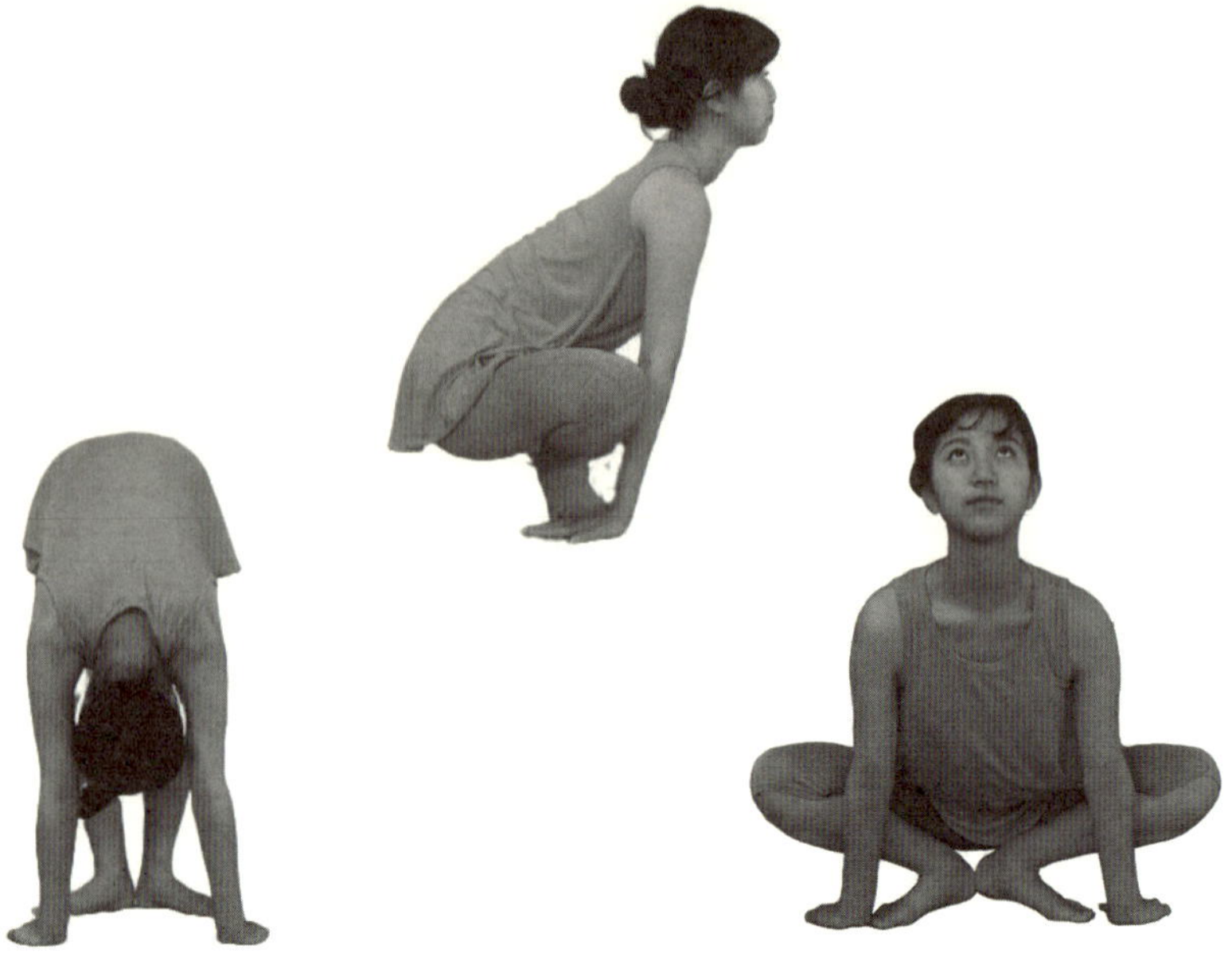

練習１０１

正面を真直ぐに見ます。

床に両手を平らに着け、ゆっくりと頭を下げて、できる限り高く骨盤を持ち上げてゆきます。踵を床につけ、緊張する事なく、この姿勢を保ちます。首をリラックスさせ、頭をぶら下げる様にします。両脚裏側と腕をストレッチしますが、伸ばしすぎない様にしましょう。この姿勢で三十秒から一分間留まり、鼻と口の両方からバランスよく呼吸し、両足と腹をリラックスさせます。足に震えがくる時は身体を揺すって、できる限り緊張を解放しましょう。

ゆっくりと骨盤を降ろしてゆき、頭と踵を持ち上げ、胸を開いて、爪先と親指の付け根で立ち、少しスクワットの姿勢をした後、一分から二分ほど元の座法で座り、下半身を伸ばした感覚を広げてゆきます。

この練習を三回繰り返し、各繰り返しの後に数分間座ります。最後に五分から十分ほど体内から外界へと広がる感覚を感じ続けましょう。

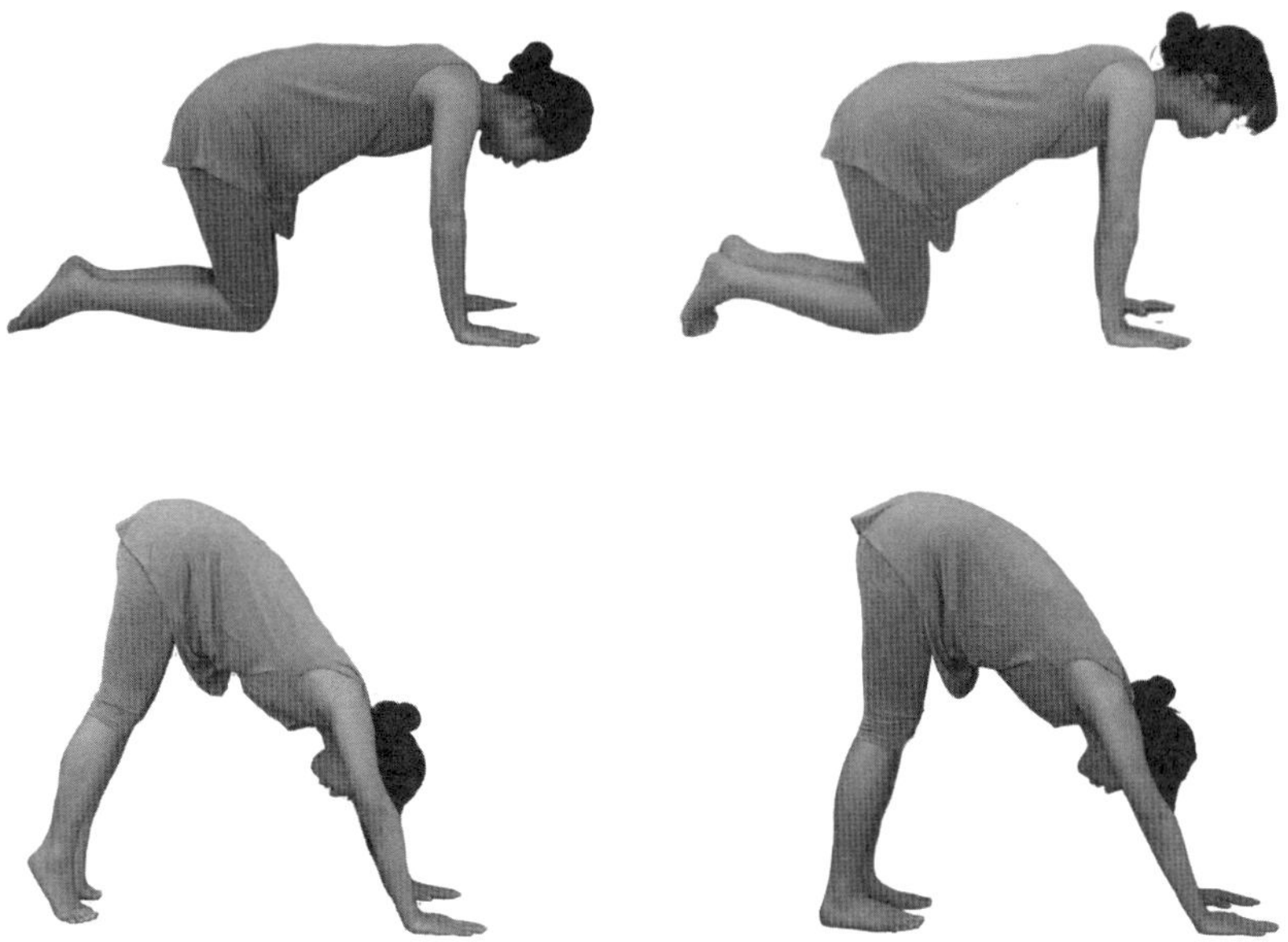

練習１０２

練習１０２　喜びの感触

マットを膝の下に敷き、両手と両膝を床に着け、四つ這いになります。全指を前方に向け爪先を立て、体重を両足、両膝、両爪先でバランスをとります。手の平を床に着け腕を真直ぐに保ち、ゆっくりと頭を下げ、体重を前方に少しづつ移動させてゆき、脚が真直ぐになるまで膝を持ち上げてゆきます。次に、踵を床面に降ろします。鼻と口で優しく呼吸し、このストレッチを三十秒から一分間保ち、脚裏の感覚を感じ取ります。首の緊張を解き、頭が自然とぶら下がっている様にしましょう。踵を地面に着けることが難しい場合は、脚裏の筋肉を緊張させることなく、できる限り降ろすだけで、ストレッチを保ちます。身体に両手を近付けると、ストレッチも柔らぎます。慣れてくると踵が床に着くようになるでしょう。

三十秒から一分後に、両膝を非常にゆっくりと曲げてマットに降ろしてゆきます。緊張を解放する時に、全身で刺激された感覚をよく捉えましょう。足の裏を上方に向けて四つ這いの姿勢になり、両脚と膝をゆったりと休ませます。動作によって敏感になった感覚の刺激を広げ続けましょう。

各動作後に休息を挟み、この練習を三回行います。最後に座った姿勢で五分から十分ほど座り、練習によって生み出された刺激の感覚を拡大してゆきましょう。

次の応用練習は少し激しいかもしれません。先の姿勢の様に、四つ這いになります。左足を持ち上げ、左膝の前三十センチの位置に左足を移動させます。右足は爪先立ちの状態を保ち、少し足を持ち上げる姿勢になります。手の平は床前方に肩幅で平らに置いたまま、指先も前方に向けています。

では次に、手の平を床に平らに保ち、ゆっくりと頭を降ろしながら、右膝を伸ばし右踵を床に降ろしてゆきます。できる限り両脚を真直ぐにします。

この姿勢でストレッチを三十秒から一分ほど保ちます。手の平を床に平らに着けます。そして、ゆっくりと右膝を曲げ床に降ろし、全身に放出される感覚の刺激を感じ取りましょう。足裏を上方に向けて四つ這いの姿勢に戻り、両脚と膝をゆったりと休ませます。

次に足の位置を逆にして練習を繰り返します。完全な動作を、始めに一方の側で行い、次には片方の回で合計三回実習を行います。各々ストレッチの実習後には少しの休息を取り入れましょう。

最後に、元の座法で五分から十分ほど座り、この練習によって刺激された感覚を全身で感じ取り、外界の環境と分かち合う様にしましょう。

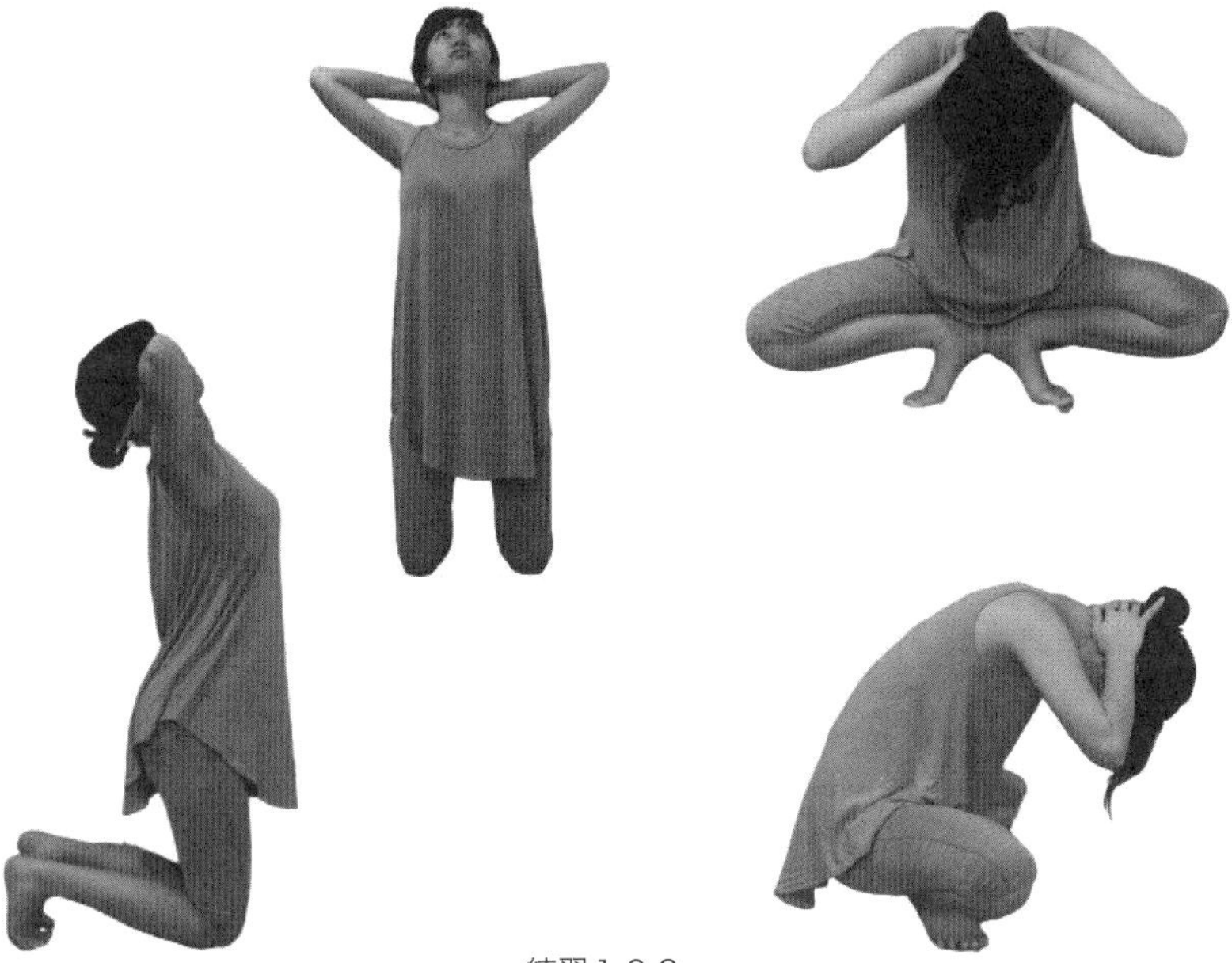

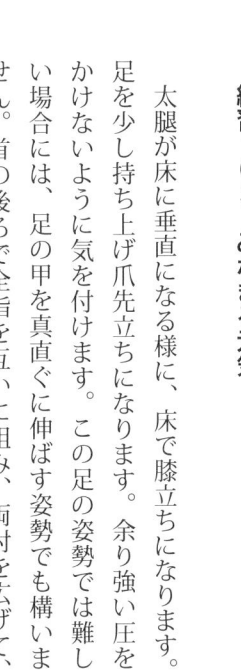

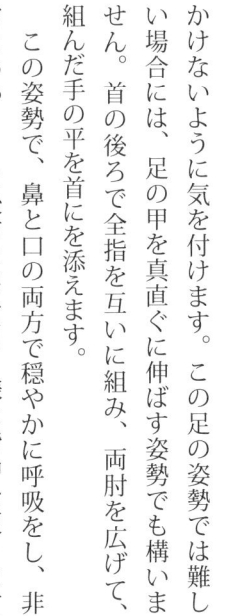

練習１０３

練習１０３　みなぎる元気

太腿が床に垂直になる様に、床で膝立ちになります。足を少し持ち上げ爪先立ちになります。余り強い圧をかけないように気を付けます。この足の姿勢では難しい場合には、足の甲を真直ぐに伸ばす姿勢でも構いません。首の後ろで全指を互いに組み、両肘を広げて、組んだ手の平を首にを添えます。

この姿勢で、鼻と口の両方で穏やかに呼吸をし、非常にゆっくりと後方に弓を引く様に背中を反ります。十五秒から三十秒ほど保ちます。背中の感覚を感じ取り、できる限り、喉、胸、腹の力を抜いてリラックスしましょう。

そして次に、非常にゆっくりと反った背骨を真直ぐに起こし、両踵に座ります。この動作の実習は、非常にゆっくりと行うことが重要です。初めに一方の膝を持ち上げ、そしてもう片方を持ち上げて、足の爪先と親指の付け根に腰を降ろし、爪先立ちになります。両膝を広げ、両肘を広げて、できる限り前方に上半身を曲げてゆきます。首をリラックスさせ、頭がぶら下がる様に前屈をします。

十五秒から三十秒ほどその姿勢を保ち、鼻と口で優しく呼吸をし、背骨の感覚を感じます。そして、非常にゆっくりと真直ぐに姿勢を戻し、両膝を閉じ、太腿が垂直になる様にゆっくりと骨盤を持ち上げて、膝立ちに戻ります。その時、膝立ちは一方の足から行い、もう片方をする様にします。その後、ゆっくりと背中を反ります。そして、再び動作を始めます。二点の保持姿勢を除き、この実習は連続動作として行います。

この練習を非常にゆっくりと三回行います。鼻と口の両方で優しく呼吸をし、背骨の感覚に意識を集中します。練習を完了したら、元の座法で五分から十分ほど座り、全身の感覚や外界の感覚へと意識を広げてゆきましょう。

この応用練習は、頭の後ろで両手を組み方を変えて、その違なった組み方の姿勢で実習します。異なるストレッチによって生み出される様々な微細な感覚に注意してみましょう。

この練習は、全身に活気がみなぎり、存在の安定感が増し、外界とより調和ある状態へと改善してゆきます。

練習104　聖なるエネルギーを全身に巡らせる

両足を肩幅で開き、背筋を真直ぐにして、両腕をリラックスして立ちます。できる限り肩を後ろに引き、肩甲骨を引き寄せる様にします。自分で肩甲骨を引き寄せたと思っても、更に肩甲骨を後方に引き寄せましょう。背中の肩甲骨の中間に一本の筋を感じるまで、更に引き寄せ合います。両肩を少し持ち上げ、両手で太腿を掴みます。その状態で、背中、腕、肩に強い緊張を生じさせます。顎をリラックスさせ、首は両肩の間でゆったりとさせておきます。この姿勢を一分から三

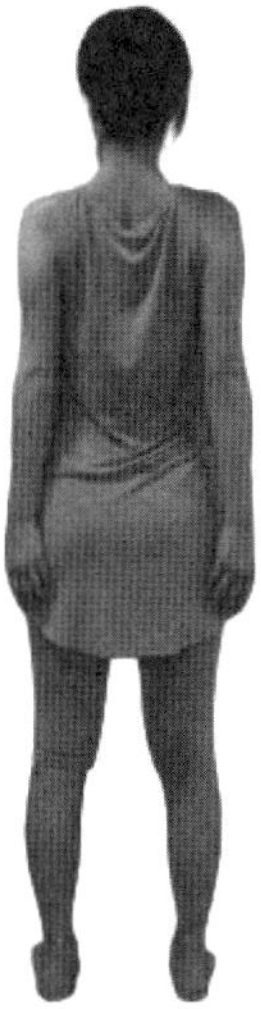

練習１０４

分ほど保ち、鼻と口両方で穏やかに呼吸をし、身体の全面をできる限り緩めます。また、太腿はリラックスさせておきます。

では、緊張を非常にゆっくりと解放してゆきます。これには一分ほど掛けましょう。そして、両腕を二分から三分ほどリラックスさせて両脇に垂らしておきます。全身に広がる感覚の微妙な性質をよく捉える様にしましょう。この練習を三回行います。各々の繰り返しの後にはゆっくりとし、動作を完了したら、元の座法で五分から十分ほど座ります。そして、この動作によって敏感になった感覚の刺激を広げ続けてゆきましょう。

この練習は、微細な身体内に流れる熱のエネルギーを刺激し、身体の前側と後側のエネルギーの流れを統合しバランスをもたらします。

練習105　心部チャクラの黄金の糸

両足を肩幅に開き、背筋を真直ぐにして、両腕をリラックスして立ちます。両腕を横に開く様にゆっくりと下から肩の高さの少し上の位置まで、手の平を下に向けて腕を持ち上げてゆきます。肘を少し曲げます。目を閉じて、心部のチャクラに意識を集中します。自覚を広げ、更にそれを深め、心臓が全身に血液を送っている感覚を感じ取りましょう。そして、心部のチャクラのエネルギーが指先を通して両腕から外界に広がってゆくことを感じてみましょう。鼻と口の両方で均等に呼吸します。十分ほど非常に静かなこの状態を保ちます。二分から三分後には、肩関節上部の筋肉を少し緩めてみましょう。これで、この姿勢を更に保ちやすくなるでしょう。

十分後に、両腕をゆっくりと優しく、一分ほどかけて両脇へ降ろしてゆきます。脇に両腕を数分間ほど静かに添え、この姿勢によって生じる感覚を広げてゆきます。そして、ゆっくりと腰を降ろし仰向けに寝ます。十分ほど横たわり、全身を越えて外界に広がるこの感覚を拡大し続けてゆきます。

この練習は、心部のチャクラにバランスをもたらし、精神的、肉体的エネルギーを高め、循環器系を改善し、強靭さと集中力をもたらしてくれます。この練習は、心理的、肉体的ブロックを変容させる強力な実習となります。この練習を行う時、身体の弱い部分や緊張した部分に気付くことでしょう。強靭さと集中力を失って、物事を投げ出したい気持ちがあることに気付くかもしれません。もしもあなたが恐怖心や痛み、悲しみなどを感じたなら、この感情を心部のチャクラで受け止めて、集中力と自覚を持って優しく触れてみましょう。

悲しみや傷ついた思い、心の痛みなど、感情の記憶があなたの心の中に湧き起こってくるかもしれません。できる限りこの感情を広げてゆき、感覚と心が一つになる様に感じ取りましょう。あなたの感情が浸透してゆき、純粋な経験へと解放されてゆくまで、その感覚

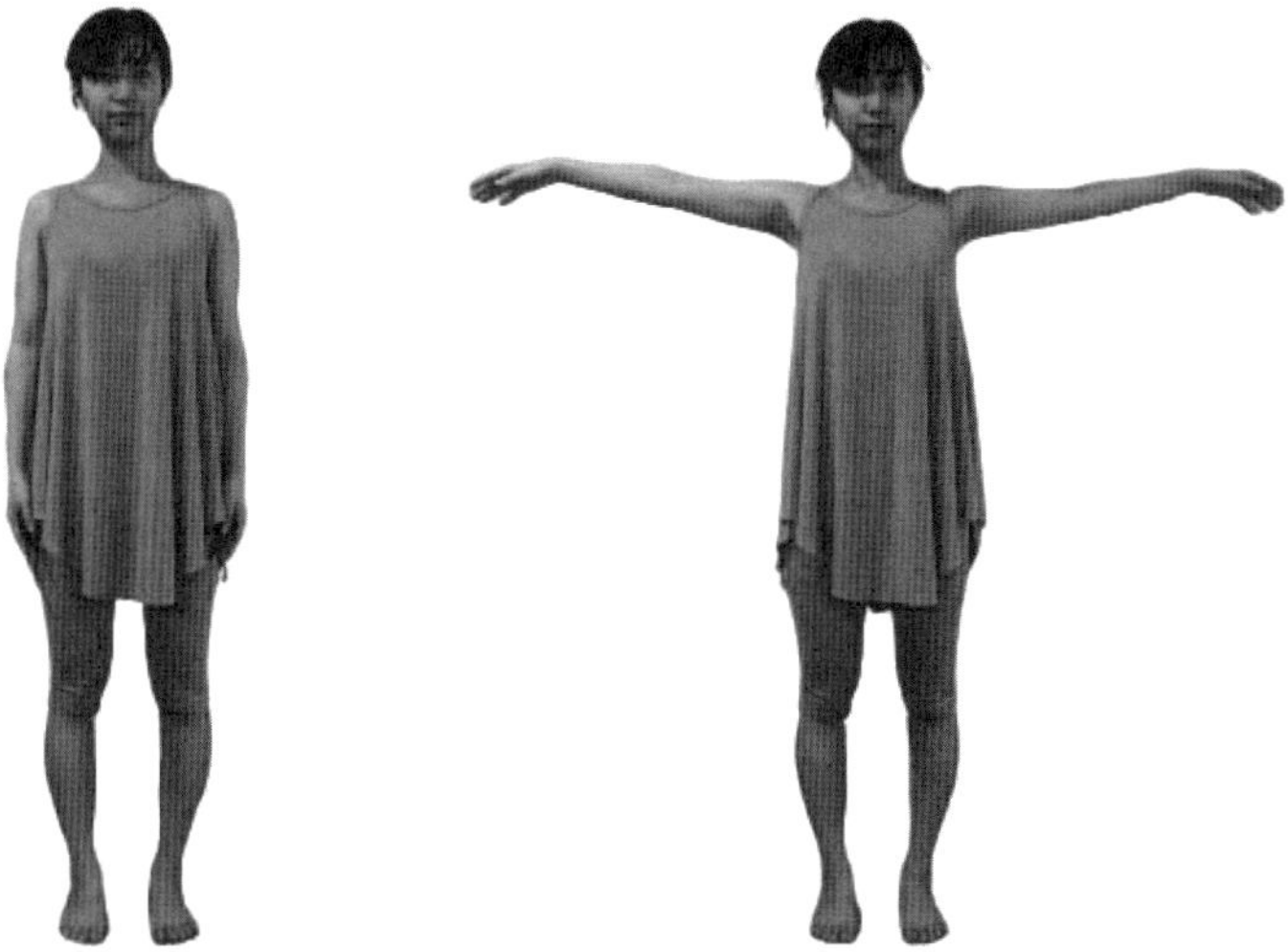

練習１０５

に留まりましょう。この記憶の感覚が、エネルギーの一瞬の閃光として、今現在を捉えられる時、これらの感情のパターンは溶け去り、もはやそれは過去のものとして、今この一瞬には存在しなくなります。その時、あなたは感情の痛みを超えて、個が所有することのない開かれた性質に包まれています。「ただ今に在る」という感覚が、全身の全細胞で感じられるでしょう。

真の一体感が得られ、五感から生じる感覚を更に拡大させたいという気持ちが起こり、躊躇せずに経験を直接受け入れることができるでしょう。より多くの深い体験をすることで、たとえ、痛みや恐怖、悲しみや緊張に直面しても、日常生活の中で起こるものとして受け止め、開かれた心の無限の可能性に気付くことでしょう。

この練習に慣れたら、最長で二十五分間ほどこの姿勢を保ちましょう。その後で、ゆっくりと休みます。立っていても、ただ単に横になっても構いません。休むことも良いことです。

練習106　呼吸、エネルギー、自覚
三位一体の行法

両足を肩幅で開き、背筋を真直ぐにして、両腕をリラックスして立ちます。両腕を前方に突き出し、手の平を合わせ全指を真直ぐに正面に向けます。

次の動作を連続して行います。両腕を前方に伸ばし、骨盤を後方に押し出し、両腕の間に頭を挟み込み、胴、頭、腕が床と平行になる様に上半身を倒してゆきます。この動作では、常に背筋は真直ぐにしておきます。

この姿勢で、両腕を前方に更に伸ばし、同時に骨盤は後方に伸ばします。膝は真直ぐにします。呼吸を止めることなく、鼻と口の両方で均等に呼吸をします。

次に、全指を組んで、前方後方の両方向に更に引っ張る様に身体を伸ばします。膝を曲げ上体を少し下げる様にすると、より効果を得るかもしれません。エネルギーに触れたと感じる位置まで、上半身を更に伸ばしてみましょう。身体が揺れ始めるかもしれません。十五秒から三十秒ほどこの姿勢を保ちます。

では次に、この緊張を解放することなく、非常にゆっくりと両手を離します。両腕のバランスを保ちながら、手の平を弧を描く様に真直ぐに降ろしてゆきます。そして骨盤の脇に両腕を床と平行になる様に伸ばします。この姿勢で、エネルギーを感じるまで首を前方に伸ばし、骨盤を後方に伸ばします。できる限りこの姿勢を長く保ち、鼻と口の両方で均等に呼吸します。

そして、非常にゆっくりと緊張を解放してゆきます。上体を起こし、両脚で体重を感じましょう。静かに三分から五分ほど立ち、この練習を二回繰り返します。各々の繰り返しの後には、少し休む様にします。最後に、元の座法で十五分ほど座り、この感覚の刺激を外界にまで広げてゆき、覚醒意識以外には何もない状態にただ留まりましょう。背骨の中心線に沿う様に、胸、手、首、頭も開放感を得るでしょう。

この練習は、内なるエネルギーを刺激し、活性化させ、強靭さと集中力を生み出します。

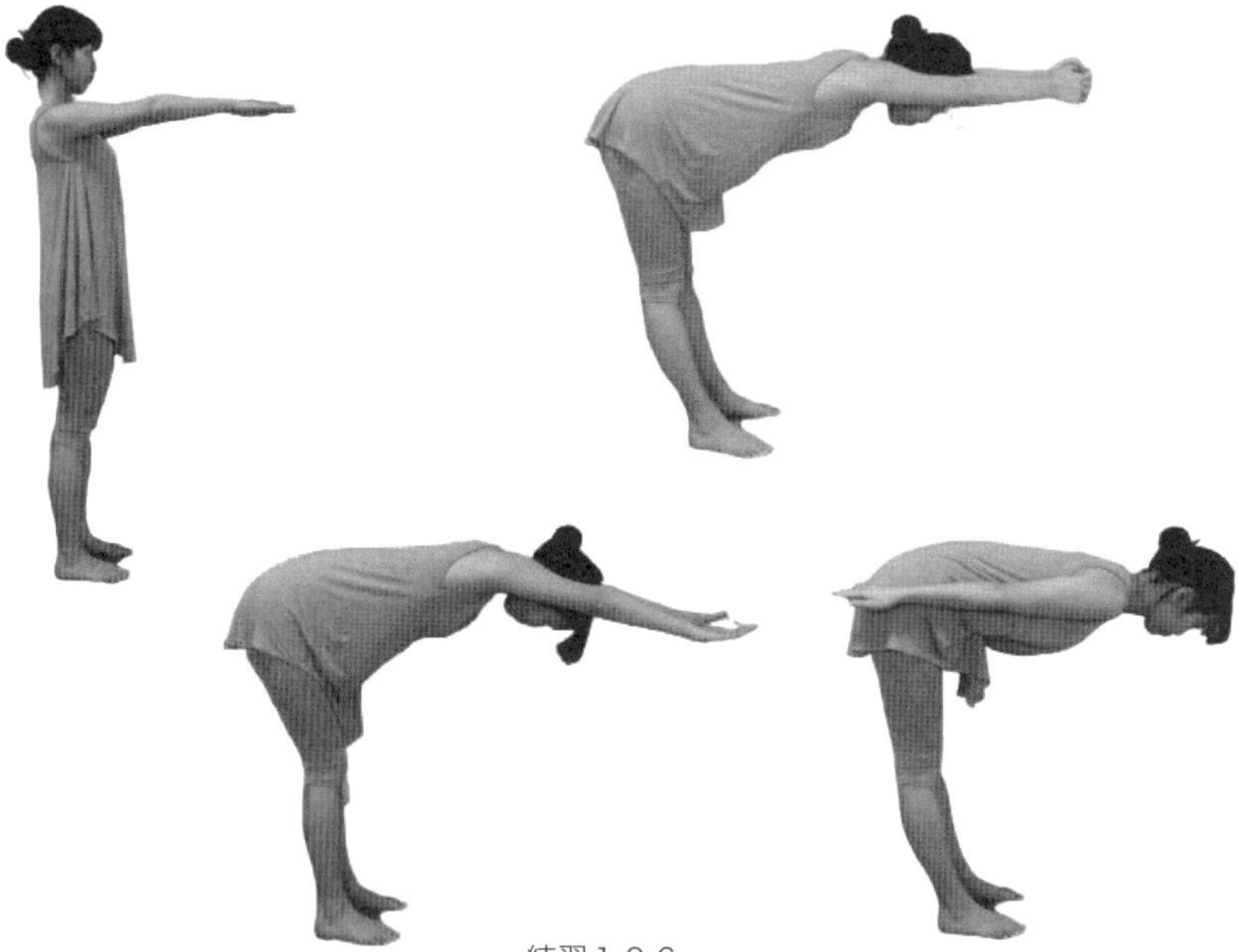

練習１０６

練習１０７　内なるエネルギーを増大させる

仰向けに寝ます。両足を肩幅に広げて伸ばし、両腕は脇に添え、背中を真直ぐにします。両膝を曲げ、胸に近付けます。足首を曲げ爪先は頭を指す様にします。この爪先を曲げる姿勢は実習中、常に保ちます。両腕は床を滑る様に移動し、手の平を上に向け、肩の位置で肘を横に伸ばします。この姿勢から、太腿を胴体に強く引っ張ります。この動作を行うと、太腿上部の筋肉を感じられるでしょう。肩や首、腕をリラックスさせ、鼻と口の両方で優しく呼吸しましょう。

できる限り左の太腿を胴体に近付けたままで、右脚をゆっくりと伸ばします。足首を曲げたまま、天井に向かって伸ばします。左太腿の収縮と右太腿の伸びの違いを感じ取りましょう。ゆっくりと右膝を曲げ、右太腿をできる限り胴体に近付け、同時に左脚を天井に向けて伸ばします。上半身と腹は動作中に、ゆったりと力を抜いていましょう。呼吸と自覚が感覚を広げ、動作と一体になる様にします。

身体左右両側の完全な動作を三回連続して行います。最後に、ゆっくりと左脚を降ろしてゆき、緊張を解放し、両足を床に戻して、真直ぐにします。五分から十分ほど背中を休ませ、この動作によって刺激された感覚を広げてゆきましょう。

☆　上記の練習に親しんだら、次の応用練習を試してみましょう。両足を肩幅に広げて伸ばし、仰向けに寝ます。肘を曲げ両手を天井に向けて、両腕を身体に近付けます。両膝を同時に曲げ、爪先が頭を指す様に足首を曲げ、胸に近付けます。強い力があなたの両手を押していると想像しましょう。また両足にも同様に、緊張を加えます。

左腕と脚の緊張を維持し、ゆっくりと右腕と右足を天井に向かって伸ばしてゆきます。手の平は天井と平行に動かし、足首と爪先は曲げています。そして、右腕と右脚をゆっくりと曲げながら降ろし、身体に近付け、同時に左腕と左脚を伸ばします。

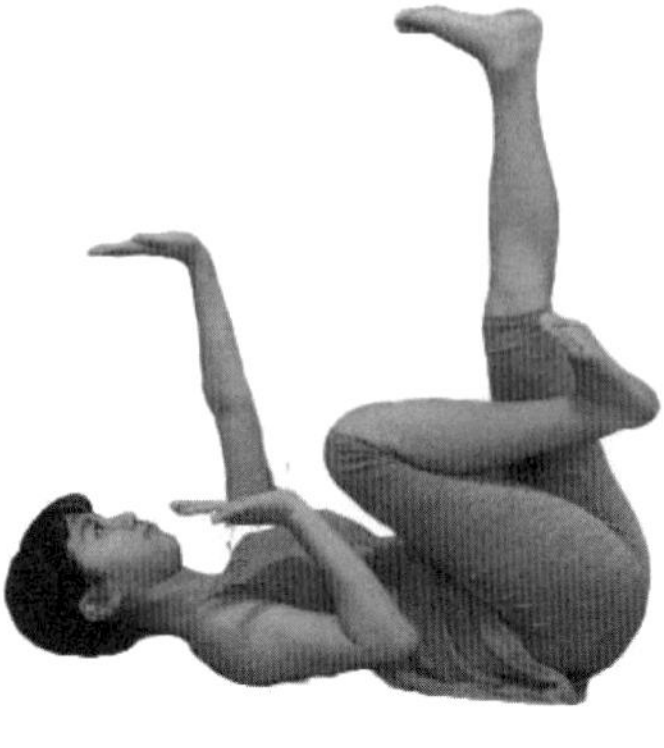

練習１０７

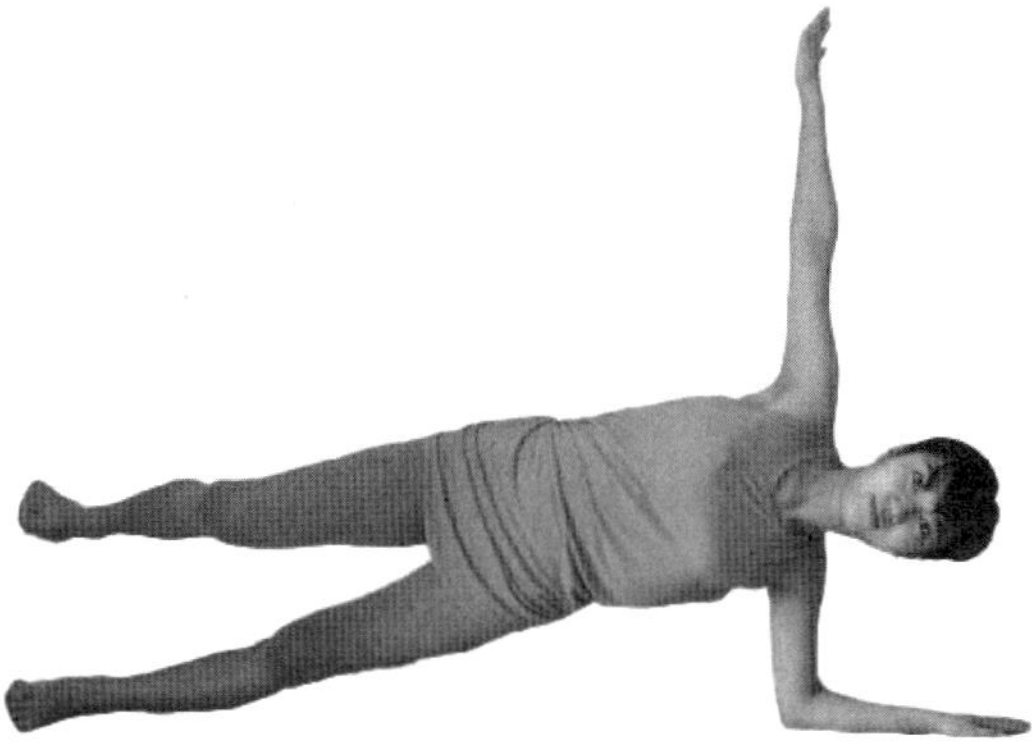

練習１０８

身体左右両側の完全な動作を三回連続して行います。そして、ゆっくりと左腕と左脚を降ろしてゆき、両腕と両脚の緊張をゆっくりと緩めてゆきます。両足を同時に床に戻して真直ぐにし、両腕を脇で休ませます。

仰向けで五分から十分ほど休み、鼻と口の両方で優しく均等に呼吸し、この動作で覚醒した感覚の刺激を広げましょう。

練習１０８　存在の光明を深める

広い空間で壁を使って練習を行います。左側身体を下にして左腕を頭の上方に伸ばし、手の平を下にして床に横たわります。頭を左腕で休ませ、両脚を真直ぐにし、両足裏を壁面に添う様に平らに置きます。次に右足を二十センチほど上方に離して壁に着けます。右手は胸の近くで身体を支え、頭と上半身を持ち上げます。左腕の肘を曲げ床と直角になるまで起き上がり、手の平を下に向けて身体を支えます。そして、右腕を右身体側に休ませます。

この姿勢で、鼻と口の両方で穏やかに呼吸し、左足を壁に押し付け、左脚を床から持ち上げて腰を浮かせます。右脚は比較的リラックスしています。数秒その姿勢を保ちます。

そして、ゆっくりと腰と脚を床に戻して休みます。身体の中で刺激された五感の広がりを感じとります。呼吸の質に注意しましょう。そして次に、右側にゆっくりと回転し、今度は右足を壁に押し付け、反対側で動作を繰り返します。

始めに片方を行い、次にもう片方と左右の動作を三回行います。各々の実習の間には少しの休息を入れます。練習が完了したら横になり、この動作によって覚醒した意識を広げ続けて五分から十分ほど休みます。

この応用練習は、腰と脚を持ち上げる時に、上腕を天井に向けて伸ばす方法があります。

この練習は、内面的抑制感や感情的孤独感を解放し、心身の内なる光明を生み出すことができます。

練習１０９　生命エネルギーを解放する

足を肩幅に開いて、うつ伏せに寝ます。顔は片側に回して頬を床に着けます。両爪先で立ち、手の平を胸の近くの床に置き、肘を上方に突き上げます。胸を床に着いたままで、緊張せずにできる限り骨盤を持ち上げます。両足指で骨盤に向かって歩く様にすると、この骨盤を持ち上げる姿勢が楽にできます。首に圧をかけすぎない様に注意しましょう。骨盤を十五秒から三十秒ほど持ち上げ、鼻と口でバランスよく優しく呼吸します。

その後に、両足指で小さく歩く様にして、骨盤を地面にゆっくりと降ろし、両足をリラックスさせ、頭を反対側に回します。両腕は脇に添えます。この動作で刺激された感覚を広げ、少し休みましょう。この練習を三回行います。各々の練習ごとにうつ伏せで少し静かに休みます。そして最後に、回転し仰向けになり、両膝を曲げて胸に近付け、腕で膝を抱えます。この姿

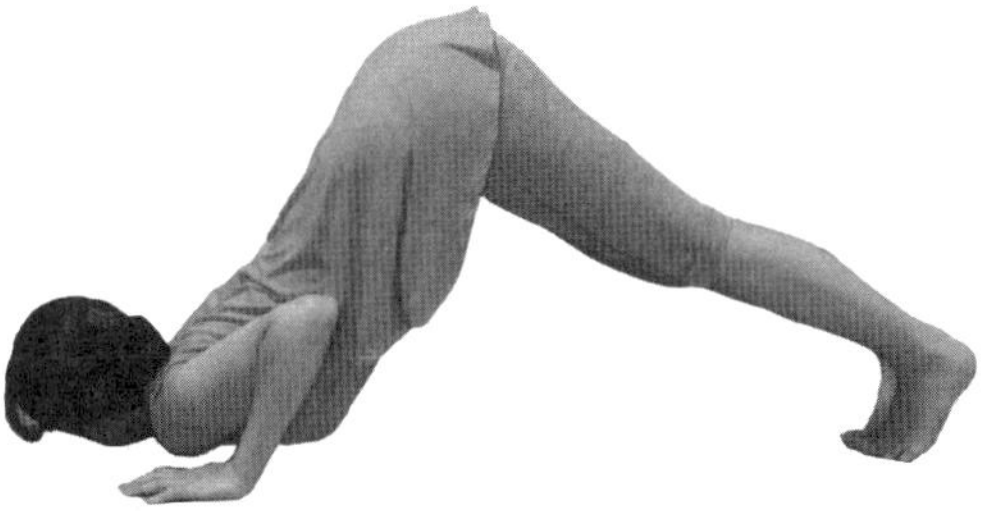

練習１０９

勢で五分から十分ほど休み、身体感覚を深め、外界へと拡大し続けてゆきます。
この練習のもう少し難しい応用練習は、頭を下に向けて額で行います。

練習１１０　心身を元気にする

仰向けに寝ます。手の平を上にして、両腕を肩の位置で体横側に伸ばします。両膝を少し曲げ、足を床に着けて、両膝をできる限り広げます。足の内側は少し持ち上りますが、足裏は床に着けたままにします。次に、できる限り高く骨盤を持ち上げます。体重は肩と両足にかかっています。鼻と口でゆっくりと呼吸をし、この姿勢を一分から三分ほど保ちます。両足と骨盤が少し震えるかもしれません。呼吸の微妙な変化に意識を向けましょう。
一分から三分後、ゆっくりと骨盤を床に下げ、両足を同時に真直ぐに伸ばし、両腕を身体の脇に添えます。

この動作によって刺激された五感を拡大し、数分間休みましょう。肩甲骨の間で熱を感じるかもしれません。また、下半身のチャクラでエネルギーの開放感や透明感を感じるかもしれません。この練習を三回行い、各々の練習ごとに休息を取りましょう。最後に、両手で膝を抱え、膝を胸に引き寄せ、この姿勢で五分から十分ほど休みます。

☆　この応用練習は、骨盤の代わりに胸を持ち上げます。両腕を脇でリラックスし、両足を着けて膝を少し曲げ、仰向けに寝ます。できる限り両腿が床と平行になる様に、両膝を広げ開いてゆきます。両肘で支えながら、胸を持ち上げます。そして、頭頂が床に着くまで頭を後ろに反る様に曲げます。そして、手の平を上に向け、肩の位置で両腕を外側に伸ばします。

　この姿勢を一分から三分ほど保ち、鼻と口の両方で優しく呼吸をします。その後、非常にゆっくりと脇に両腕を引き寄せ、前腕で体重を支え、首を真直ぐにし、背中を床に降ろし、同時に両足を伸ばします。この動作で刺激される感覚を広げ、数分間休みます。胸が解放される感覚を得るでしょう。

　この練習を三回行います。各々の練習ごとに休息を取りましょう。最後に五分から十分ほど元の座法で瞑想します。

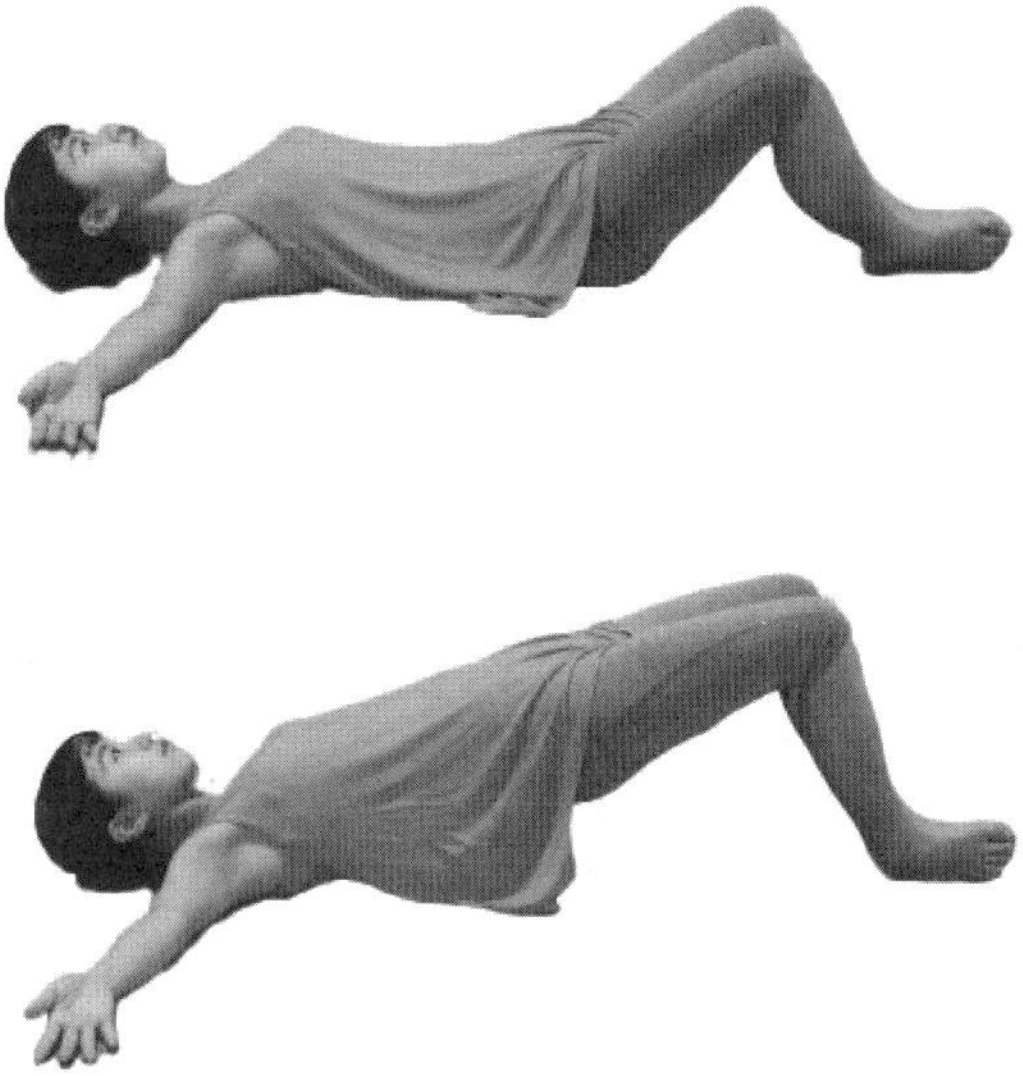

練習110

練習111　自然治癒力を全身に巡らせる

この練習の姿勢は、デリケートで微妙なバランスを必要としますが、慣れると容易に感じられるでしょう。うつ伏せになり、両足を少し開きます。両腕は自然に脇に添え、頭は左右どちらかに向けます。両足を少し持ち上げ、爪先を立てます。この姿勢でゆっくりと両膝、両腿、臍下の下腹部を、床から三センチほど持ち上げます。上半身は床についたままです。お尻や仙骨の辺りに、ある種の緊張を感じるかもしれませんが、胸や両肩、喉の力を抜いて、鼻と口の両方で力まない様に楽に呼吸をします。両足裏の力もできる限り抜いて、リラックスしましょう。

息を吸い腹に少し力を入れ、仙骨の前面辺りで息を保ちます。この呼吸法は、エネルギーを生み出す方法です。背骨底部に意識を集中します。そこに自然治癒エネルギーや熱などの刺激を感じたら、更に仙骨の辺りの緊張を高めます。両膝を真直ぐに自然に保ち、力まない様にします。力みすぎると胸で呼吸をすることが難しくなり、速く激しい呼吸になり、エネルギーは鈍くなり感じられなくなってしまいます。力み過ぎず緩み過ぎない事に注意し、バランスの取れた姿勢を見つける必要があります。この実習で、ある確かな感覚の刺激が体内に生じます。胸と喉をリラックスさせ、臍下の辺り、腹と背の両側に少し力を入れ緊張を保ちながら、一方で呼吸は軽く穏やかにします。

この刺激は、背骨低部から腹や胸を通り、喉、頭へとゆっくり微細な内的経路を流れてゆきます。この自然治癒エネルギーは頭部から背骨後方に再び向きを変え、脊髄神経に入り仙骨まで降りてゆき、丹田チャクラのエネルギーに達します。そしてこのエネルギーは、再び車輪の様に身体内を回転し始めます。

身体内で回転するエネルギーの流れを感じ、それを維持することができれば、その姿勢を三分から五分ほど保ちましょう。そして身体をゆっくりと床に伏せ、始めと同じ様に穏やかな呼吸を続け、三分から五分ほど休みます。望むなら頭の向きを変えても構いません。そしてまた再び、両足、下腹部を持ち上げ、エネルギーの身体内回転を五分から十五分ほど続けましょう。

もしもこのエネルギーに触れることができなければ、少し両膝を開いて行います。こうすると、自然に第一と第二チャクラのエネルギーを緊張を増すことになり、より多くのエネルギーを発生させ、それが仙骨背後に辿り着き知覚しやすくなります。エネルギーが背骨底部に達した時、胸に力を入れない様に注意しましょう。胸をリラックスさせ、動かない様にします。もしも、どうしても肉体的にこのエネルギーを実感できなければ、それをイメージする様にします。とても楽しく新鮮な感覚に気付くでしょう。

もしも、下半身を床から持ち上げることが難しければ、力まずに浅い呼吸をし、腹と仙骨に近い背骨の部分に息を吸い込みます。そして下半身が磁石で引かれる様に持ち上がったとイメージしましょう。

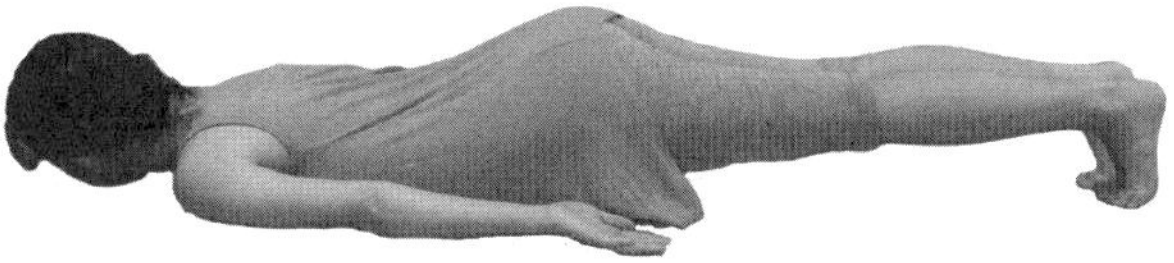

練習１１１

余り強く呼吸をしすぎると、背骨に流れるこのエネルギーを感じることができません。腹を緩めましょう。余り強い緊張は、この姿勢を難しくしてしまいます。

もしも、両足と下半身を五分や十五分も床から持ち上げることが難しいなら、もっと短い時間で行いましょう。数秒でも構いません。この姿勢でできる限り背中下部が緩められる様にします。もしも両膝を持ち上げることが難しければ、両足を真直ぐに伸ばします。そうすれば、自然と両膝は床から離れます。

どうしてもこの姿勢ができなければ、両膝が床に触れていても構いません。しかし、下半身を床に強く圧迫する様なことは決してしてはいけません。うつ伏せになりリラックスしましょう。

そして脊髄底部からエネルギーが湧き起こり、下腹部に移動し、胸に昇ってゆく様に感じます。そのエネルギーの流れが胸や喉の緊張をほぐすと感じましょう。頭頂を昇り頭蓋骨で逆になり、脊骨の方に流れてゆきます。そこに温かいエネルギーが生まれ、背骨の一番下部までゆっくりと降りてゆきます。

最も重要なことは、この実習後にゆっくりと休むことです。ゆっくりと床に身体を沈め、うつ伏せになったまま、少なくともこの実習で行なった同じ時間分を休みましょう。全身の感覚とエネルギーの流れを実感しましょう。休んだ後、身体を回して仰向けになり、両膝を曲げ上体を起こします。そして片手を床に着け、元の座法にゆっくりと戻ります。この実習は時間感覚に影響を与えるので、自覚を保ちながらゆっくりと座ったり立ったりすることが重要です。立ち上がる前には、頭を上下左右にゆっくりと動かして、首から頭にかけての緊張を取り除きましょう。

この練習は丹田チャクラのエネルギーと性的な滞りを解放し、この秘められたエネルギーを身体中に巡らせることができます。

練習112　エネルギーバランスを整える

うつ伏せに寝て、顔を左に向け頬を床に着けます。両足は程よく開きます。両膝を曲げ足の爪先を天井に向け、踵をお尻に近付けます。次に、頭を下に向け額上部を床に着け、手の平を胸の両脇に差し込み、指が胸の中心で触れる様にします。

そして、額を床に着けたままで手と腕で上体を支え、無理をせず、ゆっくりとできる限り胸を持ち上げてゆきます。鼻と口でバランスよく優しく呼吸し、三十秒から一分ほどこの姿勢を保ちましょう。

次に、仰向けになり、緊張をゆっくりほぐします。頭を上に向け、足を真直ぐに伸ばし、両腕を脇に降ろしてゆきます。この動作で刺激された感覚を拡大させましょう。胸に温かみ、また背骨底部に火照りを感じるかもしれません。

この動作を三回繰り返します。うつ伏せの動作が一

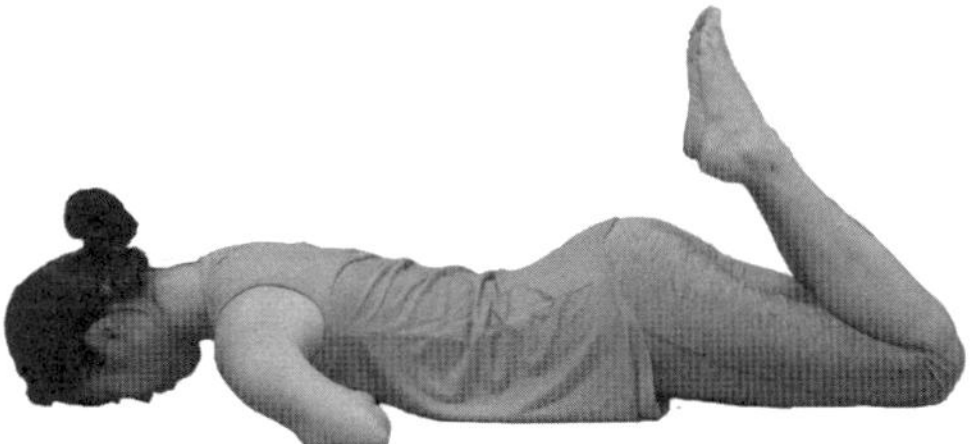

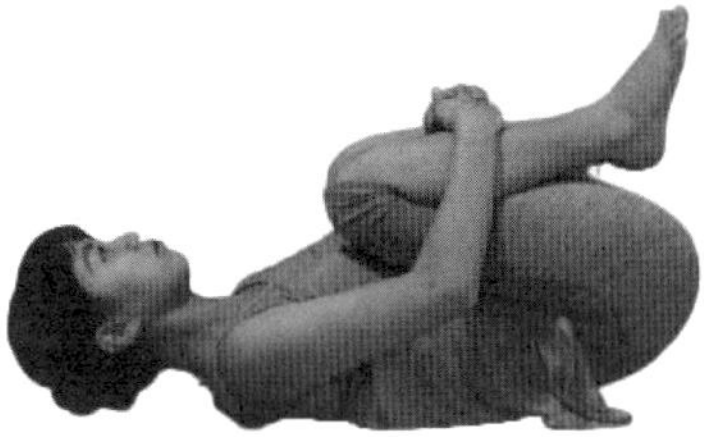

練習１１２

回終わる毎に仰向けになり休みます。最後に背中を丸め、両膝を曲げ胸元で抱きしめる様にし、五分から十分ほど休み、身体感覚を拡大し続けてみましょう。足を真直ぐに伸ばし、両腕を脇で休ませても良いでしょう。

練習１１３　無上の喜びを味わう

うつ伏せになり、頭を右か左どちらかに向け、両足を程よく広げ、両腕を脇に置きます。両膝を曲げ、足の爪先を天井の方に向けます。額を床に着け、左手の平を左胸に、右手の平を右胸に置き、指が胸の中心で触れる様にします。

次に両足を頭の方向に、そして頭を両足の方向に引き寄せ合い、背骨は弓なりに後方に反らせます。緊張しない様にしましょう。無理をしない位の速さでゆっくりと動作を行います。数秒間その姿勢を保ち、そして緩やかにゆっくりと身体を床に戻してゆきます。頭

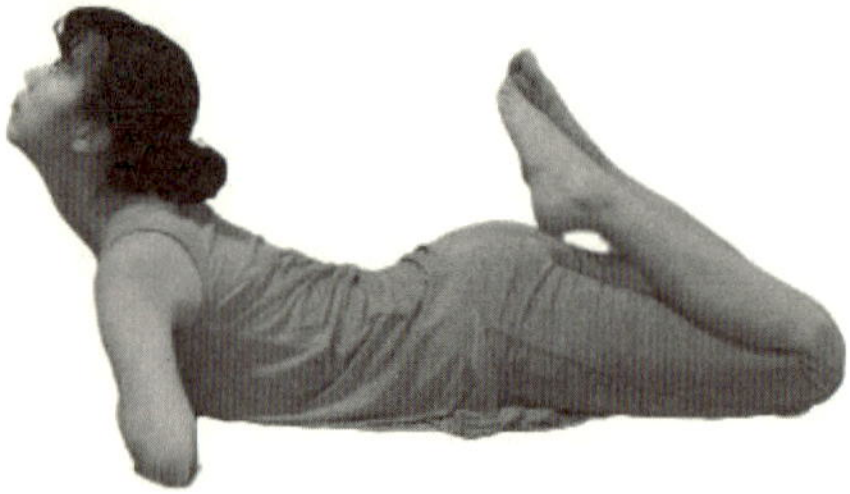

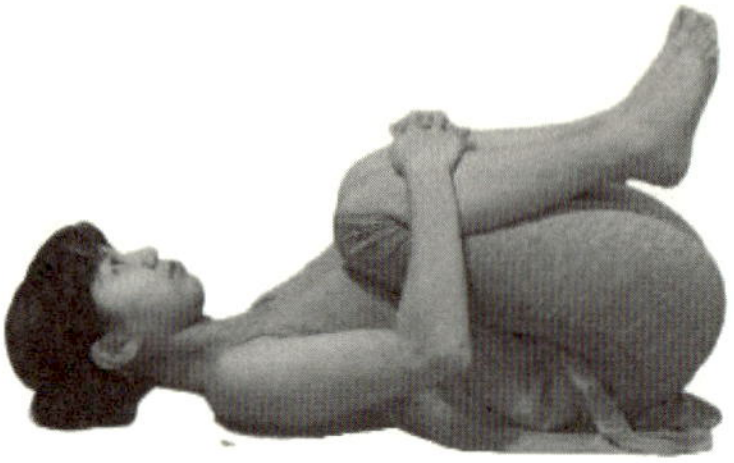

練習113

を反対側に向け、両足を伸ばしてリラックスし、両腕を脇に添え、数分ほど休息を取ります。

　この動作を三回繰り返します。練習によって全身に広がり刺激された感覚を味わいながら、一回終える毎に休みます。最後に仰向けになり、背中を丸め、両膝を曲げ腕で膝を抱え、身体内部や外界に感覚を広げながら、五分から十分ほど休みます。両足を真直ぐ伸ばし、両腕を脇で休ませても良いでしょう。

練習114　秘められたエネルギーを解放する

　この練習は床の上で行います。頭の下に小さなクッションを当てます。うつ伏せになり、額にクッションを当てます。両腕の肘を曲げて、手の平を胸の脇に置きます。肘を立て、指先が頭の方向に向く様にします。両足を骨盤の幅に開き両膝を曲げ、爪先を天井に向けます。この姿勢で、両手で床を押して、上体をできる

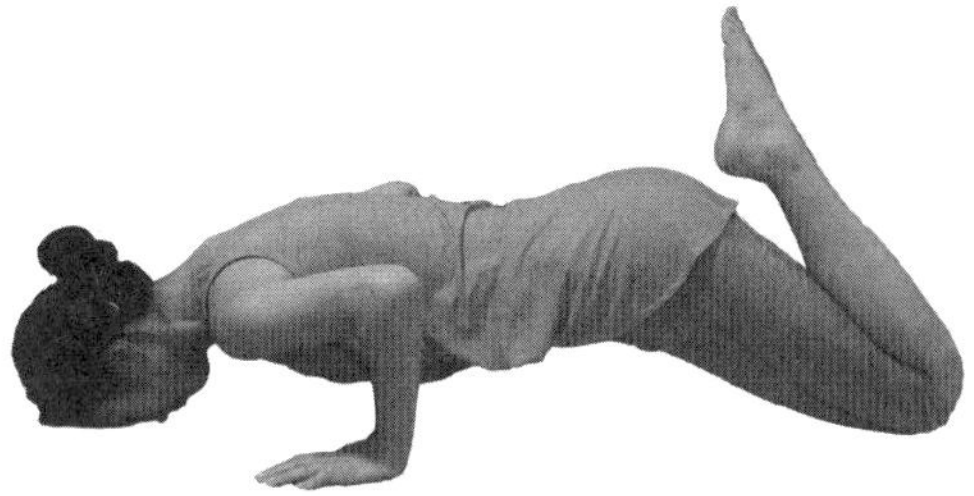

練習114

限り高く持ち上げる様にします。体重を両膝と額と手で支えます。額は床に着けたままです。

数秒間この姿勢を保ちながら、鼻と口の両方でできる限り緩やかに均等に呼吸します。身体が震え始めたら、呼吸と震えを一体として感じ取り、緊張を緩める様にします。そして、ゆっくりと身体を床に降ろし、頭を片側に向け、足を真直ぐ伸ばし、足先までリラックスして、両腕を脇に置き数分ほど休みます。この動作で生じた感覚の刺激を広げてゆきましょう。

この練習は三回繰り返します。一回毎にうつ伏せになって数分ほど休み、最後に五分から十分ほど休みます。この練習は、ある身体部分に強烈なエネルギーを引き起こします。特に熱感覚や膨張感など下腹部か性器に刺激を感じられるでしょう。その感覚を体中に広げてゆきましょう。

練習115　心身一如

この練習は床の上で裸足で行います。頭の下に小さなクッションを当てます。うつ伏せになり手の平を下にして、両手は肩の横に自然に広げてうつ伏せになります。両足を適度に広げ、額をクッションに乗せます。両足を少し上げ爪先立ちになります。そして、両手を身体の方向に滑らせてゆき、両腕が垂直になるまで両肘を曲げます。指先は外側に向いています。

次に、爪先でバランスをとり、手の平と額を床に押しつけ、胴体と両脚を床から持ち上げます。更に、素早く爪先で前方に進み、上体を腰から吊り上げられる様に持ち上げます。頭は頭頂がクッションに着くまで丸めます。鼻と口の両方でゆっくりと穏やかに呼吸をし、三十秒から二分ほどその姿勢を保ちます。

そして、身体をゆっくりと床に落とし、爪先で歩くように元のうつ伏せの姿勢に戻り、まず片足を休め、次にもう片足を床に着けます。頭を左右どちらかに向け、両腕を脇に添え、この動作で生じた感覚を拡大しながら、数分間休みます。

この練習を三回繰り返します。一回毎に休み、最後にうつ伏せのままで一分ほど休みます。その後、仰向けで五分から十分ほど休みます。

その間、身体中にこの感覚を広げ、更に外界へとエネルギーを解放してゆきます。

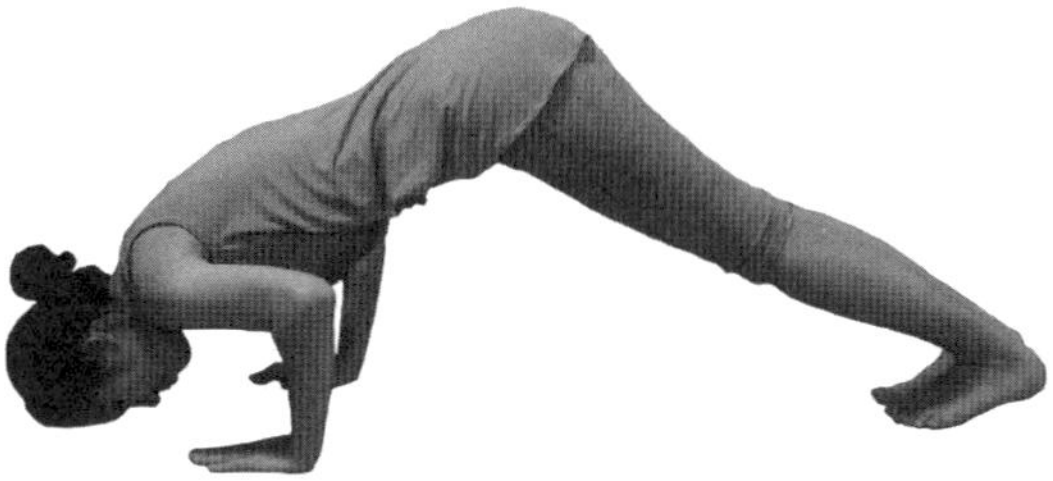

練習１１５

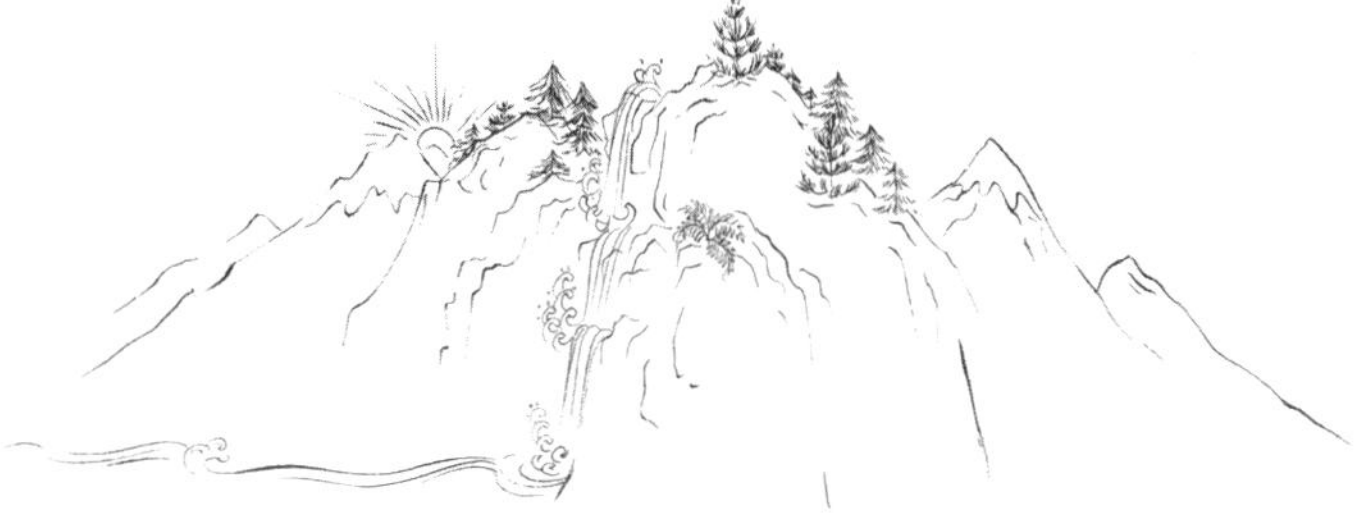

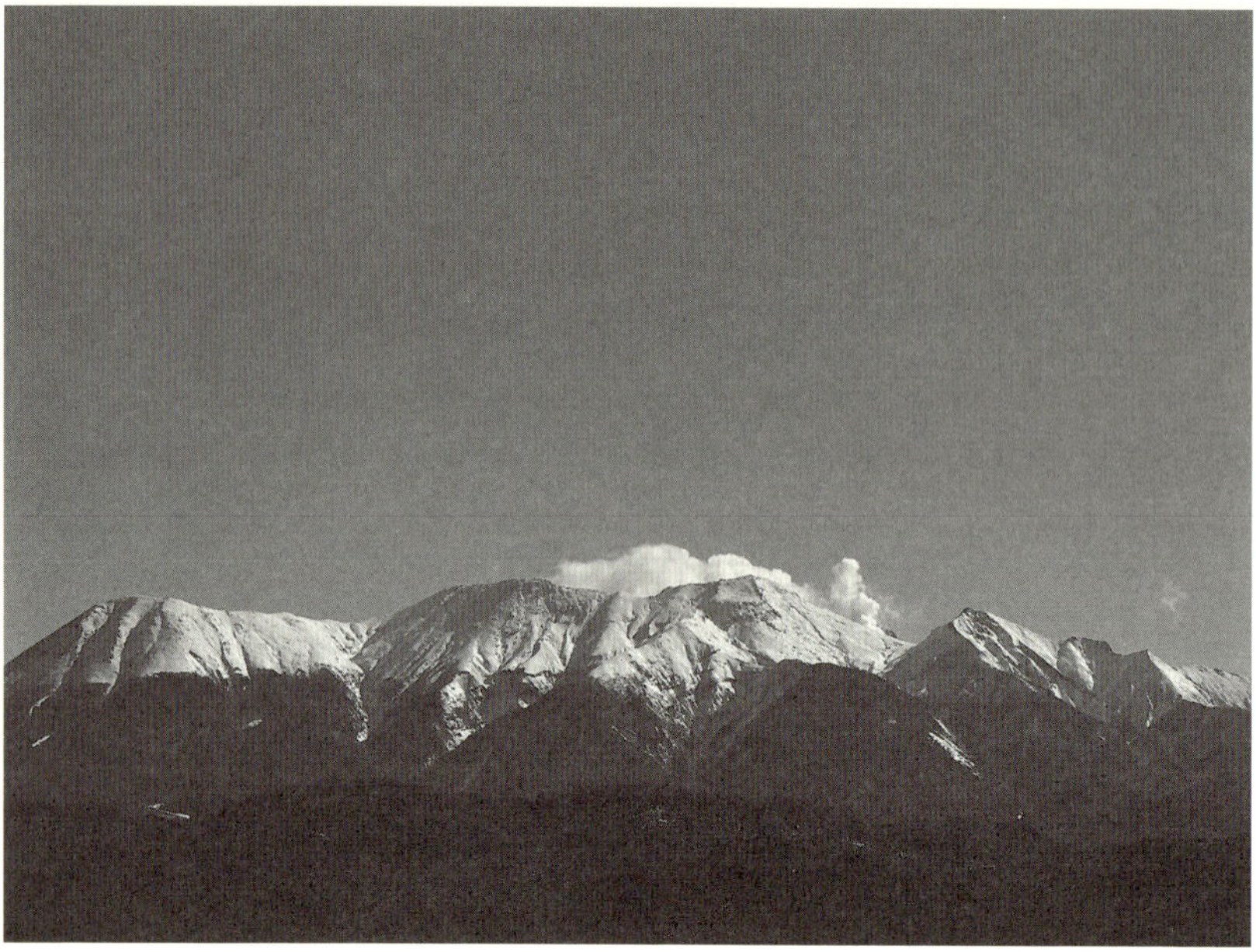

リトリート（集中瞑想修行）のすすめ

一年に一度か数回は、自然に包まれた環境の中でクムニェの実習リトリートを行うことを薦めます。四季折々に四日間か、または一年に一度は、山奥か海や川といった自然の中で瞑想リトリートを行うことで、クムニェがより深い経験となってゆきます。

☆　リトリートではできる限り外の環境で、クムニェの実習を幾つか選んで集中的に行います。朝は約一時間ほどクムニェの呼吸法を実習しましょう。大日如来の七つの座法を基本とし、口と鼻の両方でゆっくりと腹式呼吸をします。宇宙に満ち溢れるエネルギーを招き入れる様に、五感から身体に入る感覚の全てを解放しましょう。光、空気、大地、植物、水、空など、自然界に遍満する宇宙エネルギーを全身を通して感じ取り、また爪先や髪からも敏感に感じ取りましょう。水

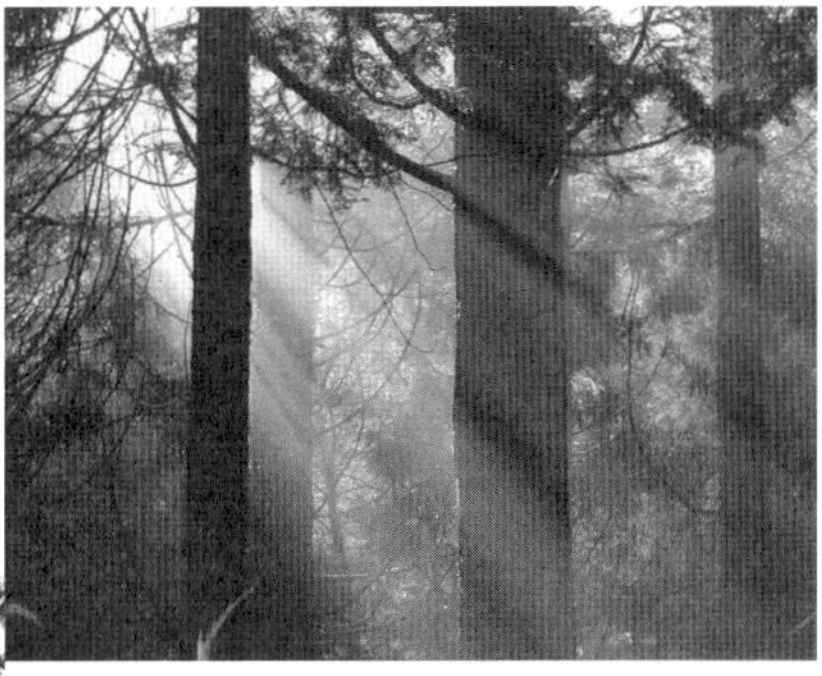

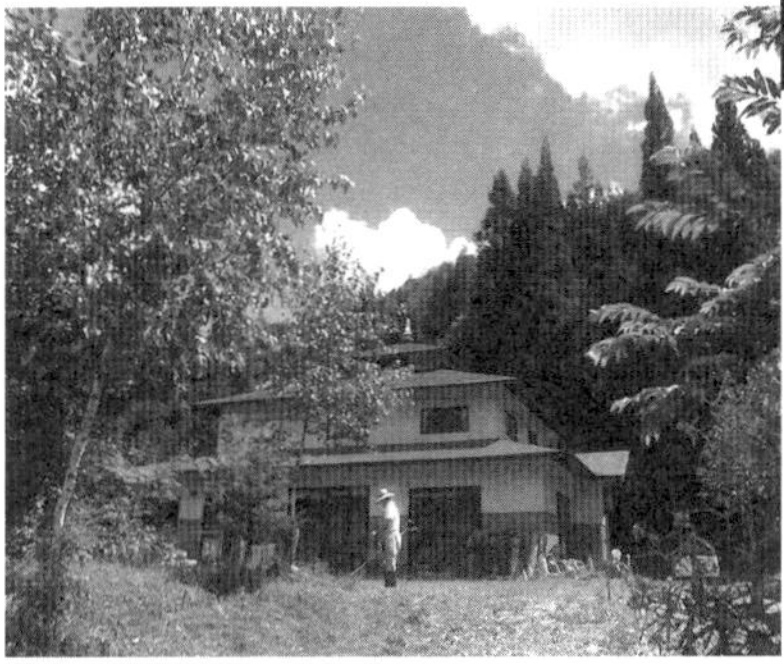

中の魚の様に、常に敏感でいるのです。
そして、全身に流れる生命エネルギーを感じ取り、このエネルギーが身体中に満ち溢れる肯定的な自然治癒力の性質であると視覚化します。

☆　クムニェの実習を通して、この生命エネルギーと五感が一つになり、それが体内から宇宙に向かって溢れ出し、絶え間ない相互作用として、再び宇宙エネルギーを生み出す無限の運動として広がってく様に感じ取りましょう。

☆　一日に二回は、約二十五分ほど日光浴をし、自然環境の中でのヒーリングの時間を楽しみましょう。一回に四十分以上は行わない様にします。日光浴後や就寝前には、一時間ほどクムニェマッサージの実習をしましょう。ゆったりと温泉などで入浴し、マッサージの実習をすることも良いでしょう。特に、身体に優しいオーガニックのアロマオイルなどを使うと、心身が安らぎ一日の終わりが快適なものになります。

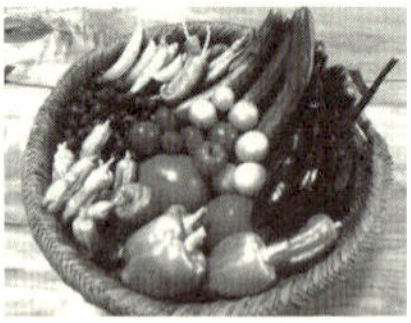

チベット医学のリトリート生活での食事療法アドバイス

食事は心身の基となる。
少量多品種を腹七分か腹半分の食事量とする。
消化の為に火で調理したバランスを心がけた食事を感謝して食べる。

・ルン（風素）体質は、重く脂っこく、柔らかく暖かい食事がよい。
・チーパ（火素）体質は、新鮮な野菜、軽く冷たく調理した食事がよい。
・ベーケン（水素）体質は、穀物の食事がよい。

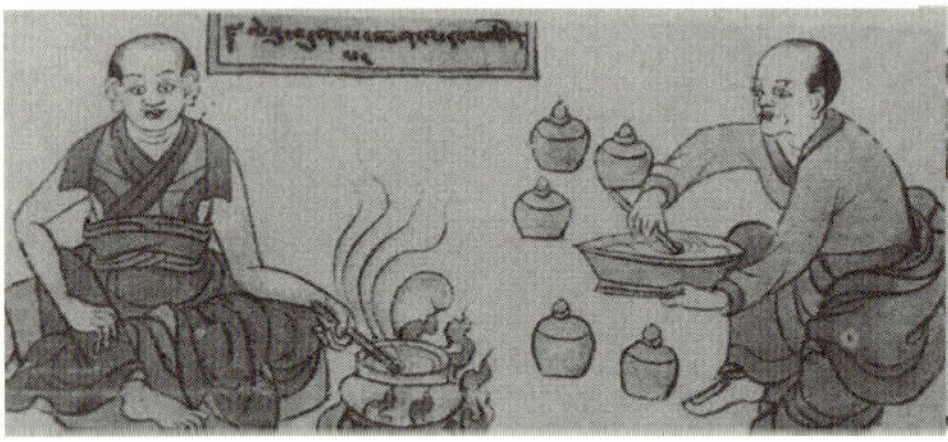

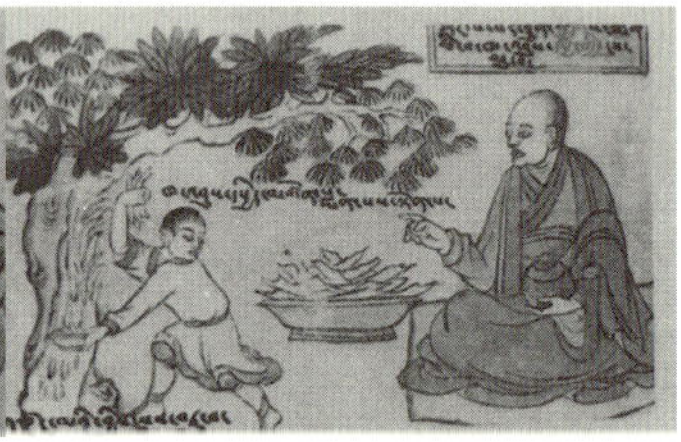

☆　日中は心身が欲するクムニェの練習を一つか二つを選んで、これらの実習を集中的に深めます。時には、オーム・アー・フン（OM AH HUM）の根本真言を声に出して唱えます。また生活の中で常に心の中で唱え続けている様にしましょう。

☆　リトリート期間の夜には、七時間から八時間は睡眠を取り、充分な睡眠を心掛けます。

☆　食事は贅沢にせず、シンプルでバランスのとれた菜食を心掛けましょう。食事量は二分の一ほどの少食にします。この目安は、自分の子供の頃の食事を思い出しましょう。野菜、ナッツ、果物などは健康に良く、大豆も良いでしょう。白い精製粉や砂糖、添加物食品、加工食品などは控えます。自然食、健康食をテーマにした多くの本を参考にし、心身の元となる毎日の食事を大切にしましょう。食物を一口ずつゆっくりと良く噛んで味わいます。一口の中にも複雑な味わいがあり、その命の恵みと働きに感謝して、深い味覚を楽しみま

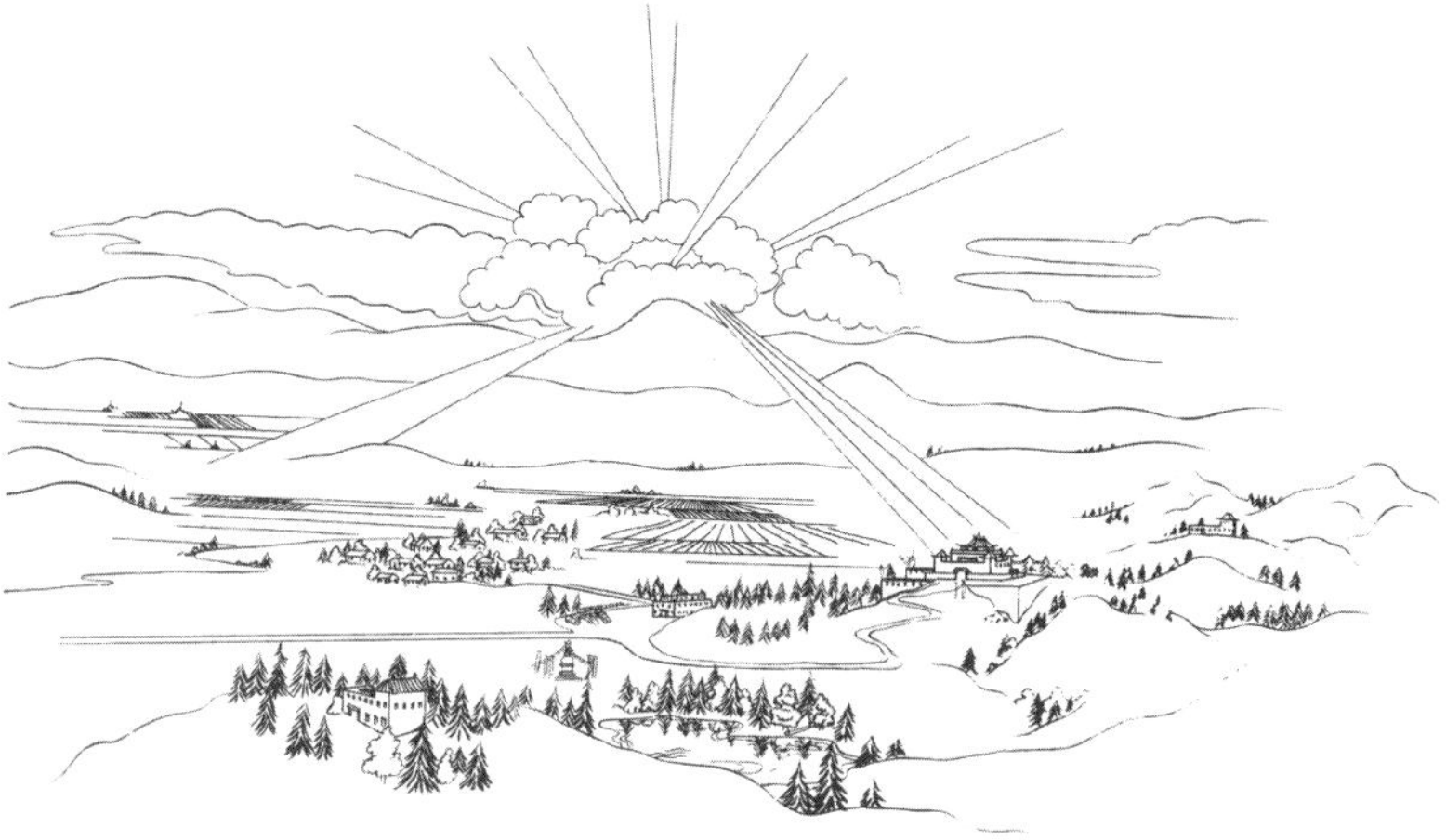

しょう。食事をしても、常に胃袋を半分空にしておく「腹半分」を心掛けます。

☆ リトリート生活での全ての行動、行為（行住座臥）では、常にリラックスを心がけ、あらゆる事象に気を配り、心を込めて、意識を集中し、身体、五感、心の全てが一体である生活を心掛けましょう。

この様にクムニェの集中瞑想修行を深めてゆくと、全ての生活の場面が心あるセレモニーとなり、あなたの人生のあらゆる場面で劇的な変化が起こるでしょう。

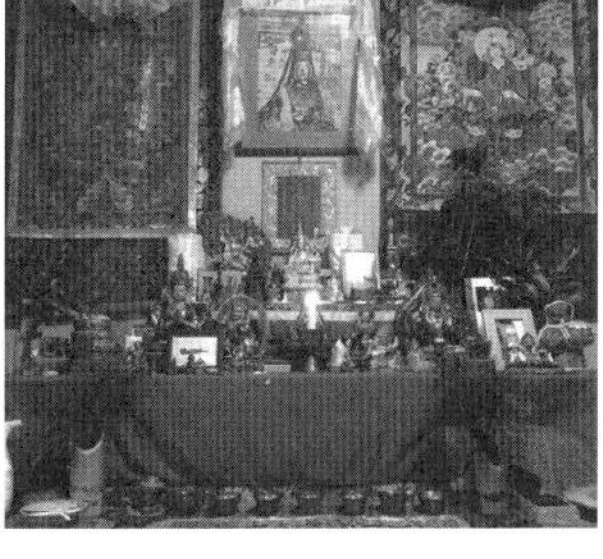

訳者あとがき

還暦を迎えようとする私の身体は、膝、腰、肩など各所に痛みがあります。それは、1984年以来、カリフォルニアのオディヤン寺院での寺院建設の現場作業や経典や仏像の製作、また原野に分け入り森林を開拓する開墾作業の蓄積からです。1997年からは飛騨の山中に移住し、寺を自作する作業も積み重なっています。二十代、三十代は空中に浮く様に原野を駆け巡り、セメントや原木を軽々と担ぎ上げていた身体は、五十代には各所に痛みや変調を伴ってきていますが、今、私はこの痛みを「捨身（しゃしん）」として受け止め、更なる菩薩の請願として「捨身」を続ける覚悟でいます。

タルタン・トゥルクの教えの本質には、仏法の為に働く、仏法を形に表す、という「ワークフォーダルマ」の教えがあります。この菩薩の請願は実際、骨身にこたえます。その為、タルタン・トゥルクは生徒や弟子と共に作業する時は、クムニェを指導します。身体能力を極限にまで引き出すマジックの様に、膨大な仕事量を短時間で集中的に行い、必ず成果を出すその原動力の一つは、クムニェの習得にあります。自分自身の心身の可能性をリアルなダルマとして表現することで、誰かの為や何かを得る為ではなく、「ワークフォーダルマ」という仏法への「捨身」に、究極の可能性にチャレンジします。この抜苦与楽の菩薩の請願を実行する原動力がクムニェであり、菩薩行を行じる身体技法でもあるのです。タルタン・トゥルク自身も1989年からインドのブッダ成道の地ブッダガヤで行われるモンラムチェンモを主催し、毎年行う経典の無償配布という歴史的事業に「捨身」として現しています。

仏教理論を基盤とするチベット医学では、私たちの身体はカルマの集積体であると考えます。カルマとは無明、無知から生じた行為の結果であり、各々各自が異なるカルマに応じて、身体に影響を及ぼしています。人は一度、生を受けると老いと病のプロセスが始まります。何かの身体的な痛みや不調には必ず原因があり、気付かない内に習慣となった間違った生活や行為、偏った食事などから生じます。また姿勢の歪みや極端でアンバランスな生活習慣、環境も原因となります。この様なカルマを整えることが養生の基本と言えます。

そして、身体に宿る心もカルマの集積体であると捉えます。仏教哲学の視点から、私たちの行為は様々な感情や思考に支配されています。世界に対する見方は、私たちが作り上げているカルマの感情と思考の結果であり、それは先入観とも言えます。この先入観は世界や他者との関係に於いて常にトラブルを引き起こし、欲求不満を募らせ、それが更なる欲望を生み出します。この無知、貪欲、怒り、慢心、嫉妬という感情のパターンは、一つの先入観から次の先入観へと思いを巡らせ、無限の苦悩のサイクルの中で、複雑なストレスと緊張の集積体として心身に染み付いているのです。

バランスを失い心と身体が分離してしまうと、内的な統合性を知覚する能力が失われ、分別という二元的思考から、次から次に苦痛と問題が生じます。私たちは満足感を得られず、真にリラックスをすることもできません。この強固な習慣的パターンを簡単には断ち切ることができないばかりか、私たちの思考自体が問題そのものを作り出しています。つまり、全ての問題は自身のカルマに起因している故に、私たちがより健全で健康であるためには、まずこの心身に染み付いたカルマを自覚することが重要となります。

チベット医学の根本的な理論は、心身をリラックスさせ、バランスを取り戻すことです。身体は習慣的カルマの集積体ですが、その姿勢を正して、人として生まれ持つ能力を最大限に引き出す可能性を秘めているのも身体です。そして心身のバランスがとれリラックスできる様になると、自分自身を癒すプロセスが始まります。タルタン・トゥルクが示すクムニェの三つのレベルは、このヒーリングプロセスを良く理解するための重要な道標です。時に修行者は、ツンモやクンダリニーヨーガと言ったより高度な行を求める傾向がありますが、土台なしに行うヨーガ行は非常に危険です。

特に、カルト集団に対する脱会カウンセリングではクンダリニー障害などの霊的傷病問題の相談を多く受けますが、その治癒指針に於いてクムニェの三つのレベルが重要なアドバイスとなります。密教身体技法では、カルマというもつれた糸を丁寧に解きほぐす様に、段階的な癒しのプロセスが最も重要な鍵となるからです。

クムニェは、心身をリラックスすることで五感を開き、直接的な知覚の中で自覚を深め、洞察力を以て微細な感覚とエネルギーを刺激してゆきます。このバランスの取れた心身の姿勢から、リクパ（明知）や智慧と呼ばれる高次の覚醒意識への扉を開くことできます。一歩ずつ仏教ヨーガを歩み、悟りへの道標に従い、カルマの集積体を整えることで、クムニェの知識体へと心身を変容させることができるのです。

リラックスの中で深まる静寂と自覚から得る明晰な洞察力を以て、身体とは瞬間的な物体だと気が付きます。身体や物質には一定の存続期間がありますが、このパターンは常に変化をしています。身体と心は固定したものでも堅いものでもなく、絶え間なく変化し続けています。全ての存在は一瞬の連続性の中で、再生から再生へと動き続けているのです。そして心もまたその本質として、一瞬という広大な意識空間の中に覚醒することができます。

タルタン・トゥルクの重要な教え「時間、空間、知識」は、クムニェと共に行うことで、更に実践的な効果を生み出します。クムニェにはこの様な新たなヴィジョンを開くセラピー的な可能性をも秘めています。

クムニェは、カルマの悪癖から生じた肉体的心理的ブロックに気付き、五感を開きそれらを柔らげ、リラックスとバランスのとれた自覚を促す養生法です。そして、このリラックスとバランスは菩薩行の基盤となります。「捨身」として世界に身を投げ出す菩薩の行為は、未知なる可能性を開く精神のチャレンジャーであり、生き生きとまた坦々と暮らしてゆく足跡を残します。

本書の翻訳は、今まで三十年以上各地で行なってきた仏教講座の参加者の方々と共に、クムニェを実習する中からその体験の声がフィードバックとして生かされています。クムニェの原書は優しい英語で綴られていますが、実習の中で、その根底にある理論と実践の深みを心に届く日本語の表現に苦心しました。また、チベット医学では中国医学のツボ名称を使用しませんが、日本では馴染み深い為、国際表記方式でツボを示しています。なおツボの部位は原書に従いました。

シンプルでプリミティブなクムニェの勘所を得ることで、クムニェの実践者各々が身の周りにリラックスとバランスをもたらすことは、精神のチャレンジャーとして社会を癒す大きな力となることでしょう。この様な癒しの輪が広がってゆくことが、まさにクムニェの世界観でもあります。

最後に、私の良きクムニェのパートナーとして共に人生をかけて研鑽の道を歩んでくれる妻と三人の子供達家族に、感謝の気持ちを心から伝えたいと思います。ありがとう。これからもチャレンジャーとして、前向きに仏法の道を頑張って歩いてゆこう。

令和元年　桜の春　飛騨山中の秋神にて

林 久義

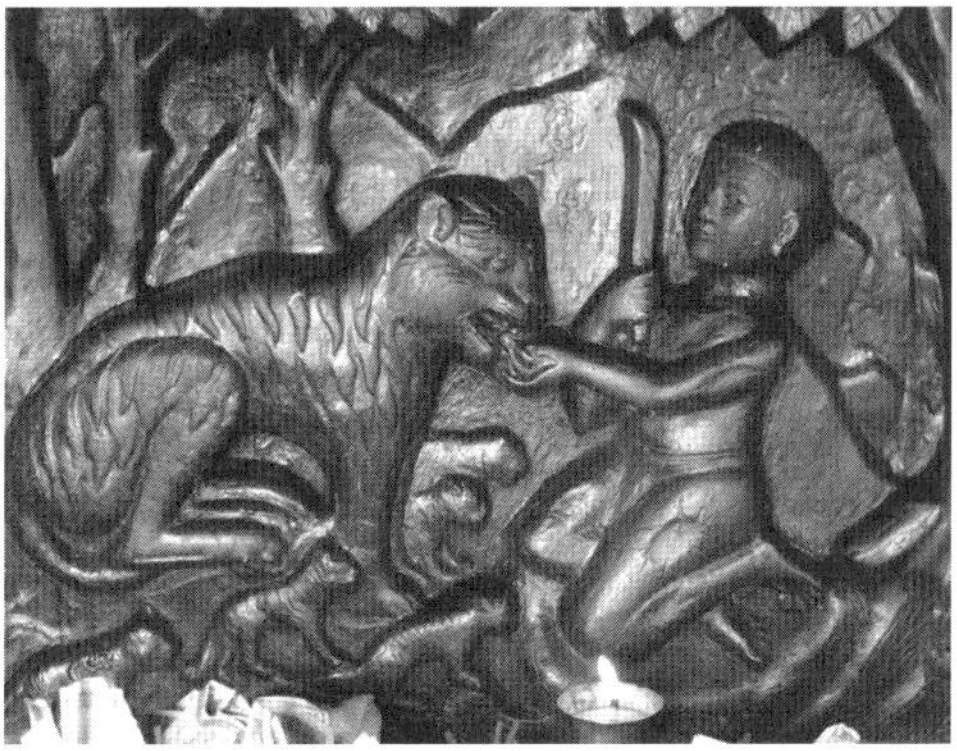

捨身飼虎（しゃしんしこ）　ネパール　ナモブッダ

釈迦の前世物語ジャータカ（本生譚）に、餓えた虎の親子の為に、自らの身体を虎に与え命を救った慈悲の物語。
ネパール、ナモブッダの地がその場所だと伝えられている。

著者：タルタン・トゥルク

１９３５年東チベットゴロク地方に生まれる。幼少の頃ニンマ派六大寺院の一つペユゥル・タルタン寺院の転生ラマとして認められ、ジャムヤン・ケン ツェ・チョキ・ロドを始めとする七人の根本ラマから、そしてニンマ、カギュ、サキャ、ゲルクの二十五人の師から仏教教育を受ける。２４才の時チベット政府の要請によりインドのベナレスサンスクリット大学で教鞭をとる。

３５才でアメリカに渡り、カリフォルニア州バークレー市にチベタン・ニンマ・メディテーション・センター、ニンマインスティチュート、出版社ダルマパブリッシング、印刷所ダルマプレスを設立する。

１９７５年より、北カリフォルニア山中に国際仏教センターをめざすオディヤン寺院の建築を始め、１９９６年に完成し落慶法要式が行われる。また、散逸する危機にあるチベット大蔵経、蔵外経典の復刻版の開版を数十年の歳月をかけて成し遂げる。

１９８９年より毎年インドのブッダガヤでモンラム・チェンモ(世界平和千僧供養)を主催しチベット仏教界に影響を与えている。世界中のチベット寺院に経典無償配布事業を行なっている。

訳者：林久義

１９５９年、岐阜市生まれ。法政大学社会学部卒。

１９８４年より米国カリフォルニアのオディヤン寺院にてタルタン・トゥルクからチベット仏教ニンマ派に伝わるゾクチェン瞑想、開かれたビジョン「時間、空間、知識(TSK)」を学ぶ。１９８５年より三年かけて梵鐘勧進を成就、全国九ヶ所で音声供養を行う。

１９９３年よりブッダガヤセレモニー実行委員として、以来毎年参加。師と共にインド、ネパール、チベットを巡礼する中、瞑想修行を深める。

１９９５年帰国。オウム事件を憂い、以来オウム信者脱会カウンセリングを行なっている。

２０００年から飛騨山中にタルタン寺建設を自作にて建築。

「集中力、発想力、実現力」企業研修講師、福祉団体等でのカウンセリング、仏教心理学の理論と実践、瞑想やクムニェなど、各地でセミナーや講座を行なっている。

http://oddiyana.com

図引用：四部医典系列挂図全集　西蔵人民衛生出版社 1993
参照：鍼灸実用経穴学　本間祥白著　1975

Kum NyeRelaxation Part1 (Theory,Preparation, Massage) 1978
Kum NyeRelaxation Part2 (Movement Exercise) 1978
by Tarthang Tulku Dharma Publishing USA
Tibetan Relaxation (Buddhism and Tibetan Medicine) UK edition 2007

Japanese translation published by arrangement with Dharma publishing USA
through DharmaWorks co, ltd,.

チベット医学の瞑想ヨーガ　クムニェ
ーリラックスとバランスの自然治癒力心身養生法ー

２０１９年７月４日 初版第１刷発行

著者：タルタン・トゥルク
訳 者：林久義

発行者：林まき
発行元 有限会社 ダルマワークス
〒 500-8241 岐阜県岐阜市領下 1675
Tel 050-5848-2120
E-mail:dharmaworks@oddiyana.com
発売元 株式会社 星雲社
〒 112-0005 東京都文京区水道一丁目３－３０
Tel 03-3868-3270
Fax 03-3868-6588
印刷製本 株式会社 ファインワークス

ISBN978-4-434-26046-9 C0047

ダルマワークスの本 (星雲社発売)

● 静寂と明晰　— チベット仏教ゾクチェン修習次第 —

著 : ラマ・ミパム 解説 : タルタン・トゥルク 訳 : 林 久義

19 世紀のチベットの偉大なゾクチェンの成就者であり指導者であるラマ・ミパムの短い詩に基づいて、タルタン・トゥルクが伝授、解説したゾクチェン修習次第。倶舎論、中観を理論とし、止観から禅定へと導く正法の書。

● 秘められた自由の心　— カリフォルニアのチベット仏教 —

著 : タルタン・トゥルク 訳 : 林 久義

自己観察、呼吸法、マントラ、観想法など、意識の目覚めへとあなたを導く、チベット転生ラマ、タルタン・トゥルクが語る、やさしい仏教心理学の理論と実践。

● 夢ヨーガ　— チベット仏教 至宝の瞑想 —

著 : タルタン・トゥルク 訳 : 林 久義

悟りもまた、夢の一部。やさしい仏教心理学シリーズ。現代社会において、夢の本質を考察することで直感的に空性や心の本質を理解する仏教瞑想のガイドブック。

●慈雨の光彩 オンマニペメフン　—チベット仏教観世音菩薩成就法—

著 : 林 久義

観世音菩薩の秘密真言「オンマニペメフン」は、六道、六種根本煩悩、五智如来、チャクラなど、内なる多次元意識を開く鍵です。観音様の慈悲の光は遍く衆生に降り注ぎ、目覚めた意識を開いてゆきます。やさしいチベット仏教入門書。

●オウム信者脱会カウンセリング　ー虚妄の霊を暴く仏教心理学の実践事例ー

著 : 林 久義

今まで、なぜ家族の視点に立ったこの様な本が出てこなかったのか残念でなりませんでしたが、この度の出版でオウム信者も含め親の心の中に入ります様、心待ち致します。家族の会として子供全員を脱会させることが目標です。

オウム家族の会（ 旧被害者の会）　会長 永岡弘行　出版に寄せてより